疫情里
看懂中国

UNDERSTANDING
CHINA
IN THE FIGHT AGAINST COVID-19

《疫情里看懂中国》编写组　编著

天津出版传媒集团

天津人民出版社

图书在版编目（CIP）数据

疫情里看懂中国 /《疫情里看懂中国》编写组编著
. -- 天津：天津人民出版社, 2021.6(2022.3重印)
ISBN 978-7-201-17381-8

Ⅰ.①疫… Ⅱ.①疫… Ⅲ.①新型冠状病毒肺炎—疫
情管理—中国 Ⅳ.①R512.93

中国版本图书馆 CIP 数据核字(2021)第 197381 号

疫情里看懂中国

YIQING LI KANDONG ZHONGGUO

出　　版	天津人民出版社
出 版 人	刘　庆
地　　址	天津市和平区西康路 35 号康岳大厦
邮政编码	300051
邮购电话	（022）23332469
电子信箱	reader@tjrmcbs.com

策划编辑	王　康
责任编辑	郑　玥　王　玲　王佳欢　林　雨
特约编辑	郭雨莹　佐　拉　武建臣
装帧设计	郭亚非

印　　刷	天津新华印务有限公司
经　　销	新华书店
开　　本	710毫米×1000毫米　1/16
印　　张	26
插　　页	2
字　　数	350千字
版次印次	2021年6月第1版　　2022年3月第3次印刷
定　　价	68.00元

编　委　会

前　言

　　2020年，一场新中国成立以来我国遭遇的传播速度最快、感染范围最广、防控难度最大的重大突发公共卫生事件，突袭而至、来势汹汹，中华民族在伟大复兴征程上又一次面临严峻考验。

　　船重千钧，掌舵一人。面对突如其来的疫情，习近平总书记亲自指挥、亲自部署，团结带领全党全军全国各族人民打响了疫情防控的人民战争、总体战、阻击战，为人民而战，靠人民而胜，感动和激励了全体中国人民，饱含着人民领袖深沉的家国情怀、历史担当，充分彰显了习近平总书记作为党中央的核心、全党的核心的定海神针般的作用。

　　事实胜于雄辩。经过惊心动魄的抗疫大战和艰苦卓绝的历史大考，抗击新冠肺炎疫情斗争取得重大战略成果，交上了一份让人民信任、令世界钦佩的出色答卷。抗疫是本"生动教材"，充分展现了中国共产党领导和我国社会主义制度的显著优势，充分展现了中国人民和中华民族的伟大力量，充分展现了中华文明的深厚底蕴，充分展现了中国负责任大国的自觉担当，铸就了生命至上、举国同心、舍生忘死、尊重科学、命运与共的伟大抗疫精神，极大增强了全党全军全国各族人民的自信心和自豪感、凝聚力和向心力。

疫情无国界。在这场严峻的全球性挑战面前,无论哪个国家,无论哪种社会制度,无论哪个政党,都在同场竞技,答同一份试卷。伴随新冠病毒扩散的还有政治"病毒"、心理"病毒",国际上一些国家肆意污蔑、抹黑、"甩锅"、推责中国,借疫情挑起制度之争、主义之争、道路之争、意识形态之争,大搞疫情政治化。根据世界卫生组织最新实时统计数据,截至北京时间 2021 年 6 月 7 日 19 时 28 分,全球累计新冠肺炎确诊病例 172956039 例,累计死亡病例 3726466 例。①事实证明,任何自私自利、嫁祸他人、颠倒是非、混淆黑白的做法只能是搬起石头砸自己的脚,团结合作才是人间正道。

疾风知劲草。伟大斗争淬炼伟大精神,伟大精神激励伟大斗争。在伟大抗疫斗争的教育和洗礼中,天津社科工作者秉持"士以弘道"的价值追求和使命担当,不做"绅士"做"战士",研深参透这一重大历史和现实课题中蕴含的更深层次的、具有时代特征的大逻辑,从学理上深刻阐明中国共产党为什么能、马克思主义为什么行、中国特色社会主义为什么好的大道理,以社科理论战线的特殊方式参与到战"疫"之中,用心用情、有理有力,为时代立言立传。

抗疫是一场全方位的大考,伟大抗疫精神是中国特色社会主义道路自信、理论自信、制度自信、文化自信的最好确证。编写组选取领袖、政党、制度、文化、人民、英雄、未来,七个事关抗疫成效的维度,结合理论和实践,贯通历史和现实,兼顾国际和国内,全面、系统、辩证地科学理性思考,着力讲好中国抗疫故事中蕴含的中国优势、中国精神、中国

---

① 该数据来源于央视新闻客户端,2021 年 6 月 7 日。

担当、中国力量,深入探究中国共产党带领人民抗击疫情取得重大成效背后的实践逻辑、理论逻辑、制度逻辑、文化逻辑,进一步讲清楚中国共产党领导和中国特色社会主义制度的显著优势,进一步讲清楚实现中华民族伟大复兴中国梦的历史必然性,以期使人们从中看懂中国,找到中国在重大风险挑战面前取得成功的"密码",不断增强"四个意识"、坚定"四个自信"、做到"两个维护",教育引导广大党员干部群众更加紧密地团结在以习近平同志为核心的党中央周围,奋力谱写新时代中国特色社会主义新篇章,不断开创全面建设社会主义现代化国家新局面,为实现中华民族伟大复兴的光明前景汇聚强大精神力量。

编写组

2021 年 6 月

目 录
Contents
▼

▶▶ 第一章　疫情里看领袖

　　在抗击百年一遇的新冠肺炎疫情斗争中,习近平总书记领导全党全军全国各族人民万众一心取得抗击新冠肺炎疫情斗争重大战略成果,交出了一份人民满意、世界瞩目、载入史册的答卷。与此同时,一些国家至今没有控制住疫情蔓延,与"中国之治"形成鲜明对比。中国领袖为什么能? 这是因为中国领袖肩负实现中华民族伟大复兴的崇高历史使命,掌握马克思主义的强大思想武器,恪守以人民为中心的根本政治立场,具备长期斗争实践淬炼形成的高超领导能力,实行民主集中制的科学高效领导方式,拥有为人类做出更大贡献的天下情怀。抗击新冠肺炎疫情的伟大斗争再次证明,坚决做到"两个维护"是"国之大者"之首要,是我们战胜一切艰难险阻、赢得斗争胜利的

"法宝"。我们必须深刻认识维护习近平总书记核心地位的重大意义，提高践行"两个维护"的定力和能力，以改革创新、干事创业的实际行动和成效，开创中华民族伟大复兴新辉煌。

突袭而至的新冠肺炎疫情，是百年来全球发生的最严重的传染病大流行，对全世界各国来说都是一次严峻考验，首当其冲经受疫情考验的，是一个国家的领导集团。领袖作为领导集团的核心人物，是世界各国政府抗击新冠肺炎疫情斗争的最高领导者，领袖的领导效能，直接决定各国抗疫斗争的成效。在全球新冠肺炎疫情大考中，习近平总书记领导中国人民万众一心迎战新冠病毒，取得了抗疫斗争重大战略成果，交出了一份人民满意、世界瞩目、载入史册的答卷，堪称人类同疾病斗争史上的又一个奇迹。与此同时，一些西方国家至今没有控制住疫情蔓延。疫情防控"中国之治"与"西方之乱"形成的鲜明对比，全方位彰显了中国领袖的强大领导力。抗击新冠肺炎疫情的伟大斗争再次证明，维护党的领袖的核心地位、维护党中央的权威和集中统一领导是党的独特优势和力量所在，坚决做到"两个维护"是当代中国最大的政治，是我们战胜一切艰难险阻、赢得斗争胜利的法宝。

第一节　领袖关乎抗疫成效

领袖是一个人，也是一个集团。领袖的一个重大使命在于，在重大历史关头、重大危机面前发挥最关键的作用，把人类社会推向前进。新冠肺炎疫情对全世界来说，既是一次危机，也是一次大考。面对这场大考，习近平总书记亲自指挥、亲自部署，运筹帷幄、决胜千里，展现出强烈的责任担当和非凡的领导能力，领导全党全军全国各族人民，进行了一场惊心动魄的抗疫大战，经受了一场艰苦卓绝的历史大考，付出了巨大努力，取得了抗击新冠肺炎疫情斗争重大战略成果，创造了人类同疾病斗争史上又一个英勇壮举。

一、疫情对世界各国来说都是一次大考

这次新冠肺炎疫情，是1918年大流感以来全球最严重的传染病大流行，是第二次世界大战结束以来最严重的全球公共卫生突发事件，其复杂性、艰巨性前所未有，对全球经济社会发展的冲击前所未有。新冠病毒传播性之强、杀伤力之大超乎想象，世界上很多国家都出现了疫情，其危害不限于生命健康本身，而是扩散至社会、经济、政治等方方面面，推动世界百年未有之大变局加速演变，对世界各国来说都是一场严峻考验，对各国领袖的担当精神和领导力也是一场严峻考验。

（一）新冠肺炎疫情严重危害世界各国人民的生命安全和身体健康

世界卫生组织总干事谭德塞曾表示，新冠肺炎大流行是百年一遇的健康危机，其影响将持续几十年。[①]这次疫情之所以被看作是百年一遇的健康危机，主要有三个方面原因。一是新冠病毒前所未有。新冠病毒是一种新发现的病原体，人群普遍缺乏免疫力，几乎人人易感。正因为它是一种前所未有的病毒，对全世界来说，面对疫情，从治疗诊断到综合防控都处于摸索阶段，抗击新冠肺炎疫情是一场"闭卷考试"。二是新冠肺炎疫情来势汹汹。新冠病毒突袭而至，疫情集中暴发，使中国遭遇了自新中国成立以来最严峻的一场疫情挑战，而应对的时间极为仓促，如果不能果断决策、全力抗疫，就会在这场遭遇战中付出沉重代价。三是新冠病毒传播力强。新冠病毒具有很强的人际传播能力，很容易通过飞沫和密切接触在感染者和被感染者之间传播。病毒没有国界，疫情不分种族，疫情很快波及全球200多个国家和地区。新冠肺炎疫情带给人类的不仅是身体健康危机，还有精神健康危机。联合国曾发布公共卫生摘要指出，新冠肺炎疫情不仅对人们的身体健康造成

---

① 参见《2020-8-1新闻和报纸摘要简讯》，央广网，2020年8月1日。

威胁,也同时增加了人们的心理痛苦:失去亲人的悲伤、失去收入来源的震惊、隔离和社交疏离措施的限制、对未来不确定性的恐惧等。①这些"症状"在疫情严重地区表现得尤为明显,成为人类身心健康的重大隐患。

(二)新冠肺炎疫情严重破坏世界各国经济社会正常发展

新冠肺炎疫情对人类社会的影响,超出了生命安全和身体健康的范畴,对全球经济社会健康发展也造成了严重破坏。随着新冠病毒在全世界扩散蔓延,经济民生的"红灯信号"在世界各地接连亮起。在新冠肺炎疫情暴发之前,国际组织预测2020年全球经济将会出现2%左右的增长;而在新冠肺炎疫情暴发后,世界银行于2020年6月在《全球经济展望》报告中预测,2020年全球经济将下滑5.2%,这将是第二次世界大战以来程度最深的经济衰退。②世界银行于2021年1月5日发布的最新一期《全球经济展望》报告基本证实了这一点。报告指出,2020年,全球经济萎缩4.3%,发达经济体经济萎缩5.4%,其中,美国经济萎缩3.6%,欧元区下降7.4%,日本经济萎缩5.3%。报告还指出,从长远来看,受疫情影响,许多发达经济体投资不足、就业不足、劳动力减少,这可能会加剧未来10年全球经济增长放缓的预期。③自新冠肺炎疫情暴发以来,美国企业大规模倒闭,几乎拖累了所有行业,美国经济结束了长达近11年的经济扩张。英国《金融时报》的报道《疫情引发美国大企业破产潮》指出,美国企业面临的危难状况从未如此糟糕,大型美企的破产申请正以创纪录的速度增加,并将超过2009年金融危机期间达到

---

① 参见《联合国警告:新冠疫情可能造成严重的精神健康危机》,央视网,2020年5月15日。

② 参见吴乐珺:《加强全球卫生和经济政策领域合作》,《人民日报》,2020年6月10日。

③ 参见《世界银行:中国经济复苏将更加强劲》,《人民日报》,2021年1月7日。

的水平。[1]疫情给美国民众的日常生活带来极大影响,由于失业、收入下降和预期不确定,加上基本物资供应不足,美国很多地方出现了抢购物资、砸抢商店的现象,枪击、持械行凶等犯罪案件频发高发,社会秩序面临失序的巨大风险。

(三)新冠肺炎疫情严峻考验世界各国的社会动员能力、资源调配能力、社会治理能力、经济持续抗压能力

新冠肺炎疫情是一场对国家治理体系和治理能力的大考,对世界各国政府来说,阻击疫情时间紧迫、任务艰巨。当疫情袭来的时候,特别是在疫情初露端倪、信息有限、科学结论不足、疫情影响还没有发展起来的情况下,如何科学预见、科学决策,迅速对疫情防控作出战略判断、战役部署,为疫情防控争取时间、赢得主动,这是对领导体制机制的考验,是对治国理政能力的考验,也是对一国领袖领导力的考验。疫情防控是一场人民战争,必须动员全社会的力量参与其中,这需要一国领袖和政府具备很强的社会动员能力。疫情防控是一场攻坚战,必须集中优势医疗资源投入到抗疫斗争的主战场、主阵地,这需要一国领袖和政府具备很强的决断和资源调配能力。疫情防控是一场总体战,各项工作都要为打赢疫情防控阻击战提供支持,这需要一国领袖和政府具备很强的社会治理能力。疫情防控是一场持久战,战胜疫情既需要强大的物质力量,也需要敢于担当、敢于斗争的精神力量,考验着各国的经济实力与精神文化,这需要一国具备很强的经济持续抗压能力。

疫情防控是一场不能输的战役,各国国情不同,疫情防控措施与表现千差万别,但有一点是一致的,即只有将本国国家制度与治理体系的独特优势充分发挥出来,才有可能取得这场斗争的最终胜利。如果一国的国家治理体系和治理能力,处在一种互相掣肘、议而不决、决而不

---

① 参见《疫情引发美国大企业破产潮》,新华网,2020年8月24日。

行的制度环境中，就很难做到举国上下闻令而动、同舟共济、一致抗疫，很难赢得疫情防控斗争的胜利，其中，一国领袖的担当精神和领导力、协调力、动员力是至关重要的。

（四）新冠肺炎疫情使世界百年未有之大变局加速演进

进入21世纪以来，世界多极化、经济全球化、社会信息化、文化多元化深入发展，全球治理体系和国际秩序变革加速推进，新兴市场国家和发展中国家快速崛起，国际力量对比更趋均衡，世界各国人民的命运从未像今天这样紧紧相连。霸权主义、强权政治依然存在，保护主义、单边主义不断抬头，战乱恐袭、饥荒疫情此起彼伏，传统安全和非传统安全问题复杂交织。新冠肺炎疫情全球大流行，是一次"灰犀牛"和"黑天鹅"交织叠加的典型事件，加剧了世界百年未有之大变局的演变，经济全球化遭遇逆流，保护主义、单边主义势头上升，世界经济低迷，国际贸易和投资大幅萎缩，给人类生产生活带来前所未有的挑战和考验。同时也要看到，和平与发展的时代主题没有变，各国人民和平发展、合作共赢的期待更加强烈。而且近年来，新一轮科技革命和产业变革孕育兴起，带动了数字技术强势崛起，促进了产业深度融合，引领了服务经济蓬勃发展。这次疫情全球大流行期间，远程医疗、在线教育、共享平台、协同办公、跨境电商等服务广泛应用，对保持各国经济稳定、推动国际抗疫合作发挥了重要作用。新冠肺炎疫情不会是人类面临的最后一次危机，必须作好携手迎接更多全球性挑战的准备。如何在危机中育新机、于变局中开新局，影响着世界各国的命运，考验着世界各国领袖的智慧。

二、领袖的作为是关键性因素

马克思曾说:"每一个社会时代都需要有自己的大人物,如果没有这样的人物,它就要把他们创造出来。"①天下艰难之际,时势造英雄。各国领袖是抗疫斗争的总指挥,是抗击新冠肺炎疫情斗争的最高领导者。越是遇到新冠肺炎疫情这样的大风大浪,越是需要英明领袖掌舵领航,领袖的作为是抗疫成败的关键性因素,在关键时刻具有决定性作用。抗击新冠肺炎疫情的全球大考,呼唤各国领袖挺身而出、拯救危局。

(一)领袖是一个人,也是一个集团

关于领袖的含义,《辞海》有两种释义:一是指"衣服的领和袖,借指为人表率的人",二是指"国家、政治团体、群众组织等的最高领导人"。②马克思主义认为,领袖不仅指一个人,也包括领袖集团。

作为个体的领袖,一般是指最有威信、最有经验并被推选出担任国家、政治团体、群众组织等最重要职务的人物。他们依靠其声望、权力或地位影响他人和社会,计划、组织、指导、控制社会按照一定方向、目标运行,是国家、政党、群众团体中最高级的领导者和组织者。任何政党或社会集团要引导本阶级及其所联系的群众达到一定的政治目标,都要推举出善于组织运动和领导运动的政治领袖。列宁说:"在历史上,任何一个阶级,如果不推举出自己的善于组织运动和领导运动的政治领袖和先进代表,就不可能取得统治地位。"③比如,孙中山是中国资产阶级民主革命的领袖,毛泽东是中国共产党和中国人民的伟大领袖。

作为集体的领袖集团,是一定的阶级、政党内最有威信、最有影响、

①《马克思恩格斯文集》(第二卷),人民出版社,2009年,第137页。
②《辞海》(第六版),上海辞书出版社,2009年,第1410页。
③《列宁全集》(第4卷),人民出版社,2013年,第342页。

最有经验并被选出担任最重要职务的人所组成的比较稳定的集体。列宁曾指出："在通常情况下，在多数场合，至少在现代的文明国家内，阶级是由政党来领导的；政党通常是由最有威信、最有影响、最有经验、被选出担任最重要职务而称为领袖的人们所组成的比较稳定的集团来主持的。这都是起码的常识。这都是简单明了的道理。"①马克思主义认为，阶级、政党、领袖和领袖集体是密不可分的。随着私有制的产生，阶级也相伴而生，由于对生产资料的占有关系及其在生产体系中所处的地位不同，决定了各个阶级根本利益的不同，演化形成了各个阶级之间不可调和的矛盾和斗争。这种斗争发展到一定阶段，各个阶级就要组织自己的政党，领导和协调本阶级的活动。政党是阶级斗争的工具，是各个阶级利益的集中代表。政党在领袖的领导下，维护和发展本阶级利益，没有自己的领袖，政党就不能形成统一的意志，就不会有战斗力、号召力和凝聚力。阶级在长期实践中形成的领袖群体就是领袖集团，一个政党的领袖集团的形成，是这个政党成熟的表现。

　　马克思主义认为，无产阶级的革命政党，要成为真正的无产阶级的战斗司令部，就必须正确地处理领袖、政党、阶级、群众之间的相互关系。无产阶级政党是无产阶级的先锋队，是无产阶级解放事业的领导力量。无产阶级只有建立了共产党这样的无产阶级政党，才能担负起推翻资产阶级统治、建立无产阶级专政，消灭剥削制度和剥削阶级，确立、发展和完善社会主义制度，解放和发展生产力，建设社会主义和实现共产主义的历史使命。为此，无产阶级政党就必须按照民主集中制原则，在群众斗争中选拔一批经过考验和锻炼的、善于把马克思主义普遍真理同革命具体实践结合起来的领袖人物，形成比较稳定的领导集团。无产阶级政党的性质和历史使命，决定了无产阶级政党的领导机

---

① 《列宁全集》（第39卷），人民出版社，2017年，第21页。

关必须实行集体领导的原则,因而无产阶级政党的领袖不仅仅是一个人,也是一个集体。正如邓小平评价毛泽东时所说:"我们党是集体领导,毛泽东同志是这个集体领导的代表人,是我们党的领袖,他的地位和作用同一般的集体领导成员是不同的。但是,切不可因此把毛泽东同志和党中央分开,应该把毛泽东同志看作是党的集体领导中的一个成员,把他在我们党里头的作用说得合乎实际。"①

(二)领袖的作为对历史发展有重大影响

历史唯物主义认为人民群众是历史的创造者,同时充分肯定个人在历史上的作用,认为处在特定历史条件和重要社会地位的历史人物,特别是一定的阶级、政党的领袖人物,能够对历史发展产生重大的影响。领袖人物站在历史的前列,他们的思想反映时代的要求,启发和动员群众去完成历史发展进程中的任务。领袖是阶级和阶级利益的代表,他们的实践活动给具体历史事件打上明显的印记。领袖的素质如何,对于一定的阶级、政党的斗争能否取得胜利,具有很大的影响。这次中国抗击新冠肺炎疫情取得重大战略成果,既是人民力量使然,也体现了中国领袖的重大作用。不同阶级、政党的领袖,在历史上所起的作用是不同的。进步的阶级、政党的领袖,对历史的发展能够起有力的推动作用;至于那些没落、反动的阶级与政党的领袖,则违背历史发展的规律,逆历史潮流而动,与广大人民群众处于对立的地位,对历史的发展必然起着重大的阻碍和破坏作用。任何领袖,包括进步的阶级、政党的领袖,都不是天生的"圣人",也不是无所不能的,他们都是一定历史时期的产物,都不能超出自己所处时代的限制。

无产阶级的领袖和任何时代、任何阶级的领袖人物有着本质的不同。无产阶级的领袖,是人类历史上最进步、最革命的无产阶级的杰出

---

①《邓小平文选》(第一卷),人民出版社,1994年,第284页。

代表,是无产阶级和广大人民群众从事革命和建设的领导者、组织者和鼓舞者,他们对历史发展所起的重大推动作用,是任何其他阶级、政党的领袖所不能比拟的。之所以如此,是因为无产阶级领袖是在长期艰苦的群众革命斗争中成长和锻炼出来的,不是天生的,更不是自封的。无产阶级的领袖身上兼有革命家和理论家的品格,从无产阶级政党、无产阶级和广大人民群众的利益出发,信任和依靠群众,进行批评和自我批评。在理论上他们创立和不断推进马克思主义,在实践上推动工人运动和社会主义、共产主义事业。他们又是群众中的一员,他们也更需要群众,群众造就、锻炼、推选出自己的领袖,同时也给予领袖以智慧和力量。正如列宁所说:"无产阶级革命第一次使过去单枪匹马进行革命斗争的英雄有了真正的基础、真正的环境、真正的群众、真正的无产阶级军队,使这些领袖能够大显身手。"①马克思、恩格斯、列宁、毛泽东、邓小平等都是无产阶级领袖的杰出代表,受到人民群众的尊敬和爱戴。

(三)抗疫斗争呼唤各国领袖敢担当、善作为

新冠肺炎疫情大流行是近百年来人类生命健康面临的最严重的重大传染病威胁之一。疫情在全球多地暴发并快速蔓延,全球确诊患病人数快速增长,世界公共卫生安全面临极大挑战。人民呼唤英雄。邓小平曾指出:"谁关心人民的问题,谁能帮助人民想办法去和敌人斗争,保护人民利益,谁就是群众爱戴的领袖。"②新冠肺炎疫情防控是一场人民战争,是总体战、阻击战。抗击新冠肺炎疫情的斗争,是对各国制度与治理体系的一次大考,更是对各国领袖担当精神和领导能力的一次大考。各国领袖的作为是决定战"疫"成败的关键因素,在重要关头、关键时刻起着决定性作用。全球抗疫斗争的复杂形势,呼唤世界

---

① 《列宁全集》(第29卷),人民出版社,1956年,第69页。
② 《邓小平文选》(第一卷),人民出版社,1994年,第41页。

各国的领袖挺身而出,敢担当、善作为,以坚韧意志与强大领导力带领人民渡过难关。

新冠肺炎疫情暴发以来,大多数国家的领袖领导人民迎战疫情,分析制定防控政策,组织调动各方力量,积极开展疫情防控工作,经过艰苦努力,疫情得到有效控制,人民群众的生命安全与身体健康得到有效保障;也有一些国家的领袖,面对疫情慌乱无措、应对乏力,甚至直接放弃。新冠肺炎疫情防控大考,将世界各国领袖的领导效能和担当作为淋漓尽致地展现于世人面前。

三、中国领袖交出优秀答卷

新冠肺炎疫情是新中国成立以来一次重大突发公共卫生事件。面对严峻复杂的国际形势、艰巨繁重的国内改革发展稳定任务,在新冠肺炎疫情对社会、经济造成严重冲击的情况下,习近平总书记领导全党全军全国各族人民采取一系列有力措施,准确判断形势,精心谋划部署,果断采取行动,付出艰苦努力,成功控制住了疫情,保障了人民的生命安全与身体健康,同时统筹推进疫情防控和经济社会发展,在这场全人类的大考中交出了优秀答卷。

(一)中国迎战新冠肺炎疫情

新冠肺炎疫情暴发后,中国面对疫情防控大考,没有经验可借鉴,又因为幅员辽阔、人口众多、社会流动性大,疫情考验比其他国家更严峻复杂。习近平总书记时刻关注疫情发展形势,把疫情防控作为头等大事来抓,亲自指挥、亲自部署,作出许多重要指示和批示。2021年1月7日,习近平总书记主持召开中央政治局常委会会议时,就对新型冠状病毒肺炎疫情防控工作提出了明确要求。1月20日,习近平总书记作出重要指示,强调要把人民群众生命安全和身体健康放在第一位,坚决遏制疫情蔓延势头。这是中国战"疫"局势发生根本性变化的转折点。1月23日，武汉落实党中央决策部署，关闭了离汉通道。习近平总书记说："作出这一决策，需要巨大政治勇气，但该出手时必须出手，否则当断不断、反受其乱。"[①]猝不及防间，面对人类与病毒的一场新战争，一个14亿人口的国家毫不犹豫，打响了抗击疫情的人民战争、总体战、阻击战。

　　新冠肺炎疫情是我们面临的一次重大挑战。控制传染源、切断传播途径、保护易感人群是预防控制传染病最基本也是最有效的措施，但新冠肺炎疫情恰恰表现出难控制、难切断、难保护的特点。首先，传染源很难被控制。新冠病毒具有很大的隐蔽性，患者分为轻症、普通、重症、危重症患者，还有无症状感染者，除非进行全民核酸检测，很难短时期发现患者，况且核酸检测也存在误差。其次，传播途径很难被切断。我国此次疫情发生在庚子年春节前后，正是大规模人口流动高峰期，加上新冠病毒潜伏期很长，很难切断传播途径。2020年2月2日武汉累计确诊5142例，2月3日累计确诊6384例，2月4日累计确诊8351例……2月10日累计确诊18454例……病例增长的曲线近乎一条竖线。[②]但是由于采取了强有力的措施进行防控，到3月20日本土病例阶段性消失！[③]再次，易感人群很难被保护。当时全球范围内尚未研发出针对新冠病毒的有效药物与疫苗，加上病毒本身对老年人、儿童、有基础疾病患者的致病力较强，因此难以对他们形成有效保护。面对前所未知的病毒，中国采取了历史上最大胆、最灵活、最积极的防控措施，尽最大可能迅速遏制病毒传播，为世界各国抗疫斗争赢得了时间，提供了经验借鉴。

---

　　①《同舟共济战"疫"记——中国抗击新冠肺炎疫情全纪实》，《人民日报》，2020年9月7日。

　　②③ 参见《同舟共济战"疫"记——中国抗击新冠肺炎疫情全纪实》，《人民日报》，2020年9月7日。

（二）中国领袖展现出强大领导力

面对突如其来的严重疫情，以习近平同志为核心的党中央统揽全局、果断决策，以非常之举应对非常之事。中共中央政治局先后多次召开会议研究决策，提出坚定信心、同舟共济、科学防治、精准施策的总要求，明确坚决遏制疫情蔓延势头、坚决打赢疫情防控阻击战的总目标，周密部署武汉保卫战、湖北保卫战，因时因势制定重大战略策略。中央成立应对疫情工作领导小组，派出指导组；国务院建立联防联控机制。中央提出早发现、早报告、早隔离、早治疗的防控要求，确定集中患者、集中专家、集中资源、集中救治的要求，把提高收治率和治愈率、降低罹患率和病亡率作为突出任务来抓。各医疗机构全力以赴救治患者，不遗漏一个感染者，不放弃每一位患者，坚持中西医结合，费用全部由国家承担，最大程度提高了治愈率、降低了病亡率；注重科研攻关和临床救治、防控实践相协同，第一时间研发出核酸检测试剂盒，加快有效药物筛选和疫苗研发。全国疫情信息发布机制迅速建立，实事求是、公开透明发布疫情信息。祖国时刻挂念海外中国公民的安危，协助确有困难的中国公民有序回国。各级党委和政府、各部门各单位各方面闻令而动，全国各地农村、社区、企业、医疗卫生机构、科研机构、学校、军营各就各位，坚决贯彻落实习近平总书记关于新冠肺炎疫情防控的一系列重要指示和战略部署，举国同心、众志成城，形成抗击新冠肺炎疫情的强大合力。

在以习近平同志为核心的党中央的坚强领导下，我国用1个多月的时间初步遏制了疫情蔓延势头，用2个月左右的时间将本土每日新增病例控制在个位数以内，用3个月左右的时间取得武汉保卫战、湖北保卫战的决定性成果，进而又接连打了几场局部地区聚集性疫情歼灭战，夺取了全国抗疫斗争重大战略成果。联合国秘书长古特雷斯表示，中国举国动员应对严峻挑战，以巨大的牺牲"为全人类作出了贡献"。

人类是休戚与共的命运共同体，只有国际社会合作应对，才能战胜新冠肺炎疫情。疫情发生以来，习近平主席多次就加强同世卫组织沟通与合作、同世界各国团结互助作出重要指示批示，多次就疫情国际合作同多国领导人会谈通话，强调战胜关乎各国人民安危的疫病，团结合作是最有力的武器，要深化疫情防控国际合作，发挥我国负责任大国的作用。截至2020年8月31日，习近平主席同50余位外国领导人及国际组织负责人通话60多次，出席或倡议主办多边"云峰会"等。按照习近平主席作出的重要指示批示精神，中国第一时间向全球分享病毒全基因序列、核酸检测引物和探针序列；安排中国-世卫组织联合专家组实地调研，对中国和全球疫情防控提出建设性意见；与全球100多个国家、10多个国际和地区组织分享多份技术文件；与多个国家开展技术交流，分享防控救治经验和方案，帮助公共卫生体系薄弱的发展中国家作好疫情防范和应对准备；克服自身困难，向出现疫情扩散的一些国家提供力所能及的援助，捐赠、出口急需抗疫物资，派出医疗专家团队紧急驰援……这些举措，既是对本国人民生命安全和身体健康负责，也是对全球公共卫生事业尽责，彰显了中国对全球公共卫生事业负责任大国的形象。

世界卫生组织总干事谭德塞多次指出，中国的行动有助于其他国家和地区为诊断及采取防控措施作好准备，"帮助了国际社会向前迈进"，为世界争取了宝贵的时间和"机会窗口"。世卫组织总干事高级顾问艾尔沃德分析说，中国强有力的干预措施显著改变了疫情蔓延的曲线，"中国人民的坚韧和奉献，极大延缓了新冠肺炎疫情的传播"。中国-世卫组织联合考察组报告指出："中国采取的果敢措施有效遏制了这一新的呼吸道病原体的迅速蔓延，改变了疫情快速扩散流行的危险进程。"[①]抗疫斗争伟大实践证明，以习近平同志为核心的党中央对疫情

---

① 《联合考察报告发布中国果敢措施改变疫情危险进程》，中央纪委国家监委网站，2020年3月1日。

形势的判断是准确的,各项工作部署是及时的,采取的举措是有力有效的,中国领袖在疫情防控中展现出无比坚强的领导力。

（三）全球抗疫斗争中的中国奇迹

2020年9月8日,全国抗击新冠肺炎疫情表彰大会在北京举行,标志着抗疫斗争取得重大战略成果。经过全国上下共同努力,我国率先控制住疫情,率先复工复产,率先实现经济正增长。2020年,我国国民经济运行稳定恢复,稳就业保民生成效显著,脱贫攻坚战取得了全面胜利,"十三五"规划圆满收官,全面建成小康社会取得伟大历史性成就。国家统计局数据显示,2020年3月下旬本土疫情传播基本阻断,4月中旬规模以上企业开工率超过了90%,二季度国内生产总值增长3.2%,由负转正,三季度增长4.9%,四季度增长6.5%;全年国内生产总值达到101.6万亿元,比2019年增长2.3%,成为全球唯一实现经济正增长的主要经济体。[①]在全球抗疫大考中,中国交出了一份优秀答卷,这是人类同疾病斗争史上的一个伟大奇迹。这些成绩是在新冠肺炎疫情肆虐全球、世界经济陷入严重衰退、外部环境更加复杂严峻的情况下取得的,来之不易,成之维艰。

全球抗疫斗争的中国奇迹具有多方面内涵。首先,中国对新冠病毒一无所知,没有防控经验,防控难度大。在这种困难条件下,中国对疫情严防死守、对患者全力救治,仅用了两个月时间便基本成功控制了疫情,使中国人民的生命安全和身体健康得到最大维护。其次,中国幅员辽阔、人口众多,疫情防控任务艰巨,但是中国迅速动员,在全国范围内织起一张严密的防控网络,打响疫情防控的人民战争,汇聚起战胜疫情的磅礴伟力,在世界范围内率先控制了疫情。世卫组织总干事谭德

---

①参见《国家统计局局长就2020年全年国民经济运行情况答记者问》,国家统计局,2021年1月18日。

塞对中国抗疫行动作出高度评价,指出中方行动速度之快、规模之大,世所罕见,展现出中国速度、中国规模、中国效率。[1]最后,中国积极推动复工复产,化危为机,使经济社会迅速恢复发展,成为推动世界经济复苏的强劲动力。

反观西方某些国家,对待抗疫犹豫不决、行动迟缓,白白浪费了抗击疫情的宝贵时间,最终导致疫情防控全线告急。而中国在积极防控疫情的同时,通过派遣医疗专家组、提供抗疫物资援助、倾囊相授防控经验、使中国疫苗成为全球公共产品等方式,积极为全球抗疫斗争做出贡献,生动地践行着人类命运共同体理念。布基纳法索争取进步人民运动代主席孔波雷表示,中国共产党采取的政治决策和卫生防控举措,将成为人类大型流行病管理史上的里程碑。[2]

今天,人们对新冠肺炎疫情有了日益科学清晰的认知,对中国在抗疫过程中采取的措施也有了判断是非对错的客观实践标准。回首惊心动魄的日日夜夜,回望气壮山河的生死搏斗,一个结论分外清晰:以习近平同志为核心的党中央是全党全军全国各族人民无惧艰难险阻、战胜一切挑战的主心骨、定盘星。如果没有习近平总书记卓越的组织力和领导力,没有党中央权威和集中统一领导,党的领导优势和中国特色社会主义制度优势就难以有效发挥,中国就不可能取得抗击新冠肺炎疫情斗争的伟大胜利,就不可能为世界抗疫斗争做出巨大贡献。

---

① 参见《习近平会见世界卫生组织总干事谭德塞》,《人民日报》,2020年1月29日。

② 参见《外国政党领导人积极评价和支持中国抗击疫情努力》,《人民日报》,2020年2月8日。

第二节　中国领袖为什么能

中国领袖为什么能？这是中国成功控制疫情后国际社会十分关注的话题。面对新冠肺炎疫情大考，中国交出了一份人民满意、世界艳羡的"成绩单"。而一些西方国家在有中国经验可鉴的情况下，至今没有控制住疫情。疫情防控"中国之治"与"西方之乱"形成的鲜明对比，全方位彰显了中国领袖的强大领导力。通过抗疫斗争的伟大实践，我们发现中国领袖表现出迥异于某些西方国家领袖的鲜明执政风格和独特政治优势，概括起来主要包括强烈使命担当、强大思想武器、人民至上理念、高超领导能力、高效领导方式、深厚天下情怀。这些是中国领袖为什么能的核心密码。

一、肩负实现中华民族伟大复兴的崇高历史使命

疫情就是命令，防控就是责任。对于领袖来说，如何处理权力与责任的关系，是领导抗疫成败的根本问题。没有离开权力的责任，也没有离开责任的权力。有权必有责，有责要担当。责任担当是战胜疫情的根本保证，疫情防控成效是检验领袖责任担当的试金石。中国领袖是立志于中华民族伟大复兴的使命型领袖，领导人民抗击新冠肺炎疫情是其义不容辞的责任。中国领袖为什么能？能就能在足以肩负实现中华民族伟大复兴的崇高历史使命。

（一）抗疫斗争彰显中国领袖无我勇毅的责任担当

新冠肺炎疫情发生以来，习近平总书记时刻关注疫情形势，把疫情防控作为头等大事来抓，展现出抗击疫情的强烈责任担当。在疫情加速蔓延的危急时刻，习近平总书记向全党发出明确号令：各级党政领导

干部要靠前指挥、强化担当,广大党员、干部要冲到一线,当先锋打头阵,在大战中践行初心使命,在大考中交出合格答卷。习近平总书记身先士卒、率先垂范,他不惧风险,多次亲赴一线视察指导疫情防控工作。特别是在全国疫情防控的关键时期,习近平总书记专门赶赴疫情最严重的湖北省武汉市,为干部群众加油鼓劲,极大地鼓舞了全国人民的抗疫信心,彰显了"人民领袖为人民,万水千山赴戎机"的伟大气魄。

习近平总书记还时刻忧心完成既定的经济发展目标任务。在疫情防控形势有所好转后,他立即指示各级党委和政府努力把疫情影响降到最低,多次召开会议作出一系列重要部署,并且到基层进行视察指导,对我国经济社会恢复发展发挥了根本指导作用。正是在习近平总书记"我将无我、不负人民"的努力下,国内疫情防控局势持续好转,我们不仅取得了疫情防控阻击战的重大战略成果,而且还推动经济社会恢复发展,创造出逆势上扬的良好局面,成为全球最早实现经济正增长的主要经济体,为如期完成全面建成小康社会和决胜脱贫攻坚各项任务,顺利实施"十四五"规划,开启全面建设社会主义现代化国家新征程,打下了坚实基础。

(二)中国领袖具有强大担当精神在于崇高历史使命的引领

习近平总书记之所以具有强烈的责任担当意识,最深沉的力量来源,就是其作为中国领袖所肩负的实现中华民族伟大复兴的崇高历史使命。使命呼唤担当,使命引领未来。实现中华民族伟大复兴是近代以来中国人民最崇高的历史使命和最大公约数。代表并实现这个公约数的政治组织就会被历史和人民所选择,而背离这个公约数的政治组织就会被历史和人民所抛弃。中国共产党一经成立,就把实现共产主义作为党的最高理想和最终目标,义无反顾地肩负起实现中华民族伟大复兴的历史使命。而作为党和国家的领导人,中国领袖的职责使命就是领导党和人民不断克服民族复兴道路上遇到的各种风险挑战,让中国人民富裕起来、国家强盛起来,振兴中华民族。经过毛泽东、邓小平等历代党和国家领导人团结带领中国人民不懈奋斗,中华民族迎来了从站起来、富起来到强起来的伟大飞跃。突如其来的新冠肺炎疫情,没有阻止中国前进的脚步。中华民族伟大复兴的巍巍巨轮,正是在习近平总书记的掌舵领航下搏击新冠肺炎疫情这场滔天巨浪,继续朝着实现"两个一百年"奋斗目标破浪前进。

美国学者福山曾在其著作《政治秩序与政治衰败:从工业革命到民主全球化》中,提出维系现代政治秩序的三个最基本要素——强有力的政府、法治和民主问责制。在抗击新冠肺炎疫情斗争中,时任美国总统错误百出的防疫政策导致美国成为全球新冠肺炎感染病例最多的国家之一。可是面对这场空前的灾难,美国政府至今无人为此担责、辞职,反而是不少敢于讲出真话的人被撤职、免职。究其原因,抗疫失败的责任是美国及其他某些国家的领袖不可承受之重。在两党轮流坐庄的选举制度下,如何赢得大选是时任美国总统最关心的事情,领导抗疫的责任担当被抛诸脑后,而新冠肺炎疫情防控也沦为美国两大政党相互攻讦、你死我活的斗争工具。美国《时代》周刊当地时间 2020 年 10 月 8 日这一期的封面,下方正中间是美国白宫,顶上有四个烟囱正向外喷出病毒,密密麻麻,几乎将"时代(TIME)"字样吞噬,寓意美国白宫是制造和散播新冠肺炎病毒的"发源地"。《时代》周刊在封面文章中表达了对美国疫情形势的担忧:"总统打喷嚏,美国就感冒。当总统确诊了,美国也必须考虑到它的脆弱性。他的病态就是我们的病态。"[1]

前进道路上难免会有失误。怕出错而不敢担责,这才是大错。缺乏抗疫的责任担当,是时任总统领导美国抗疫失败的关键原因之一。

---

[1]《〈时代〉周刊最新封面上白宫成了"病毒发源地"》,海外网,2020 年 10 月 10 日。

而习近平总书记具有强烈的使命担当意识,具有自我革命精神和斗争精神,从不回避困难,从不回避矛盾,在新冠肺炎疫情防控等重大斗争面前表现出高度的政治责任感和使命感,领导全党全军全国各族人民不断取得新的胜利。

二、掌握马克思主义的强大思想武器

疫情防控是一场阻击战,更是一场科学战。造成各国之间抗疫差异的因素有很多,但如何处理决策与科学之间的关系,无疑是一个核心问题。在抗击新冠肺炎疫情的斗争中,中国领袖始终坚持以马克思主义的科学理论为指导,生动地运用马克思主义方法论分析和解决问题,周密部署、运筹帷幄、精准施策,坚持尊重规律、求真务实的科学精神,为夺取抗击新冠肺炎疫情斗争的胜利夯实思想基础。与之形成鲜明对比的是,某些西方国家的领袖缺乏科学理论指导,无法结合实际制定有效的防控措施,缺乏科学精神和科学态度,导致疫情全线告急。中国领袖为什么能?能就能在掌握马克思主义的强大思想武器。

(一)抗疫斗争彰显中国领袖实事求是的思想方法和求真务实的科学精神

新冠肺炎疫情发生以来,习近平总书记运用马克思主义方法论指挥战"疫",生动地给全党全军全国各族人民上了一堂运用马克思主义科学理论指导解决实际问题的实践教学课,全方位地展现出马克思主义科学理论的魅力与活力。

第一,运用"全面地发展地联系地认识事物"的思想方法。新冠肺炎疫情暴发以来,习近平总书记着眼大局谋划,立足全局指挥,对疫情防控工作进行全面部署,党政军民学、东西南北中,各级党委和政府、各部门各单位各方面闻令而动,全国农村、社区、企业、医疗卫生机构、科研机构、学校、军营各就各位,迅速凝聚起抗击疫情的强大合力。在稳步推进疫情防控工作的同时,习近平总书记强调要变压力为动力、善于化危为机,统筹推进疫情防控和经济社会发展工作,推动我国经济克服疫情影响,快速恢复发展,为完成"十三五"和全年的经济目标任务奠定坚实基础。

第二,运用"一切从实际出发、按客观规律办事"的思想方法。习近平总书记紧密结合疫情发展态势,制定出一系列极具前瞻性、针对性的重大部署。疫情暴发之初,在专家组得出关于病毒的结论后,习近平总书记迅速作出重大判断,强调把人民群众生命安全和身体健康放在第一位,把疫情防控工作作为当前最重要的工作来抓,坚决遏制疫情蔓延势头。在基本控制住疫情蔓延后,习近平总书记又立即作出新的部署,实行疫情防控分区分级管理,提出针对性防控举措,同时还积极推动复工复产,有序恢复经济社会活动,因时因势制定重大战略策略。

第三,运用"抓住主要矛盾和矛盾的主要方面"的思想方法。在疫情防控斗争中,习近平总书记思路清晰、把脉定向,准确抓住主要矛盾和矛盾的主要方面,提出"坚定信心、同舟共济、科学防治、精准施策"的总要求,明确坚决遏制疫情蔓延势头、坚决打赢疫情防控阻击战的总目标,把提高收治率和治愈率、降低罹患率和病亡率作为突出任务来抓,周密部署武汉保卫战、湖北保卫战等,推动疫情防控打开局面,迅速扭转疫情快速蔓延的势头。

第四,运用"人民群众是历史的创造者"的思想方法。新冠肺炎疫情防控是一场捍卫人民生命的战争,也是一场只有依靠人民才能打赢的战争。习近平总书记反复强调把人民群众生命安全和身体健康放在第一位,不惜一切代价拯救生命、保护人民生命健康,打响疫情防控的人民战争。在以习近平同志为核心的党中央坚强领导下,我们采取了最全面、最严格、最彻底的防控举措,全国人民主动参与、积极配合、居家隔离,有效切断了病毒的传播途径,汇聚起抗击疫情的庞大力量。

习近平总书记指出："纵观人类发展史，人类同疾病较量最有力的武器就是科学技术，人类战胜大灾大疫离不开科学发展和技术创新。"①面对前所未知的新型传染性疾病，习近平总书记不仅善于科学决策，还把遵循科学规律贯穿到决策指挥、病患治疗、技术攻关、社会治理各方面全过程，尊重科学规律、加快科研攻关，在与时间赛跑、与病魔抗争的过程中高扬科学精神，坚持科学防控、精准施策。在没有特效药的情况下，实行中西医结合，先后推出八版《新型冠状病毒肺炎诊疗方案》，筛选出"三药三方"等临床有效的中药西药和治疗办法，被世界上多个国家借鉴和使用。无论是抢建方舱医院，还是多条技术路线研发疫苗；无论是开展大规模核酸检测、大数据追踪溯源和健康码识别，还是分区分级差异化防控、有序推进复工复产，都是对科学精神的尊崇和弘扬，都为战胜疫情提供了强大科技支撑！2020年9月23日上午，钟南山在广东举行的抗击新冠肺炎疫情先进事迹报告会上作的专题报告中指出："在我们国家，是科学支撑政策决策，而不像在有的国家那样，用政治来指挥科学。"②

（二）马克思主义始终是中国领袖的根本指导思想

在抗击新冠肺炎疫情的斗争中，习近平总书记对马克思主义方法论的运用，展现出中国领袖一贯地运用马克思主义立场、观点、方法分析和解决各种现实问题的高超水平与技巧。马克思主义尽管诞生在一个半多世纪之前，但历史和现实都证明它是科学的理论，迄今依然具有强大生命力。马克思主义深刻揭示了自然界、人类社会、人类思维发展的普遍规律，为人类社会发展进步指明了方向。它揭示了事物的本质、内在联系及发展规律，是"伟大的认识工具"，是人们观察世界、分析问题的有力思想武器，是推动工作、解决问题的"金钥匙"。中国共产党自

---

① 习近平：《为打赢疫情防控阻击战提供强大科技支撑》，《求是》，2020年第6期。
② 《钟南山：中国是科学支撑决策 有的国家是政治指挥科学》，中国新闻网，2020年9月23日。

成立以来,始终以马克思主义为根本指导思想,用马克思主义的科学理论指导中国实际,推动马克思主义中国化,先后形成了毛泽东思想、邓小平理论、"三个代表"重要思想、科学发展观、习近平新时代中国特色社会主义思想这些创新的理论成果。正是在马克思主义中国化的科学理论指导下,中国共产党解决了一道又一道难题,攻克了一个又一个难关,取得了一个又一个胜利。我国抗击新冠肺炎疫情取得重大成果,成为党运用马克思主义指导解决现实问题的又一光辉例证。

反观某些西方国家领袖,由于缺乏科学理论的指导,无法有效领导人民抗击疫情,出现"病急乱投医"、放弃抵抗、实行"群体免疫"(感染)、疫情政治化等怪现象。2020年7月20日,《华盛顿邮报》发表评论称,在美国政府的引导下,许多美国人认为科学家和主流媒体夸大了疫情的严重程度甚至捏造疫情,对科学专家的抵触成为政治议程的一部分。①时任美国总统在美国疫情期间有意弱化美国新冠肺炎疫情的危险程度,无视防疫专家提出的科学应对之策,导致美国政府在抗疫方面的不断失误、低效乃至失败。

谭德塞曾指出:"新冠病毒没有国界,没有意识形态,也不分政党。'政治化疫情'应该被隔离。我再次呼吁所有国家共同努力。政治和党派之争让事情变得更糟。"②坚持以马克思主义为指导,坚持实事求是,尊重科学、尊重规律,这是中国抗疫斗争的伟大实践得出的基本经验,美国疫情防控的惨痛教训从反面证实了这一点。正反对比之下,我们更加增强了理论自信,更要坚持以马克思主义的科学理论为指导,巩固坚持马克思主义在意识形态领域的指导地位。

---

① 参见《〈华盛顿邮报〉怒了:美国应对疫情失策堪称"震惊世界的危机"》,央视网,2020年7月20日。
②《麦考尔报告政治化新冠疫情的谎言与事实真相》,新华网,2020年8月28日。

三、恪守以人民为中心的根本政治立场

疫情防控直接关系人的生命安全,直接关系国家和地区经济社会发展。如何处理人的生命与经济利益的关系,是世界各国政府应对疫情必须首先面对的问题。人类社会发展的根本目的,是人的自由全面发展,而生命权、生存权是首要的、最基本的人权。因此,在疫情防控中,防止更多人感染病毒,拯救更多患者的生命,保障人民生命安全,应该是世界各国领袖应对疫情的第一选择。在抗击新冠肺炎疫情斗争中,中国领袖坚持人民至上、生命至上,始终把维护人民生命安全和身体健康放在第一位,而美国的领袖实际奉行党派和政客私利至上,不惜淡化和掩盖疫情,导致疫情大暴发,人民生命健康受到极大损害。中国领袖为什么能? 能就能在始终恪守以人民为中心这一根本政治立场。

（一）抗疫斗争彰显中国领袖心系百姓的人民情怀

新冠肺炎疫情发生以来,习近平总书记坚持以人民为中心,在人民生命和眼前经济利益之间果断选择生命至上,不惜一切代价拯救生命、保护人民生命健康。习近平总书记强调:"人的生命只有一次,必须把它保住,我们办事情一切都从这个原则出发。"[1]在习近平总书记的坚强领导下,全国迅速形成统一指挥、全面部署、立体防控的战略布局,同时间赛跑、与病魔较量,不遗漏一个感染者,不放弃每一位患者,有效遏制了疫情大面积蔓延,并且全面实行免费救治,所有费用由国家承担,最大限度地保障了人民的生命安全与身体健康。从出生仅30多个小时的婴儿到100多岁的老人,每一位患者都得到全力救治,每一个生命都得到全力护佑。习近平总书记在领导抗疫斗争中所展现的深厚为民情

---

[1]《习近平:人的生命只有一次,要把人民的生命和健康放在第一位》,《央视新闻》,2020年6月3日。

怀,得到国际社会的高度赞誉。正如美国政治作家萨拉·弗朗德斯撰文所指出的:"中国针对新型冠状病毒所采取的措施在资本主义国家是闻所未闻的。在危机中或紧急情况下,人民的福祉优先于资本主义利润。"①

（二）坚持以人民为中心是中国领袖的根本立场

习近平总书记之所以具有深厚的人民情怀,关键在于他始终自觉践行全心全意为人民服务的根本宗旨,始终恪守以人民为中心的根本立场,始终将人民放在心中的最高位置。马克思主义认为,领袖是在群众斗争中自然而然地产生的,而不能是自封的。同过去剥削阶级的领袖相反,工人阶级政党的领袖,不是在群众之上,而是在群众之中;不是在党之上,而是在党之中。正因为如此,邓小平说:"工人阶级政党的领袖,必须是密切联系群众的模范,必须是服从党的组织、遵守党的纪律的模范。对于领袖的爱护——本质上是表现对于党的利益、阶级的利益、人民的利益的爱护,而不是对于个人的神化。"②这些论述不但指出了领袖同人民群众的鱼水关系,而且指出了无产阶级领袖人物产生与存在的政治思想基础——为人民谋利益。当然,这里的利益,既包括经济利益,又包括政治、文化等各方面的利益。正如毛泽东所说,我们共产党及其领导的军队,"完全是为着解放人民的,是彻底地为人民的利益工作的"③。

在抗击新冠肺炎疫情斗争中,时任美国总统将个人政治私利和党派利益凌驾于公众利益之上,优先维护富人的生命健康,优先维护股市等资本利益,使美国陷入了人道主义灾难和经济社会发展陷入困境的

---

① 《中国人民"正在为全人类作贡献"——抗击疫情海外观点综述》,《红旗文稿》,2020年第5期。

② 《邓小平文选》(第一卷),人民出版社,1994年,第235页。

③ 《毛泽东选集》(第三卷),人民出版社,1991年,第1004页。

双重危机。受疫情影响,自2020年2月以来,美国雇主裁员数千万,低薪工人受到的打击尤其严重,失业率节节攀升,出现富人阶层越来越富,穷人越来越穷的现象。①之所以如此,是因为美国是资本主义的大本营,那里社会运行的基本逻辑就是围绕资本构建的。资本塑造了行为准则、意识形态,甚至人们的思维方式和习惯。资本家作为人格化的资本,作为资本的所有者,考虑问题的首要出发点是怎样使手中的资本继续增殖。面对汹涌而来的疫情,美国政府虽然抛出了数额巨大、名目繁多的救市计划,但救市主要是救"经济",治病救人被摆在次要位置。

显然,资本至上的逻辑,与以人民为中心的逻辑,从所持的基本立场、提出问题的思路、得出的结论以及产生的后果,都是截然不同的。美国等西方国家以资本为中心,先救市后救人,导致防控疫情内外交困。中国共产党始终坚持以人民为中心,把人民群众的生命安危放在首位,统筹疫情防控与经济社会发展,控局有力,人心安定,社会稳定。2020年,中国经济增长率从第二季度起开始由负转正,全年国内生产总值增长2.3%,是全球主要经济体中唯一实现经济正增长的国家。

四、具备长期斗争实践淬炼形成的高超领导能力

强大领导力是战胜疫情的能力保证。作为各国抗击疫情的最高统帅,领袖必须具备很强的领导能力,唯其如此,才能有效组织力量和资源防控疫情。在中国共产党的组织体系中,党中央是大脑和中枢,党的地方组织是躯干,党的基层组织是神经末梢,党的干部是骨干,党员是肌体细胞。党中央作出的决策部署,所有党组织和全体党员、干部都必须不折不扣贯彻落实。而党的领袖,是党中央的领导核心。在抗击新冠肺炎疫情斗争中,中国领袖展现出强大的领导力,为统筹疫情防控和

---

① 参见《蓬佩奥涉华演讲的满嘴谎言与事实真相》,《人民日报》,2020年8月25日。

经济社会发展领航掌舵,而美国等某些西方国家的领袖出现领导力缺失的情况,使相应国家新冠肺炎疫情危机演变成一场人道主义灾难。中国领袖为什么能,能就能在具备长期斗争实践淬炼形成的高超领导能力。

(一)抗疫斗争彰显中国领袖进退裕如的领导能力

2020年是决胜全面建成小康社会、决战脱贫攻坚和"十三五"规划的收官之年,然而突如其来的严重疫情,严重打乱了我们的计划部署,给我国经济社会发展带来极大挑战。习近平总书记审时度势、当机立断,毅然对经济社会发展摁下"暂停键",全国上下全力投入疫情防控工作。重大决策相对于要实现2020年的既定目标,这项重大决策就是退;但新冠肺炎疫情是一场遭遇战,必须先打赢这场阻击战,才有可能继续实现全面建成小康社会的既定目标。当疫情防控工作取得积极成效、疫情形势出现积极变化后,习近平总书记立即着手指挥部署复工复产工作,筹划完成"十三五"和2020年既定的全年目标任务,这就是进。从全力发展经济到全力防控疫情,再到统筹做好疫情防控与经济社会发展工作,习近平总书记运筹帷幄、进退裕如,统筹疫情防控和经济社会发展取得重大成果。综观2020年,在习近平总书记的领导下,我国有效应对新冠肺炎疫情的严重冲击,"十三五"圆满收官,"十四五"全面擘画,全面建成小康社会取得伟大历史性成就,我国在世界主要经济体中率先实现正增长,2020年国内生产总值迈上百万亿元新台阶,为全面建设社会主义现代化国家奠定坚实基础,充分彰显了习近平总书记卓越的领导能力。

(二)长期斗争实践淬炼下中国领袖具备高超领导力

习近平总书记之所以具备强大领导力,关键在于中国领袖一贯具备长期斗争实践的成长经历。中国领袖大多数从基层做起,在千锤百炼中成长,通过层层选拔锤炼造就卓越领导能力。毛泽东早年投身革命,在长期艰苦的革命斗争中成长为党的第一代中央领导集体的核心。历史选择毛泽东的一个根本原因就是他独特的个人素质、强大的领导能力和非凡的人格魅力。翻看邓小平的政治履历,他的特殊实践经历造就了他的强大领导力。翻开习近平总书记从1969年到陕北梁家河下乡当知青,到2012年当选党的总书记的工作履历,可以发现这40多年中,他从下乡知青成长为党的领袖,从大队党支部书记到党的总书记,从普通公民到国家主席,从一般军官到军委主席,从政经历遍及党、政、军各个领域,历经村、县、地、市、省、直辖市,直至中央等所有层级的主要岗位,每一层级都历经几年,扎扎实实、政绩卓著。正是经过一步步丰富而长期的实践锻炼,习近平总书记厚植了治国理政的根基,到了领导党、国家和军队的最高岗位,展现出非同凡响的伟人气魄和领袖风范。

在抗击新冠肺炎疫情斗争中,时任美国总统本来可以采取更多积极有效的措施,将强大的医疗科学技术用来拯救更多美国人的生命,但结果却出人意料。美国专家普遍认为,疫情防控缺乏联邦统筹、各州防控措施不统一,是美国无法有效控制疫情的重要原因之一。国际权威医学期刊《新英格兰医学杂志》2020年10月8日以该杂志全体编辑的名义发表了一篇题为"在领导力真空里死去"的社论,称疫情危机是对领导力的一场考验,而美国没有通过这场考验,他们把危机变成了悲剧;美国应对疫情的每一步几乎都是失败的;在应对疫情期间,美国政府和政治领袖缺乏领导力,联邦政府把疫情防控工作甩给了各个州,但各州政府在很多方面并不具备联邦政府的能力。①美国政治领袖为什么没有展现出与其地位相匹配的领导力? 美国进入领袖集团的成员尽管不

---

① 参见《〈新英格兰医学杂志〉:别让更多美国人在领导力真空中死去》,中国新闻网,2020年10月10日。

少也有基层成长经历,但绝大多数是资本博弈的结果,背后是财团实力的较量,而不是执政水平的较量。金钱政治扭曲了民意,选举成了富人阶层的"独角戏"。只要有雄厚资金支持,加上能言善辩,富豪老板等"政治素人"照样可以胜出。这使得领导能力不足在一定程度上成为美国和某些西方国家政治人物的通病。

中国领袖的产生,实行的是中国共产党领导、长期培养等选拔方式。相比于美国和某些西方国家的选举逻辑,中国是只有在某一级别的职位上表现足够优异,才能够被选拔到更高级别的岗位,然后通过一级一级的层层选拔,经过长期的多个重要岗位的实践历练,最后将干部队伍中最优秀者选拔进领袖集团,从领袖集团中选拔出党和国家的领袖。在这种长期斗争实践中成长起来的领袖,自然具备强大的领导能力。

五、实行民主集中制的科学高效领导方式

民主讨论、集中决策是战胜新冠肺炎疫情的必然要求。中国的领导决策方式,不同于西方议会制国家不同利益集团之间相互否定、相互掣肘的领导决策方式。中国领袖坚持民主集中制,实行民主基础上的集中和集中指导下的民主相结合决策方式,把不同意见都吸纳到决策体系中,以期最大限度实现代表性和有效性的平衡。在抗击新冠肺炎疫情斗争中,中国领袖之所以能总揽全局、协调各方,实行高效率的集中统一领导,就在于坚持了民主集中制的领导方法;而一些西方国家的领袖受制于分权制衡的制度设计,无法有效领导全国形成抗击疫情的整体合力。

(一)抗疫斗争彰显中国领袖卓越非凡的领导艺术

习近平总书记坚持全国一盘棋,加强对疫情防控工作和经济社会发展的统一领导、统一指挥、统筹指挥全国各方面力量各负其责、协调配合、统一行动,稳步推进疫情防控人民战争、总体战、阻击战。在习近平

总书记亲自部署、亲自指挥下,党政军民学、东西南北中,各级党委和政府、各部门各单位各方面闻令而动,全国农村、社区、企业、医疗卫生机构、科研机构、学校、军营各就各位,全国迅速形成全面部署、立体防控的战略布局。习近平总书记还领导实施了一系列强有力措施,包括广泛动员、组织群众,全面落实联防联控措施,构筑群防群治的严密防线;加大科研攻关力度,尽快查明传染源和传播途径,密切跟踪病毒变异情况,及时研究防控策略和措施;强化医疗物资等的供应保障,紧缺物资进行统一调拨,优先保障重点地区需要;做好生活必需品生产供应工作,严格落实"米袋子"省长责任制和"菜篮子"市长负责制,等等。习近平总书记总揽全局、协调各方,党中央集中统一指挥,把四面八方的力量汇集起来,凝聚成全民抗击疫情的磅礴力量,展现出了统御全局的高超领导艺术。孟加拉国工人党主席梅农表示,在习近平总书记的英明领导下,中国以最短时间控制了疫情并恢复正常生产生活,为全世界树立了榜样。①

(二)民主集中制始终是中国领袖的根本领导方法

习近平总书记之所以具有这么强大的组织力和号召力,根本原因在于坚持民主集中制的领导方法。中国领袖历来注重坚持民主集中制,毛泽东强调:"只有这个制度,才既能表现广泛的民主,使各级人民代表大会有高度的权力;又能集中处理国事,使各级政府能集中地处理被各级人民代表大会所委托的一切事务,并保障人民的一切必要的民主活动。"②邓小平指出:"民主集中制执行得不好,党是可以变质的,国家也是可以变质的,社会主义也是可以变质的。干部可以变质,个人也

---

① 参见《外国政党政要高度评价中国为全球抗疫提供支持和帮助》,《人民日报》,2020年4月2日。

②《毛泽东选集》(第三卷),人民出版社,1991年,第1057页。

可以变质。"①习近平总书记指出,民主集中制是中国特色社会主义国家制度和法律制度的一大优势,"在党的领导下,各国家机关是一个统一整体,既合理分工,又密切协作,既充分发扬民主,又有效进行集中"②。通过实行民主集中制,中国领袖克服议而不决、决而不行、行而不实等不良现象,避免相互掣肘、效率低下的弊端。从国家机构的有序运行到保证路线方针政策的正确制定与执行效率,从各个领域的制度安排到各条战线的领导方式……民主集中制贯穿于习近平总书记治国理政的方方面面和全过程。

在抗击新冠肺炎疫情过程中,美国作为联邦制国家,根据美国宪法精神,除了明确划归联邦政府的权力外,其他权力都在州政府手中。在公共卫生领域,联邦政府拥有权力,但各州政府自行其是,宣布进入紧急状态,联邦政府和各州政府之间无法形成抗疫合力。美国实行立法、行政、司法的三权分立,在新冠肺炎疫情等重大危机之际,这一制度暴露出巨大的国家治理短板,无法解决效率低下的问题,还容易出现互相推诿扯皮、抹黑竞争对手的情况。

抗击新冠肺炎疫情斗争的实践再次证明,相比于美国等西方国家所采取的分权制衡方式,民主集中制是行得通、真管用、有效率的领导方式。中国领袖在作决策时,既可以在"民主"的基础上吸收多方面的意见和诉求,最大限度激发全党的创造活力,使决策更具有科学性,又可以统一全党思想和行动,提高决策效率,避免各决策相关方因利益、观点的冲突而出现议而不决、久议无果的情况,从而不会错过最佳时机,形成应对重大挑战和危机的整体合力。

---

①《邓小平文选》(第一卷),人民出版社,1994年,第303页。
②《继续沿着党和人民开辟的正确道路前进 不断推进国家治理体系和治理能力现代化》,《人民日报》,2019年9月25日。

六、拥有为人类做出更大贡献的胸怀天下的情怀

疫情防控既是一场国家战"疫",也是一场全球战"疫"。只有全世界团结合作共同抗击疫情,才能彻底战胜疫情。在抗击新冠肺炎疫情的斗争中,中国领袖始终秉持为人类做出更大贡献的深厚的胸怀天下的情怀,统筹国际国内两个大局,积极参与全球抗疫,生动践行了构建人类命运共同体的理念,充分展现了胸怀天下的大国领袖风采,赢得了国际社会的广泛赞誉。中国领袖为什么能? 能就能在拥有为人类做出更大贡献的天下情怀。

(一)抗疫斗争彰显中国领袖胸怀天下的伟大情怀

习近平总书记指出:"新冠肺炎疫情以一种特殊形式告诫世人,人类是荣辱与共的命运共同体,重大危机面前没有任何一个国家可以独善其身,团结合作才是人间正道。"[①]新冠肺炎疫情发生以来,习近平总书记始终高度重视,加强同国际社会各方的沟通与交流,在争取国际支持的同时,也积极介绍中国抗疫的经验,呼吁各国携手同心,共同战胜疫情。2020年1月20日,在专家组得出关于新冠病毒疫情的结论后,他迅速对国内疫情防控工作进行了部署,同时作出指示,强调要做好与世界卫生组织、有关国家和港澳台地区的沟通协调,深化国际合作。2020年1月28日,他在会见世界卫生组织总干事谭德塞时郑重承诺,中国政府将始终本着公开、透明、负责任的态度及时向国内外发布疫情信息,积极回应各方关切,加强与国际社会的合作。在抗击新冠肺炎疫情斗争中,习近平总书记努力推动抗疫国际合作,展现全球战"疫"负责任大国领袖的担当,向世界表明中国支持团结抗疫的鲜明立场,为提振各方信心、推动全球团结抗疫发挥了引领性作用。中国领袖向世界传达的

---

① 习近平:《在全国抗击新冠肺炎疫情表彰大会上的讲话》,《人民日报》,2020年9月9日。

一句句真挚话语、提出的一项项真诚倡议、提供的一次次援助行动,让世界更真切地感受到中国领袖胸怀天下的伟大情怀,充分展现了中国负责任、有担当、重情义的大国形象。世界卫生组织驻伊朗代表哈米尔曼说:"中国向其他出现疫情蔓延的国家和地区提供力所能及的援助,与世界分享疫情防控经验,为全球合作抗疫树立了典范。"①

(二)中国领袖拥有为人类做出更大贡献的胸怀天下的情怀

中国共产党是为中国人民谋幸福的政党,也是为人类进步事业而奋斗的政党。中国共产党始终把为人类做出新的更大的贡献作为自己的使命。从毛泽东的"太平世界,环球同此凉热""中国应当对于人类有较大的贡献",到习近平总书记的"天下一家""构建人类命运共同体",建党百年来,中国共产党人在革命、建设、改革各个历史时期始终抱有实现中华民族伟大复兴,为人类做出更大贡献的豪情壮志。1960年10月,在同美国记者斯诺谈话时,毛泽东说:"不管美国承认不承认我们,不管我们进不进联合国,世界和平的责任我们是要担负的。"②1985年9月,邓小平讲道:"到下世纪中叶……社会主义中国的分量和作用就不同了,我们就可以对人类有较大的贡献。"③在十八届中央政治局常委同中外记者见面时,习近平总书记指出:"在五千多年的文明发展历程中,中华民族为人类文明进步作出了不可磨灭的贡献。"④我们的责任,就是"接过历史的接力棒,继续为实现中华民族伟大复兴而努力奋斗,使中华民族更加坚强有力地自立于世界民族之林,为人类作出新的更大的贡献"⑤。党的十八大以来,习近平总书记把准世界的脉搏,深入思考

①《为打赢疫情防控全球阻击战注入强大信心和力量——国际社会高度评价抗疫国际合作的中国贡献》,《红旗文稿》,2020年第8期。
②《毛泽东文集》(第八卷),人民出版社,1999年,第217页。
③《邓小平文选》(第三卷),人民出版社,1993年,第143页。
④《习近平谈治国理政》(第一卷),外文出版社,2018年,第3页。
⑤同上,第4页。

"建设一个什么样的世界、如何建设这个世界"这一关乎人类前途命运的重大时代命题,提出了构建人类命运共同体的重要新理念,得到国际社会的广泛认同。2020年突如其来的新冠肺炎疫情,更以特殊形式验证了构建人类命运共同体的重大意义。

在抗击新冠肺炎疫情斗争中,时任美国总统坚持"美国优先"原则,连续"退群"毁约,到处挥舞制裁大棒,无视国际义务和国际准则,不仅破坏了全球抗疫大局,也使美国深陷疫情泥潭,不能自拔。比如,2020年,美国不顾盟友反对,宣布自5月22日启动退出《开放天空条约》程序,并将在6个月后完成;美国政府为本国抗疫不力寻找"替罪羊",不仅拖欠会费,而且不顾国际道义宣布退出世界卫生组织。事实上,美国惯于借维护国际法之名,行谋取一己私利之实,对国际法合则用、不合则弃。美国相继退出了10多项国际条约和国际组织,严重损害了国际公平正义和全球和平稳定发展。美国前副国务卿、乔治·华盛顿大学媒体与公共事务学院公共外交研究员塔拉·索南夏恩表示,美国正在失去全球领导地位,国际声望开始跌至谷底,正在被盟国所抛弃。①

历史昭示我们,各国命运紧密相连,人类是同舟共济的命运共同体。无论是应对疫情,还是恢复经济,都要走团结合作之路,都应坚持多边主义。恪守多边主义,追求公平正义,战乱冲突可以避免;反之,大搞单边霸凌、"退群"毁约,不仅干扰全球合作抗疫大局、违背世界人民普遍愿望,也对本国疫情防控于事无补。正是由于中国领袖坚持多边主义和合作共赢,凝聚各国携手抗疫的最大合力,展现出为人类做出更大贡献的大国情怀和担当,中国才赢得了世界人民的尊重和赞誉,为中国抗疫创造了良好的国际环境。

---

① 参见《蓬佩奥涉华演讲的满嘴谎言与事实真相》,《人民日报》,2020年8月25日。

第三节 坚决做到"两个维护"

在抗击新冠肺炎疫情伟大斗争中,习近平总书记的卓越领导能力、崇高意志品质、大国领袖风范,使全党全军全国各族人民深刻认识到有习近平总书记作为领导核心、人民领袖是党、国家和民族的幸运,坚决做到"两个维护"是最大政治,是国之大者之首要,是我们战胜一切艰难险阻、赢得斗争胜利的法宝。抗击新冠肺炎疫情的伟大斗争再次充分证明,我们这样一个有着14亿多人口的大国,必须有一个众望所归的领袖;我们这样一个有着9500多万名党员的大党,必须有一个坚强的领导核心。

一、"两个维护"的首要和关键是维护核心与核心地位

办好中国的事情关键在党,党的关键在党中央,党中央的关键在领导核心。抗击新冠肺炎疫情的伟大斗争,充分展现了领袖作为领导核心的定海神针作用。坚决做到"两个维护",就是坚决维护习近平总书记党中央的核心、全党的核心地位,坚决维护党中央权威和集中统一领导。而坚决维护党中央权威和集中统一领导,"最关键的是坚决维护习近平总书记党中央的核心、全党的核心地位"①。

（一）维护核心是马克思主义政党的重大建党原则

中国共产党是用马克思主义武装起来的政党。确立和维护无产阶级政党的领导核心,始终是马克思主义建党学说的一条重要原则。马克思主义唯物史观认为,人民是创造历史的主体,是历史前进的决定性力量。人民创造历史离不开代表他们根本利益的政党的领导,而政党

---

① 《中共中央关于加强党的政治建设的意见》,人民出版社,2019年,第8页。

的领导力很大程度上取决于政党领袖的坚强有力。马克思和恩格斯在创立无产阶级的科学理论与引领工人运动的实践中,始终强调"权威"的重要性和必要性。在总结巴黎公社失败的教训时,恩格斯深刻地指出,巴黎公社遭到灭亡,就是由于缺乏集中和权威。在谈到权威的重要性时,列宁强调:"造就一批有经验、有极高威望的党的领袖是一件长期的艰难的事情。但是做不到这一点,无产阶级专政、无产阶级的'意志统一'就只能是一句空话。"①毛泽东在谈到团结问题时指出:"蛇无头而不行……我们每个人都有一个头。每个国家的党也有一个头,有集体的头和个人的头。中央委员会、政治局是集体,第一书记是个人,两者都要,不然就是无政府主义。"②新冠肺炎疫情防控斗争的伟大实践再次证明,我们这样一个拥有14亿多人口的泱泱大国,一个众望所归的领袖至关重要;我们这样一个拥有9500多万党员的强大政党,一个坚强的领导核心不可或缺。坚决维护习近平总书记党中央的核心、全党的核心地位,坚决维护党中央权威和集中统一领导,是党和国家前途命运所系,是全国各族人民根本利益所在。

(二)维护核心是我们党的历史经验的深刻总结

2021年是中国共产党成立100周年。胸怀千秋伟业,百年恰是风华正茂! 我们党屹立百年而不倒的奥秘,关键就在于我们党在革命、建设和改革开放的不同历史时期都拥有坚强有力的领导核心。在1935年遵义会议之前,党还没有形成坚强有力的领导核心,这是党的事业几经挫折,甚至命悬一线的重要原因。遵义会议开始确立了毛泽东同志在全党的领导核心地位,标志着中国共产党在政治上走向成熟,从此中国革命焕然一新。邓小平曾语重心长地说:"没有毛主席,至少我们中

---

① 《列宁全集》(第42卷),人民出版社,2017年,第156页。
② 《毛泽东文集》(第七卷),人民出版社,1999年,第329页。

国人民还要在黑暗中摸索更长的时间。"①党的十一届三中全会以来,正是因为有了邓小平的坚强领导,党才能够克服十年"文化大革命"带来的危机,迅速把党和国家的工作重心转移到经济建设上来,作出实行改革开放的历史性决策,创立了中国特色社会主义,为我国实现从站起来到富起来的伟大飞跃开辟了道路。邓小平指出:"任何一个领导集体都要有一个核心,没有核心的领导是靠不住的。"②这是基于对党的历史的深刻把握得出的科学结论。新冠肺炎疫情防控斗争的伟大实践再次证明,在重大历史关头,有没有一个深得党心民心的领袖,对于党和国家的兴衰成败乃至生死存亡都具有决定性意义。

(三)维护核心是党的十八大以来的重大政治成果

党的十八大以来,我们在实践中确立起习近平总书记党中央的核心、全党的核心地位,提出了"两个维护"这条首要的政治纪律。习近平总书记是在长期革命实践中、在新的伟大斗争中、在人民群众中成长起来的中国共产党的领袖、人民的领袖,具有马克思主义政治家非凡的政治智慧、高超的领导能力、强大的人格魅力。正是因为有习近平总书记掌舵领航,有以习近平同志为核心的党中央坚强领导,党才能应时代之变迁、领时代之先声、立时代之潮头,推动我国经济、政治、文化、社会、科技、国防等各个领域取得历史性成就,发生历史性变革,实现历史性飞跃,中华民族前所未有地走近世界舞台中央。就是在这样一个历史背景下,坚决做到"两个维护"成为全党全军全国各族人民的共识。"两个维护"是党在探索共产党执政规律过程中形成的重大理论和实践创新成果,标志着党对领导核心的认识更加成熟。党的十八届六中全会正式确立习近平总书记党中央的核心、全党的核心地位,党的十九大把

---

① 《邓小平文选》(第二卷),人民出版社,1994年,第345页。
② 《邓小平文选》(第三卷),人民出版社,1993年,第310页。

习近平总书记党中央的核心、全党的核心地位写入党章,这反映了全党全军全国各族人民的共同愿望,体现了全党全军全国各族人民的共同意志,是历史和人民的共同选择、郑重选择、必然选择。正是因为有以习近平同志为核心的党中央的坚强领导,抗疫斗争取得重大战略成果,脱贫攻坚战取得全面胜利,全面建成小康社会取得伟大历史性成就,"十三五"圆满收官,"十四五"擘画蓝图,创造了人民满意、世界瞩目、可以载入史册的辉煌成就。在实现中华民族伟大复兴的新征程中,形势越是复杂,任务越是艰巨,挑战越是严峻,越是需要领导核心掌舵领航,全党必须激发高度的政治自觉,坚决做到"两个维护",确保党在世界百年未有之大变局中践行历史使命。

二、"两个维护"的实质是维护党的组织力和领导力

"两个维护"是一个辩证统一的整体,维护习近平总书记党中央的核心、全党的核心地位,就是维护党中央权威和集中统一领导;维护党中央权威和集中统一领导,首先要维护习近平总书记党中央的核心、全党的核心地位。"两个维护"的内涵是特定、统一的,全党要向党中央看齐,向党的理论路线方针政策看齐,向党中央决策部署看齐,不能在部门打着维护党中央权威的旗号损害民主集中制。"两个维护"的实质是维护中国共产党的组织力和领导力,坚决做到"两个维护"是新时代贯彻执行民主集中制的重要体现。

中国共产党作为一个拥有9500多万党员的大党,在一个有着14亿人口的大国执政,这在全世界是独一无二的,党所领导的事业和担负的责任、使命也是独一无二的。中国共产党要完成推动实现中华民族伟大复兴的历史使命,就必须拥有强大的组织力和领导力,而要做到这一点,就必须形成坚强有力的领导核心,必须服从核心、维护核心。正如邓小平所说:"对于领袖的爱护——本质上是表现对于党的利益、阶级

的利益、人民的利益的爱护。"① 不然党就不能统揽伟大斗争、伟大工程、伟大事业、伟大梦想，就不能在世界百年未有之大变局中践行肩负的历史使命。

中国共产党是一个战斗组织，必须有严密的组织纪律，有高度的集中统一。只有高度集中统一，组织力和领导力才能强大。维护党的高度集中统一，必须执行钢铁的纪律，一切行动听指挥，绝不能搞山头主义、圈子文化、码头文化、团团伙伙。恩格斯在《论权威》中总结1871年巴黎公社失败的经验教训时指出，其中一条重要原因就是没有权威，没有集中统一领导，没有核心人物。党的组织力和领导力坚强与否，关键的核心问题就是党中央是否有权威。党中央有权威，组织力和领导力就强大。坚定不移地维护领袖的核心地位，是维护党中央权威和集中统一领导之首要和关键，是党中央组织力和领导力最坚强的根本保证。

党的十八大以来，习近平总书记始终强调加强党的领导，提出中国共产党的领导是中国特色社会主义最本质的特征，是中国特色社会主义制度的最大优势。以习近平同志为核心的党中央以极大的胆略、勇气、魄力推进全面从严治党，治出了人民对党的信任，治出了党在人民群众中的公信力，治出了党的坚强组织力和领导力，这是党的十八大以来我们取得历史性成就、实现历史性变革的根本原因。面对来势汹汹的新冠肺炎疫情，党中央一声号令，全国上下一起行动，形成高度集中统一的强大势能，这就是坚强的组织力和领导力的体现，是党的号召力、影响力、凝聚力、公信力的体现。人民对这样的执政党就会响应、就会跟从、就会拥护，党就有组织力和领导力。如果我们没有坚强的领导核心，没有坚强的组织力和领导力，是不可能取得这些成绩的。在当前严峻复杂的国内外形势下，我们能够拥有习近平总书记如此开拓进取、

---

① 《邓小平文选》（第一卷），人民出版社，1994年，第235页。

担当实干、一心为民的领袖,是广大人民群众最大的福祉,是党、国家和民族最大的幸运。新时代,我们要实现中华民族伟大复兴的宏伟目标,片刻都离不开党的强大组织力和领导力,必须坚决做到"两个维护"。

三、增强坚决做到"两个维护"的定力和能力

坚决做到"两个维护"既要有高度的情感认同、理性认同,又要有坚决维护的定力和能力。在继续统筹推进疫情防控和经济社会发展的过程中,在新发展阶段全面建设社会主义现代化国家的新征程上,我们必须切实提高践行"两个维护"的定力和能力。

(一)始终对党忠诚,增强维护定力

对党忠诚是党员领导干部的立身之本,是首要政治原则、政治品质。坚决做到"两个维护",从根本上讲就是要做到对党忠诚。习近平总书记强调:"忠诚必须体现到对党的信仰的忠诚上,体现到对党组织的忠诚上,体现到对党的理论和路线方针政策的忠诚上。"①对党忠诚,不是抽象的而是具体的,不是有条件的而是无条件的。全党要坚决维护党中央权威,向党中央看齐,向党的理论和路线方针政策看齐,向党中央决策部署看齐。坚决做到"两个维护"的根本要求是对党忠诚,广大党员干部必须在推进党的伟大事业的实践中涵养绝对忠诚的政治品格。

定力是定心、定神、定行之力,是干部修身齐家治国的重要能力。在任何时候、任何情况下,党的领导干部在政治上都要站得稳、靠得住,对党忠诚老实、与党中央同心同德,严守政治纪律和政治规矩,把"四个意识"转化为听党指挥、为党尽责的实际行动。增强政治定力是对党员干部最基本的政治要求。要坚定理想信念,始终保持对马克思主义的坚定信仰、对中国特色社会主义的坚定信念、对实现中华民族伟大复兴

---

① 《习近平谈治国理政》(第三卷),外文出版社,2020年,第100页。

中国梦的坚定信心。增强纪律定力,就要把纪律挺在前面,在任何情况下,都不逾越纪律的"底线""红线"和"雷区",自觉用党章和党规党纪约束自己的言行。道德定力是党员干部的重要软实力。要明大德,确保政治忠诚,在政治上坚决同党中央保持高度一致,在各种风浪考验面前做到旗帜鲜明、立场坚定。要守公德,强化宗旨意识,做到立党为公、执政为民。要严私德,严格约束自身行为与操守,做到克己奉公、清正廉洁,筑牢拒腐防变的防线。自觉按照更高标准做人做事,秉公用权、廉洁自律,以身作则当表率。

(二)坚决贯彻党中央决策部署,提高维护能力

"讲政治"是具体的。坚决做到"两个维护",首先体现在对党中央决策部署必须坚定坚决、不折不扣、落实落细。正如习近平总书记所说:"'两个维护'要体现在坚决贯彻党中央决策部署的行动上,体现在履职尽责、做好本职工作的实效上,体现在党员、干部的日常言行上。"①对各级党组织和广大党员干部而言,各项工作必须主动融入党和国家事业发展的大局,坚决服从中央部署,主动服务大局需要,只要是对党和国家事业发展有利、对长远发展有利、对整体发展有利,就要坚决做、马上办、干到位,以实事求是的工作作风和求真务实的具体行动,不断提高工作的成效和实绩,以一流的业绩书写人生答卷。

当前,党面对的国内国际形势十分错综复杂,疫情防控任务依然繁重,增强坚决做到"两个维护"的能力,必须不断提高科学思维能力、战略思维能力、历史思维能力、辩证思维能力、创新思维能力、法治思维能力、底线思维能力。提高科学思维能力,就是要增强工作的科学性、预见性、主动性和创造性,从容应对并战胜各种风险和困难。提高战略思维能力,就是要从战略全局观察、思考和处理问题,充分研判发展形势

①《习近平谈治国理政》(第三卷),外文出版社,2020年,第100页。

和发展规律,力争在重点优势领域实现战略突破,带动各项工作有效开展。提高历史思维能力,就是要不断加强"四史"学习教育,总结历史经验与教训,做到知古鉴今、以史资政。提高辩证思维能力,就是要善于运用矛盾分析法,坚持在对立中把握统一与在统一中把握对立相结合,用全面辩证长远的眼光做好疫情防控和谋划"十四五"时期经济社会发展。提高创新思维能力,就是要不断解放思想,保持锐意创新的勇气、敢为人先的锐气、蓬勃向上的朝气,奋力推动各项工作实现变革和创新。提高法治思维能力,就是要自觉尊崇、遵守宪法法律,做到依法执政、依法行政,不断提高依法治理能力,在法治轨道上推进各项工作。提高底线思维能力,就是要居安思危、未雨绸缪,牢牢把握工作主动权,着力防范化解重大风险,凡事从坏处准备,尽最大努力争取最好结果。

(三)发扬斗争精神,把"两个维护"落实到行动上

党的十八大以来,以习近平同志为核心的党中央以巨大的政治勇气和强烈的使命担当,把全面从严治党纳入"四个全面"战略布局,践行"打铁必须自身硬"的铮铮誓言,使全党经受了一次凤凰涅槃般的洗礼。习近平总书记强调,全面从严治党首先要从政治上看,要敢于纠正各种破坏党的政治纪律与政治规矩的行为。《中共中央关于加强党的政治建设的意见》指出:"严肃查处'七个有之'问题,把政治上蜕变的两面人及时辨别出来、清除出去,坚决防止党内形成利益集团攫取政治权力、改变党的性质,坚决防止山头主义和宗派主义危害党的团结、破坏党的集中统一。"[1]要发扬斗争精神,同那些危害党的团结、破坏党的集中统一的现象作斗争,做到坚持原则、理直气壮、敢抓敢管,铲除好人主义,在原则问题上毫不退让。发扬斗争精神,还要切实增强斗争本领,当重大突发事件、重大疫情灾害等艰巨斗争任务摆在面前时,骨头要硬,敢于

---

[1]《中共中央关于加强党的政治建设的意见》,人民出版社,2019年,第19~20页。

出击,敢战能胜。

　　坚决做到"两个维护",关键是要落实到行动上。广大党员干部在思想上、行动上要对标对表领导核心,紧紧跟随习近平总书记的步伐,保持步调一致、同向同行。要坚持不懈用习近平新时代中国特色社会主义思想武装头脑、指导实践、推动工作。要在学懂弄通做实上下功夫,通过系统、及时和跟进学习,筑牢思想根基,增进政治认同、思想认同、理论认同、情感认同,及时校准思想之标、调正行为之舵、绷紧作风之弦,切实做到学、思、用贯通,知、信、行统一。维护核心,不是一句空话,需要每个党员干部都拿出实实在在的举措,付诸实实在在的行动。全体党员要自觉向习近平总书记学习,坚持把在党言党、在党为党、在党忧党作为己任,把爱党、忧党、兴党、护党落实到工作的各个环节和方方面面,切实增强"两个维护"的政治自觉、思想自觉和行动自觉,以改革创新、干事创业的实际行动和成效,奋力推进新时代中国特色社会主义伟大事业。

▶▶ 第二章　疫情里看政党

　　实现中华民族伟大复兴是近代以来中华民族最伟大的梦想。中国共产党作为中国工人阶级的先锋队、中国人民和中华民族的先锋队，担负这一使命责无旁贷，这是历史的选择，也是人民的要求。新时代的中国共产党人对于这一伟大使命展现出更为明确的自觉意识和更为强烈的担当精神。人类迈入公元2020年，面对突如其来的新冠肺炎疫情，中国怎么做？世界怎么办？中国来到民族复兴的重要关口，能否有效应对疫情灾害，平稳渡过重大突发公共卫生安全风险期，直接关系"两个大局"。以习近平同志为核心的党中央带领14亿中国人民作出历史性抉择：以"生命至上"凝聚人心，以"举国之力"对决疫情，以"人类命运共同体"共克时艰。可以说，中国共产党在新冠肺炎疫情大考中经受住了考验,初步取得了良好成绩。作为中国特色社会主义事业的领导核心和人民群众的主心骨,中国共产党在疫情防控中运筹帷幄、总揽全局、协调各方,发挥出了领航定向的重要作用。在党中央的坚强领导下,党的组织优势和作用得到充分发挥,基层党组织成为抗击疫情的坚固堡垒,广大党员干部勇于担当、向险而行,发挥了先锋模范作用。

第一节　党中央集中统一领导能力的展现

在集中统一领导疫情防控人民战争、总体战、阻击战的进程中,以习近平同志为核心的党中央,把握大势、运筹大局、谋划大事,统筹推进疫情防控和经济社会发展,统筹推进疫情防控和决战决胜脱贫攻坚,统筹扎实做好"六稳"工作和全面落实"六保"任务,保证这场战"疫"指挥有方、部署得当、进展顺利、成效显著。我国疫情防控取得的重大战略成果彰显了党中央卓越的政治领导力、确保实现奋斗目标的坚定意志,以及运筹帷幄驾驭全局的高超能力。日本山梨学院大学教授、山梨学院大学孔子学院院长熊达云认为:"中国能够在较短时间内,以相对较少的损失取得新冠病毒歼灭战胜利,原因可以列举千万条,但最基本的一条就是中国特色社会主义的制度使然,而这一制度优势最集中的体现就是共产党的领导。"[1]

一、党的性质、宗旨与领导优势

历史唯物主义告诉我们,人民是历史的创造者,是推动社会发展的根本力量,人民创造历史的根本目的是实现人的自由而全面的发展和全人类解放。一个政党,其前途和命运最终取决于人心向背,谁能代表人民利益,谁就拥有广大人民群众的支持;谁能倾听人民呼声,谁就拥有取之不竭的力量源泉;谁能回应人民期待,谁就拥有立于不败之地的强大根基。中国共产党为什么能得到人民的衷心拥护,就是因为全心

---

[1] 陈超、董映璧等:《抗疫成功与全面建设小康社会彰显中国制度优越性——国际社会高度关注"两会"召开》,《科技日报》,2020年5月24日。

全意为人民服务是中国共产党的根本宗旨。《中国共产党章程》第二条规定:"中国共产党党员必须全心全意为人民服务,不惜牺牲个人的一切,为实现共产主义奋斗终身。"党除了工人阶级和最广大人民群众的利益,没有自己的特殊利益,这是中国共产党最本质的特征,是中国共产党同其他政党相区别的根本标志,是中国共产党一切工作的出发点和落脚点,也是检验和评判党的工作成败得失的根本价值标准。人民群众是党实现历史使命所依靠的力量,为中国人民谋幸福、为中华民族谋复兴是党的宗旨与初心使命。回顾党的历史,为什么党在那么弱小的情况下能够逐步发展壮大起来,在腥风血雨中能够一次次绝处逢生,在攻坚克难中能够不断从胜利走向胜利,根本原因就在于不管是处于顺境还是逆境,党始终坚守为中国人民谋幸福、为中华民族谋复兴这个初心使命,义无反顾地向着这个目标前进,从而赢得了人民的衷心拥护和坚定支持。在中国特色社会主义进入新时代后,党必须始终与人民心心相印,与人民同甘共苦,与人民团结奋斗,不断把人民群众对美好生活的向往变为现实,不断把为人民造福事业推向前进。

新冠肺炎疫情发生后,以习近平同志为核心的党中央高度重视,将疫情防控作为头等大事来抓,科学制定应对之策,统筹谋划疫情防控策略。中央印发了《关于加强党的领导、为打赢疫情防控阻击战提供坚强政治保证的通知》。习近平总书记亲自指挥、亲自部署,坚持把人民生命安全和身体健康放在第一位,领导全国人民打好疫情防控的人民战争、总体战、阻击战。他先后主持召开了14次中央政治局常委会会议、4次中央政治局会议,以及中央全面依法治国委员会会议、中央网络安全和信息化委员会会议、中央全面深化改革委员会会议、中央外事工作委员会会议、党外人士座谈会等,听取中央应对疫情工作领导小组和中央指导组汇报,因时因势调整防控策略,对加强疫情防控、开展国际合作等进行全面部署;在北京就社区防控、防疫科研攻关等进行考察,亲临武汉一线视察指导,赴浙江、陕西、山西就统筹推进常态化疫情防控和经济社会发展工作、巩固脱贫攻坚成果进行考察调研;时刻关注疫情动态和防控进展,及时作出决策部署。这些都为党中央统揽全局、科学决策奠定了坚实基础。中国共产党带领全国人民经过艰苦卓绝的努力,付出巨大代价和牺牲,有力扭转了疫情局势;用1个多月的时间初步遏制了疫情蔓延势头,用2个月左右的时间将本土每日新增病例控制在个位数以内,用3个月左右的时间取得了武汉保卫战、湖北保卫战的决定性成果,取得了全国抗疫斗争重大战略成果,维护了人民生命安全和身体健康,为维护地区和世界公共卫生安全做出了重要贡献,书写了人类与重大传染性疾病斗争的伟大篇章。

在这期间,我们所采取的所有防控措施都首先考虑尽最大努力防止更多群众感染,尽最大可能挽救更多患者的生命。全国上下按照党中央提出的坚定信心、同舟共济、科学防治、精准施策的总要求,采取最全面、最严格、最彻底的防控措施,认真落实早发现、早报告、早隔离、早治疗的防控要求和集中患者、集中专家、集中资源、集中救治的要求,着力提高收治率和治愈率,降低罹患率和病死率。《日本经济新闻》刊发题为"中国'疫情防控不漏一个人'"的文章,详细介绍了中国在疫情防控中做到了"应检尽检,愿检尽检"。这是中国共产党执政为民理念的最好诠释。

美国知名公关公司爱德曼发布的信任度调查显示,中国人对中国政府的信任度高达95%,在受访国家中排名第一。①美国"工人"网站发表题为"中国如何赢得抗疫胜利,这对世界意味着什么"的文章称,中国如何在很短时间内成功遏制住疫情? 关键因素是效率、科学、协调、承

---

① 参见《美国信任度调查报告显示中国民众对政府信任度达95%》,新华网,2020年7月26日。

诺、人民战争、合作以及有效的领导。文章认为，中国民众具有强烈的社会责任感，中国民众信任政府，不屈不挠，坚信"团结就是力量"。美国等西方国家在这场史无前例的疫情面前陷入了治理失效的窘境，社会底层民众基本生存条件恶化、少数族群面临生命安全危机、党派纷争相互掣肘，民众对政党的不信任感加深。"美国之乱"与"中国之治"的鲜明对比，在疫情防控过程中一览无余。英国《独立报》刊发专栏作者哈米什·麦克雷的评论文章指出，世界各国应该学习中国抗击新冠肺炎疫情的举措和经验，"中国的抗疫成就值得尊敬"。可以说，疫情是一面镜子，映照出了中国与西方一些国家应对疫情的不同态度及举措。与西方一些国家的政党在疫情防控中低效的决策能力、低效的社会动员能力相比，与美国一些政客为谋求选票"甩锅"中国、为推卸防控不力责任抹黑和污名化中国的行径相比，中国以其宽广的胸怀和担当赢得国际社会的尊重与赞赏。

总之，中国共产党在抗疫斗争实践中显示出的多个层面的优势和效率，展现出了强大的政治领导力、思想引领力、群众组织力、社会号召力，是我们不断取得新胜利的重要保障。英国知名学者马丁·雅克认为："在这场健康危机中，中国依靠自身制度成功抵御了风险，控制住疫情。……这次疫情毫无疑问证明了中国制度的优势。"[①]

在领导全国人民抗击疫情的斗争中，中国共产党领导的多党合作和政治协商制度发挥了重要的作用。在这一政党制度中，中国共产党是执政党，各民主党派是参政党，它们之间是亲密合作的友党关系。中国共产党与各民主党派长期共存、互相监督、肝胆相照、荣辱与共，各民主党派广泛参与国家政治和社会事务，与中国共产党同心、同向、同行。在关键或非常时刻，中国共产党与各民主党派和衷共济、通力合作。

---

① 〔英〕马丁·雅克：《战疫成效证明中国制度优势》，《光明日报》，2020年3月23日。

2020年5月8日,中共中央召开党外人士座谈会,习近平总书记在讲话中充分肯定了各民主党派、工商联等在抗击疫情中的重要贡献,"在抗击疫情的非常时刻,各民主党派、工商联和无党派人士坚定不移同中国共产党想在一起、站在一起、干在一起,坚定不移同中国共产党同舟共济、风雨与共。各民主党派中央、全国工商联坚决贯彻中共中央决策部署,第一时间成立领导小组、发出通知,号召广大成员把思想和行动统一到中共中央决策部署上来,发挥人才优势、智力优势、联系广泛优势,组织6万余名民主党派医务人员投入疫情一线,围绕防止疫情扩散、帮助企业复工复产、防控境外疫情输入等重大问题调查研究、建言献策,协助各级党委和政府做好思想工作,加强宣传教育和舆论引导,同时号召广大成员踊跃捐款捐物,为做好疫情防控工作贡献力量"[①]。

2021年2月1日,习近平总书记在同党外人士共迎新春时再次强调了民主党派在抗击疫情中发挥的重要作用。他指出:"在抗击疫情的非常时刻,各民主党派、工商联和无党派人士坚定不移同中国共产党想在一起、站在一起、干在一起,同舟共济、肝胆相照,为打赢疫情防控阻击战出主意、想办法,为中共中央科学决策、民主决策提供了重要参考。"[②]

中国共产党领导的多党合作和政治协商制度,强调以协商、合作代替竞争、冲突,既能防止一党缺乏监督的弊病,又能避免多党纷争、互相倾轧造成的政治混乱和低效,有利于实现广泛的民主参与,保证决策和执行的科学高效,因而在实践中显示出了强大的生命力和巨大的优越性,是我们取得疫情防控重大战略性成果的重要制度保障。

[①]《中共中央召开党外人士座谈会》,《人民日报》,2020年5月9日。
[②]《习近平同党外人士共迎新春》,《光明日报》,2021年2月2日。

与之形成鲜明对比的是,一些西方国家实行的多党制,其弊端和缺陷在疫情面前不断暴露出来。在这些国家中,无论是执政党还是在野党,他们所代表和维护的都是资产阶级利益。由于这些政党多被金钱、媒体、利益集团等所控制,因此在其执掌政权后,极力维护这些小团体、利益集团的利益,常常为一党之私而进行无休止的恶斗,导致政治纷争不断,各类矛盾激化,社会撕裂严重。在这些国家中,不同政党之间的相互攻讦、相互掣肘,或扯皮推诿、相互"甩锅",使得政治对立常态化,整个国家陷入持续内耗中,导致在一些重大事项上议而不决、决而难行、行而不力,民众对执政党的信任度、支持度大幅下降。

此次新冠病毒在美国、英国等一些西方国家肆虐成灾,但即便是面对来势汹汹的疫情,一些国家的政党依然各怀鬼胎、尔虞我诈,仍惯于从本阶级、本政党的利益出发,在应对疫情时或麻痹大意、轻视忽视,或犹豫不决、患得患失,或避重就轻、敷衍塞责,未能出台及时有效的应对举措,导致错过了疫情防控的最佳时机,引发了制度失灵、管理失效、社会失序、物资匮乏、感染人数激增等混乱局面。新加坡国立大学东亚研究所教授郑永年明确指出:"西方一些国家比如美国,明明看到中国疫情蔓延的局势,却仍然慢半拍,这和他们的政治体制有很大关系。特朗普政府应对疫情的策略,背后有选举的考量,两党斗争的考量,还有国会里复杂的角力等。"①从他们的窘境可以看出,轮流坐庄的制度设计使得各政党在竞选时信口许诺、拉拢选民,在上台执政后违背诺言、疏于过问,对于事关民众生命健康的重大突发公共卫生事件,仍忙于唱对台戏而置广大民众的根本利益于不顾,充分暴露了资本主义民主制度的虚伪性、局限性。

---

① 兰琳宗:《摒弃偏见增进全球抗疫合作 专访新加坡国立大学东亚研究所教授郑永年》,中央纪委国家监委网,2020年3月22日。

总之,中国在这次新冠肺炎疫情防控人民战争、总体战、阻击战中取得重大战略成果,更加雄辩地证明,人民群众是我们经受考验、战胜疫情的铜墙铁壁,是党强大领导力和执行力的深厚基础,一切依靠人民是战胜疫情的成功密码。中国共产党是实现好、维护好、发展好最广大人民根本利益的强大政治力量和领导力量,中国特色社会主义制度在抗击疫情中显示出巨大优越性。

二、统筹推进疫情防控和经济社会发展

突如其来的新冠肺炎疫情,对中国乃至世界各国执政党来说,不仅是一场危机,更是一场巨大考验。"新冠肺炎疫情发生后,如何在较短时间内整合力量、全力抗击疫情,这是很大的挑战;在疫情形势趋缓后,如何统筹好疫情防控和复工复产,这也是很大的挑战。"[1]为应对这场危机和挑战,党中央因时因势,精准施策,统筹推进疫情防控和经济社会发展,把疫情防控工作作为头等大事来抓,同时在确保疫情防控到位的前提下,推动非疫情防控重点地区企事业单位复工复产,恢复生产生活秩序,保增长促发展,开创了经济社会发展的新局面,保持了经济长期向好发展的趋势。在统筹推进疫情防控和经济社会发展工作中,党中央展示了其卓越的政治领导力:准确识变、科学把握疫情防控差异化变化总体态势和精准预测经济社会发展急需差异化宏观调控的政治预见力,迅即反应判断、迅即为实现经济社会发展目标任务作出统筹决策部署的政治决断力。

（一）精准预测把握,差异化疫情防控和差异化宏观调控

随着疫情防控出现总体向好的发展趋势,根据各地疫情防控形势

---

[1] 习近平:《在统筹推进新冠肺炎疫情防控和经济社会发展工作部署会议上的讲话》,《人民日报》,2020年2月24日。

出现不平衡、各地疫情防控处在不同进展阶段的新情况,党中央科学预见疫情防控差异化发展变化态势。针对疫情容易反复、变化莫测的复杂情况,党中央提出要加快推进疫苗研发和产业化链条有机衔接,为有可能出现的常态化疫情防控工作作好周全准备。在预料到经济社会发展急需差异化宏观调控后,中央及时召开会议,适时提出既加强疫情防控又统筹兼顾经济发展与社会秩序有序恢复的政策目标,以及差异化疫情防控和差异化宏观调控的政策思路,为统筹兼顾疫情防控和经济社会发展目标任务的实现提供全面引领,彰显了卓越的政治预见力。

党中央卓越的政治预见力源于其在长期的革命、建设和改革实践中所形成的忧患意识,源于其领导中华民族和中国人民进行百年奋斗所坚持的底线思维。越是遇到重大困难、风险和挑战,党中央的政治预见力就越会得到彰显。2020年2月3日,在疫情防控最吃紧的时候,中共中央政治局常委会召开会议,会议主题虽然是加强疫情防控工作,却首次提出了统筹兼顾的政策目标,以及差异化疫情防控和差异化宏观调控的政策思路,即"疫情特别严重的地区要集中精力抓好疫情防控工作,其他地区要在做好防控工作的同时统筹抓好改革发展稳定各项工作,特别是要抓好涉及决胜全面建成小康社会、决战脱贫攻坚的重点任务,不能有缓一缓、等一等的思想"[1]。2月12日的中央会议不但再次强调了统筹兼顾疫情防控和经济社会发展目标的任务,而且具体部署了差异化疫情防控措施和差异化宏观调控政策。2月23日的中央会议则部署了抓好当前加强疫情防控重点工作和经济社会发展工作的落实。在短短的20天内,党中央对差异化疫情防控和差异化宏观调控的运筹帷幄,已经从政策思路逐步落实为一系列更具体更直观的政策和措施,

---

[1]《在中央政治局常委会会议研究应对新型冠状病毒肺炎疫情工作时的讲话》,《求是》,2020年第4期。

为复工复产、复工达产，推进经济社会恢复发展，作了最有效的部署和推进。3月29日，习近平总书记到浙江考察调研，就是为了推动地方政府把中央统筹疫情防控和经济社会发展工作的部署转化为务实行动，推进复工复产，加快经济社会发展。4月16日，李克强总理主持召开中央应对新冠肺炎疫情工作领导小组会议，核心议题仍然是差异化疫情防控和差异化宏观调控。中央的这些预见性举措，为各地抓好常态化防控及推进生产生活秩序全面恢复，为促进区域之间人员和要素正常流动，为各类经济活动正常开展，为经济社会有序发展营造了大好环境，从而开创了经济社会发展的新局面。

（二）迅即反应决断，复工复产推进经济社会发展

习近平总书记指出："经济社会是一个动态循环系统，不能长时间停摆。"①在这个动态循环系统中，推动复工复产是统筹做好经济社会发展工作最关键的环节。首先，复工复产直接关系国计民生。复工复产每延迟一天，全国国内生产总值就将损失1500亿元，复工复产延迟的时间越长，经济社会重启和复苏的难度越大。其次，复工复产能够避免短期的需求冲击演化为中长期的供给冲击，直接带动经济社会快速恢复。因此，为了尽量减少经济短暂停摆带来的损失和伤害，党中央及时决断，果断出手，布置落实推进差异化疫情防控措施和差异化宏观调控政策，进一步加快复工复产进度。对此，习近平总书记在2020年3月4日召开的中央政治局常务委员会会议上强调："要抓紧推进经济社会发展各项工作，精准有序扎实推动复工复产，实现人财物有序流动、产供销有机衔接、内外贸有效贯通，把疫情造成的损失降到

---

① 习近平：《在统筹推进新冠肺炎疫情防控和经济社会发展工作部署会议上的讲话》，《人民日报》，2020年2月24日。

最低限度。"①

党中央卓越的政治决断力源于其领导中华民族和中国人民进行百年奋斗所夯实的雄厚基础,源于其领导中华民族和中国人民成功应对历次风险挑战所积累的丰富经验。越是面临重大难题、关键性问题和空前考验,就越需要党中央卓越的政治导向、政治引领和政治决断。在确保疫情防控到位的前提下,党中央及时推行分区分级精准复工复产政策,将非疫情防控重点地区企事业单位复工复产作为重中之重来抓。为了给企业复工复产以强有力的政策支持和保障,党中央加大宏观政策调节力度,尤其是在财政政策、货币政策方面,积极落实具体政策,以更强劲的宏观政策力度对冲疫情影响,把资金用到支持实体经济特别是中小微企业上。面对着中小企业负责人期盼的目光,习近平总书记说:"我们已经出台了一套政策组合拳,随着形势变化还会及时进行调整,推出更多针对性措施。"②

随着一系列宏观政策措施相继部署实施,复工复产有力有序提速扩面,复工复产中的难点快速破解,全产业链联动复工,经济社会发展态势持续向好。对此,联合国前副秘书长、联合国亚太经济社会理事会前执行秘书沙姆沙德·阿赫塔尔通过视频方式,在"国际抗疫合作与提振世界经济"国际智库云论坛上发言指出:"当前,各国经济都受到重创,必须平衡好抗击疫情与经济复苏两者之间的关系。中国在这两方面的工作都非常出色,为世界抗疫和经济复苏做出了重要贡献,在国际舞台上扮演了非常重要的角色。"③

---

①《中共中央政治局常务委员会召开会议研究当前新冠肺炎疫情防控和稳定经济社会运行重点工作》,《光明日报》,2020年3月5日。

②《冲寒已觉东风暖——记习近平总书记在浙江调研疫情防控和复工复产》,人民网,2020年4月2日。

③《联合国前副秘书长:平衡抗击疫情和恢复经济,中国做得很出色》,中国日报网,2020年7月31日。

总之,"面对突如其来的严重疫情,党中央统揽全局、果断决策,以非常之举应对非常之事"①,从疫情带来的"危"中寻到了"机"并化危为机,统筹推进,于变局中开创了经济社会发展的新局面。可以说,党中央对疫情防控形势和经济社会发展形势的驾驭和判断是迅即而准确的,各项工作部署是及时而又有序的,推行的政策是有效而到位的,采取的举措是有力高效的,彰显了党中央卓越的政治领导力。对此,美国彼得森国际经济研究所所长亚当·波森认为:"中国在疫情暴发后采取及时有效的应对措施,是经济快速复苏并走在世界前列的关键。"世界卫生组织总干事谭德塞也不无感慨地指出:"世卫组织一直呼吁各国领导人在公共卫生挑战面前展现足够的领导力和政治意愿,而中国在这方面的表现值得其他国家学习。"②

三、统筹推进疫情防控和决战决胜脱贫攻坚

在"防疫阻击战"和"脱贫攻坚战"相互叠加的过程中,在防疫阻击战线取得了前所未有的成就的基础上,党中央高度重视决胜脱贫攻坚战线上面临的严峻形势和困难挑战,做好顶层设计,"克服新冠肺炎疫情影响,凝心聚力打赢脱贫攻坚战,确保如期完成脱贫攻坚目标任务,确保全面建成小康社会"③。党中央的统筹推进,主要是管两头:一头是在政策、资金等方面为地方决战脱贫创造条件,另一头是加强对脱贫效果的监管监督。2020年3月6日,党的十八大以来最大规模的脱贫攻坚会议召开,习近平总书记强调:"我们要不忘初心、牢记使命,坚定信心、顽强奋斗,夺取脱贫攻坚战全面胜利,坚决完成这项对中华民族、对人

---

① 习近平:《在全国抗击新冠肺炎疫情表彰大会上的讲话》,《光明日报》,2020年9月9日。
②《为世界公共卫生事业尽责担当》,《人民日报》,2020年2月22日。
③ 习近平:《在决战决胜脱贫攻坚座谈会上的讲话》,《人民日报》,2020年3月7日。

类都具有重大意义的伟业!"①这充分展示了党中央"不获全胜决不收兵"的决心和信心,展示了党中央确保实现既定奋斗目标的坚定意志。

(一)坚决克服疫情影响,凝心聚力决战脱贫攻坚

打赢脱贫攻坚战,是党向人民作出的庄严承诺。随着疫情防控和经济社会发展的统筹推进,随着差异化疫情防控措施和差异化宏观调控政策的具体实施,抓好与决战脱贫攻坚这一重点任务相关的各项工作成为要中之要。"其作始也简,其将毕也必巨。"在决战决胜脱贫攻坚座谈会上习近平总书记强调:"脱贫攻坚战不是轻轻松松一冲锋就能打赢的,从决定性成就到全面胜利,面临的困难和挑战依然艰巨。"②脱贫攻坚既要克服新冠肺炎疫情带来的影响、啃下最难啃的硬骨头、完成剩余的最艰巨的任务,还要对脱贫成果进行及时有效的检验和巩固。这既是历史、时代和人民赋予党的庄严使命和重大责任,也是对党中央确保实现奋斗目标坚定意志的郑重考验。

惟其艰难,才更需意志坚定。党中央意志坚定,才能坚决克服疫情影响,尽早奏响决战脱贫攻坚冲锋号,才能进一步加强党对决战脱贫攻坚的全面领导,才能进一步激发干群活力,才能进一步凝聚全社会的正向合力,形成整个社会扶贫济困的局面和氛围。同样,党中央意志坚定,才能为打好深度贫困歼灭战集中兵力,为严把贫困人口退出关、巩固脱贫成果提供根本保障,确保走好扶贫攻坚最后一公里,成功实现既定的奋斗目标。"这是一场硬仗,越到最后越要紧绷这根弦,不能停顿、不能大意、不能放松。"③

上下齐心,其利断金。在疫情防控之弦紧绷时期,党中央召开动员部署会议,动员全党全国全社会力量,以更大决心、更大力度推进脱贫攻坚,确保取得最后胜利。国务院扶贫开发领导小组紧急下发《关于做

①②③ 习近平:《在决战决胜脱贫攻坚座谈会上的讲话》,《人民日报》,2020年3月7日。

好新冠肺炎疫情防控期间脱贫攻坚工作的通知》，要求各地一手抓疫情防控，一手抓脱贫攻坚，为确保脱贫攻坚任务如期全面完成提供了保障。党中央及地方政府还采取了一系列针对性措施，如组织发达省份"点对点"接进城务工人员外出务工；密切关注返乡"回流"的贫困劳动力，帮助他们在当地就业或安排一些公益性岗位以保证其基本收入；通过电商扶贫、消费扶贫等渠道解决农产品价格下降、销售不畅等问题。党中央适时推出的统筹疫情防控和决胜脱贫攻坚的各项决策部署，保障了脱贫攻坚战线上的各项工作都能经受住疫情的严峻考验，都能战胜疫情带来的各种困难，各组织各部门都能以更大的决心、更强的力度、更有力的干劲推进脱贫攻坚，以保障既坚决做好疫情防控，又保证如期实现脱贫攻坚。

（二）狠抓脱贫攻坚工作落实，确保脱贫攻坚全面收官

为确保脱贫攻坚全面收官，党中央不断推进总体战略布局。党的十八大把扶贫开发工作纳入"五位一体"总体布局和"四个全面"战略布局，党的十九大对打好脱贫攻坚战作出总体部署，中央经济工作会议、中央农村工作会议和全国扶贫开发工作会议也作出了具体安排，全面决战决胜脱贫攻坚。为确保脱贫攻坚全面收官，党中央建立了包括责任体系、工作体系、政策体系、投入体系、帮扶体系、社会动员体系、监督体系和考核评估体系在内的中国特色脱贫攻坚制度体系，为脱贫攻坚提供了周全有力的体系制度保障。为确保脱贫攻坚全面收官，党中央凝聚全社会扶贫强大合力，坚持政府投入的主体和主导作用，深入推进东西部扶贫协作、党政机关定点扶贫、军队和武警部队扶贫、社会力量参与扶贫，为脱贫攻坚提供了全方位的正向合力支持。这使得脱贫攻坚步伐加快，扶贫成效显著，防返贫机制逐渐完善。对此，《柏林日报》称赞说："正如千年之交时，中国领导人所承诺的那样，中国现在已成为一个富裕繁荣的社会。中国克服了贫困，在过去10年中成为全球领导

者,并将在可预见的未来保持成功状态。"①

由此可见,在疫情防控进入常态化后,有党中央意志坚定地统筹布局、统筹推进,有已经取得的决定性成就为夺取全面胜利奠定坚实基础,有总体稳定的脱贫攻坚政策为夺取全面胜利提供有力保障,有充足的专项扶贫资金为夺取全面胜利提供可靠保证,有强大的工作合力为夺取脱贫攻坚全面胜利提供足够支撑,有各级党组织和政府狠抓落实脱贫攻坚工作为夺取全面胜利提供直接的实力支持,有各级干部积累的丰富经验为夺取全面胜利提供坚强后盾,我们有条件有能力有信心决战决胜,确保经济社会发展目标如期实现,确保脱贫攻坚目标任务如期完成,确保小康社会如期全面建成。

总之,"脱贫攻坚战"遭遇"防疫阻击战",党中央以不获全胜决不收兵的坚定意志,带领全党和全国各族人民攻坚克难,一步一步朝着最终的胜利迈进,从而在实践上检验了为取得两条战线上的成就而运用的辩证思维法宝:疫情防控战和脱贫攻坚战之间是相互联系、相互促进、相互影响的。疫情防控总体战的重大战略成果会为决胜脱贫攻坚战提供安定的社会环境,而脱贫攻坚战的如期收官则将为疫情防控总体战的最终胜利提供稳定的社会基础。对此,习近平总书记指出,做好疫情防控工作,"直接关系人民生命安全和身体健康,直接关系经济社会大局稳定,也事关我国对外开放"②;决胜脱贫攻坚战,则"关系到为疫情防控提供有力物质保障,关系到民生保障和社会稳定,关系到实现全年经济社会发展目标任务,关系到全面建成小康社会和完成'十三五'规划,

---

① 《中国吹响全面小康冲锋号》,《人民日报·海外版》,2020年1月6日。
② 习近平:《在中央政治局常委会会议研究应对新型冠状病毒肺炎疫情工作时的讲话》,《求是》,2020年第4期。

关系到我国对外开放和世界经济稳定"①。

四、统筹做好"六稳"工作和落实"六保"任务

在疫情防控形势积极向好的态势正在扩展、经济社会发展快速有序恢复的同时,党中央及时决断、协调各方,统筹扎实做好"六稳"工作和全面落实"六保"任务,要求各级党委和政府继续为实现2020年经济社会发展目标任务而努力,彰显了全面布局、掌控全局的高超能力:始终能够准确把握国内外疫情防控和经济形势的阶段性变化,因时因地调整工作着力点和应对举措,及时把工作着力点回归到以保障民生为基础的全面深化改革的正常轨道上;全面高效驾驭疫情防控和经济社会恢复发展的总体态势,始终能够坚定不移朝着实现既定的脱贫攻坚全面小康的战略目标稳步前进。

（一）全面高效布局,赢得战略发展主动

对于当前经济社会发展形势作出准确判断后,党中央在全力抓好疫情防控的同时,以保就业为经济社会发展底线,把"六保"(保居民就业、保基本民生、保市场主体、保粮食能源安全、保产业链供应链稳定、保基层运转)作为"六稳"(稳就业、稳金融、稳外贸、稳外资、稳投资、稳预期)工作的着力点和支撑,以统筹扎实做好"六稳"工作为关键抓手,进行全面布局,赢得战略发展主动,努力降低疫情对经济社会发展的冲击,为实现2020年经济社会发展目标任务做好准备。

党中央提出的"六稳"是彼此关联、彼此促进、相互作用的有机整体,既要稳字当头、就业为先,还要整体把握,因时、因地、因势摆正做好"六稳"工作的顺序,有的放矢、全面推进,体现了中央从经济社会发展

---

① 习近平:《在统筹推进新冠肺炎疫情防控和经济社会发展工作部署会议上的讲话》,《人民日报》,2020年2月24日。

的全局出发、整体布局的特点。"六稳"本质上是"守底线、稳增长、提信心",它涵盖了我国目前经济社会生活的主要方面,反映了党中央对经济走势的准确判断,对现实和潜在风险的深刻分析,对不断深化做好经济工作的规律性认识,对疫情防控常态化形势下经济社会发展工作重心的毫不动摇。

党中央提出全面落实"六保"任务,不仅是对疫情初期经济数据下滑的迅即反应,而且是针对当前经济社会突出矛盾和风险隐患所采取的直面和克服困难挑战的积极举措,是针对国内外经济环境变化而及时进行的战略性、全局性的精准研判和整体调整。这是因为,"守住'保'这一底线,稳住经济基本盘,就能为渡过难关赢得时间、创造条件,实现稳中求进,为全面建成小康社会夯实基础"①。这体现了党中央宏观策略层面的问题导向、民生情怀和务实判断,体现了党中央对疫情防控和经济社会恢复发展总体态势的高效驾驭,体现了党中央带领全国人民坚定不移朝着实现既定的脱贫攻坚、全面小康战略目标稳步前进的高昂姿态。

(二)驾驭掌控全局,应对经济发展挑战

党中央充分估计到中国现在面临的因疫情冲击给经济恢复发展带来的困难与挑战。目前,我国疫情防控取得了重大战略成果,复工复产取得了重大战略进展,经济社会运行秩序基本全面恢复。但是境外疫情仍在持续发展,这对世界经济和国际贸易投资带来巨大冲击,世界经济下行风险继续加剧,不稳定不确定因素显著增多。这也使我国防范疫情输入压力不断加大,面临本土病例尤其是无症状病例、境外输入病例引起零星散发或局部暴发病例,以及变异新冠病毒在各年龄段传播

---

①《李克强主持召开国务院常务会议 部署做好今年全国两会期间各部门听取全国人大代表和政协委员意见建议工作 要求把"六保"作为"六稳"工作的着力点 稳住经济基本盘》,中国政府网,2020年5月13日。

等多重风险,复工复产和经济社会发展不断遇到新的困难。这些风险挑战前所未有,党中央充分估计其影响广度、深度和不确定性,坚定实施扩大内需战略,部署抓实抓细抓好经济社会发展各项工作的举措,掌控维护经济发展和社会稳定的大局。

党中央充分考虑中国应对疫情冲击和经济发展挑战所具有的整体实力。我们国家有党的集中统一领导这一优势,有党中央的卓越政治领导力,有集中力量办大事的制度优势,有伟大民族精神和时代精神,有超大规模市场优势和内需潜力,有成功应对各种风险挑战的丰富经验,有改革开放以来积累的雄厚物质技术基础和所取得的伟大成就。可以说,应对疫情冲击和经济发展挑战的能力和实力前所未有,党中央充分估计优势、潜能和既有的保障力,保持战略定力,通过多种措施去引导、培育、激发、调动地方和企业的积极性以及各类人才的积极性,化危为机,牢牢把握住经济社会发展的主动权,保持我国经济长期向好的基本面,稳定我国经济运行韧性好、潜力足、回旋余地大的基本特质,牢牢掌控全局。

党中央充分制定、实施应对疫情冲击和经济发展挑战的各项保障性政策。一系列更大力度的财政举措降低了疫情给经济社会平稳运行带来的负面影响,彰显了财政应急兜底的作用;一系列稳健的货币政策更加灵活适度,为疫情防控、复工复产和实体经济发展提供更精准的金融服务;一系列可行性强的就业政策更加全面多样,为打赢疫情防控阻击战、稳定经济社会运行提供了扎实基础。党中央进一步施策,在为经济运行提供良好政策支撑的基础上,将政策关注的重心转向对冲疫情给中国经济形成的结构性影响,强化各个部门协作配合,形成合力,为有效应对疫情和来自全球经济波动的冲击,加快经济社会恢复发展,提供坚实保障。

总之,尽管因为全球疫情和经贸形势不确定性很大,中国发展面临一些难以预料的影响因素,但党中央始终全面高效布局、驾驭掌控全局,统筹扎实做好"六稳"工作和全面落实"六保"任务。这对于凝聚全国各族人民的智慧和力量,对于聚焦决胜全面建成小康社会,对于推动我国经济社会发展乘风破浪、行稳致远,对于顺利实现社会主义现代化和中华民族伟大复兴具有重大意义。

第二节　充分发挥党的组织优势和作用

习近平总书记指出:"党的力量来自组织。党的全面领导、党的全部工作要靠党的坚强组织体系去实现。"①组织体系是党开展活动的必要保证和结构支撑。党是根据马克思主义建党原则,按照民主集中制组织起来的统一整体,历来高度重视党的组织建设,形成了包括党的中央组织、地方组织、基层组织在内的严密组织体系。正是依靠这一坚强的组织体系,我们党才能把党的强大政治优势、理论优势、组织优势、制度优势和密切联系群众优势转化为疫情防控工作优势,坚定不移把党中央各项决策部署落到实处。

2020年新冠肺炎疫情来袭,党中央、党的地方组织和各基层组织紧急行动,齐心协力、英勇抗疫。习近平总书记号召"各级党组织和广大党员、干部要不忘初心、牢记使命,扛起责任、经受考验……在这场大考中……磨砺责任担当之勇、科学防控之智、统筹兼顾之谋、组织实施之能,做到守土有责、守土有方"②。31个省、自治区、直辖市全部成立党政主要负责同志挂帅的疫情防控工作领导小组;各行各业、各条战线党组

---

① 习近平:《在全国组织工作会议上的讲话》,共产党员网,2018年7月3日。
② 习近平:《在湖北省考察新冠肺炎疫情防控工作时的讲话》,《求是》,2020年第7期。

织和党员干部全面投身疫情防控,充分发挥基层党组织战斗堡垒作用和党员先锋模范作用。

一、中国共产党是风雨来袭时中国人民最可靠的主心骨

习近平总书记在全国抗击新冠肺炎疫情表彰大会上的重要讲话指出:"抗疫斗争伟大实践再次证明,中国共产党所具有的无比坚强的领导力,是风雨来袭时中国人民最可靠的主心骨。"[①]这一重要讲话,统筹中华民族伟大复兴战略全局和世界百年未有之大变局,高度评价抗疫斗争重大战略成果,精辟阐明了抗疫斗争取得重大战略成果的根本原因、重要经验和深刻启示。中国共产党是中国人民最可靠的主心骨,是由中国共产党的性质、宗旨和其所处的领导核心地位决定的。不忘初心,方得始终。中国共产党人的初心和使命,就是为中国人民谋幸福、为中华民族谋复兴。这个初心和使命是激励中国共产党人不断前进的根本动力。只要我们毫不动摇坚持和加强党的全面领导,持续推进党的组织体系建设,不断增强党的政治领导力、思想引领力、群众组织力、社会号召力,永远保持党同人民群众的血肉联系,党就一定能够不负使命,永远做人民最可靠的主心骨。

《共产党宣言》指出,共产党人要以消灭剥削压迫与私有制,建立共产主义的自由人联合体,实现每个人的自由全面发展为最终使命。马克思主义是揭示人类社会发展本质及其规律的科学理论,是中国共产党的信仰和灵魂。中国共产党是在马克思主义的指导下建立起来的政党,从诞生之时起就将马克思主义镌刻在自己的旗帜上。《中国共产党章程》开宗明义地指出:"中国共产党是中国工人阶级的先锋队,同时是中国人民和中华民族的先锋队,是中国特色社会主义事业的领导核心,

---

① 习近平:《在全国抗击新冠肺炎疫情表彰大会上的讲话》,《人民日报》,2020年9月9日。

代表中国先进生产力的发展要求,代表中国先进文化的前进方向,代表中国最广大人民的根本利益。党的最高理想和最终目标是实现共产主义。"这一表述从党的阶级性和先进性、党的地位和作用、党的宗旨和使命几个方面科学、准确地表述了中国共产党的性质。中国共产党一经成立,就把实现共产主义作为党的最高理想和最终目标,义无反顾地肩负起实现中华民族伟大复兴的历史使命。

回顾历史,自中国共产党诞生之后,中国的命运才开始真正掌握在我们中国人民自己手里。自那时起,中国共产党勇敢承担起带领中国人民创造幸福生活、实现民族复兴的历史使命,从实现中国由几千年封建专制政治向人民民主的伟大飞跃,到实现中华民族由近代不断衰落到根本扭转命运、持续走向繁荣富强的伟大飞跃,再到实现中国人民从站起来到富起来、强起来的伟大飞跃,我们取得的所有成就都是在党的领导下全国各族人民共同奋斗的结果。党的百年历史表明,中国共产党就是为人民而生、因人民而兴,为中华民族复兴而不懈奋斗的马克思主义使命型政党。

中国共产党的领导是中国特色社会主义最本质的特征,是中国特色社会主义制度的最大优势,"党政军民学,东西南北中,党是领导一切的"①。中国共产党是中国特色社会主义事业的坚强领导核心,这是历史的必然,是人民的选择,既是对历史经验的深刻总结,更是推进伟大事业的根本保证。坚持党总揽全局、协调各方的领导核心地位,是党作为最高政治力量在治国理政中的重要体现,这就像"众星捧月",这个"月"就是中国共产党。在国家治理体系大棋局中,党中央就是坐镇中军帐的"帅",车马炮各展其长,一盘棋大局分明。各个领域、各个方面都必须坚持党的领导,突出党的核心领导地位,发挥好党作为领导核心

①《习近平谈治国理政》(第三卷),外文出版社,2020年,第16页。

的作用。实践证明，有了中国共产党这个领导核心，全国人民就有了"主心骨"、有了方向感、有了凝聚力和战斗力，前进道路上就没有克服不了的困难、战胜不了的敌人。

党是按照民主集中制原则组织起来的统一整体，党对疫情防控的全面领导，就是依靠党的坚强的组织体系得以实现的。党的组织是党赖以存在、发展和完成使命的基础。基于健全的组织体系，在充分发扬民主的基础上进行集中，坚持党中央权威和集中统一领导，集中全党智慧，体现全党共同意志，是我们党的一大创举，也是中国共产党领导和我国社会主义制度的优势所在。中国共产党的组织体系主要由中央组织、地方组织、基层组织构成，它们各自担负不同职能，发挥不同作用。党中央是大脑和中枢，具有一锤定音的权威；党的地方组织的根本任务是确保党中央决策部署贯彻落实，有令即行、有禁即止；党的基层组织是党的肌体的"神经末梢"，要发挥好战斗堡垒作用。疫情发生后，党中央将疫情防控作为头等大事来抓，习近平总书记亲自指挥、亲自部署，坚持把保障人民生命安全和身体健康放在第一位。在党中央领导下，中央应对疫情工作领导小组及时研究部署，中央指导组加强指导督导，国务院联防联控机制统筹协调，各地区各部门履职尽责，社会各方面全力支持，开展了疫情防控的人民战争、总体战、阻击战。

在疫情防控中，各级党组织号召广大党员干部把疫情防控作为检验初心使命的"试金石"，团结全国人民以大无畏的精神迅速行动，依托强大综合国力，开展全方位的人力组织战、物资保障战、科技突击战、资源运用战，全力支援湖北省和武汉市抗击疫情，在最短时间集中最大力量阻断疫情传播。世卫组织总干事谭德塞评价说："中方行动速度之快、规模之大，世所罕见，展现出中国速度、中国规模、中国效率。"[1]这一

---

[1]《习近平会见世界卫生组织总干事谭德塞》，《光明日报》，2020年1月29日。

切的关键就在于中国共产党建立于坚强的组织体系基础上的行之有效的集中统一领导。

地方党组织是党的组织系统中不可缺少的重要环节,发挥着承上启下的纽带作用。地方党组织要坚决贯彻中央决策部署,坚持全国一盘棋,坚决服从党中央统一指挥、统一协调、统一调度,做到令行禁止。在抗击疫情的斗争中,各地方党组织始终站在疫情防控最前列,行动迅速,领导有方,不断凝聚斗争共识,广泛调动防疫力量,在实践中及时总结经验,创新党组织的工作方式,增强了党组织工作的系统性、科学性,摸索出行之有效的工作方式,形成了疫情防控的工作优势。

以天津市为例,2020年1月20日,天津市委召开会议专门对疫情防控工作进行部署。以1月24日零时,天津市启动重大突发公共卫生事件一级响应,以战时状态、战时机制、战时思维、战时方法的最高规格全城动员、迎战"大考"。紧随其后的对"歌诗达赛琳娜号"邮轮的应急处置,就充分展现出了天津速度、大国担当。具体来说,天津市防控疫情指挥部对滨海新区防控疫情指挥部先后下达了7条命令,市卫健委、疾控中心、应急管理等部门有条不紊展开工作,安排该邮轮停驻锚地暂不进港,同时有关工作人员以最快速度登船,对4806名旅客全面排查检测。对于筛查出有发热病史者,立即取样化验,并第一时间确定是否患新冠肺炎。同时,尽快安排邮轮上全部人员离开传染性极大的邮轮密闭空间,所有乘客下船时逐一拍照和测温,一旦发现疑似病例及时隔离处置,"歌诗达赛琳娜号"邮轮应急处置工作在24小时内全部结束;同时做好所有人员的行迹追踪工作,确保出现问题还能及时追查。在这个过程中,天津确定的战时机制发挥了重要作用。战时机制就是打破常态,指挥部发出的指令就是军令、就是战令,一条条作战指令由指挥部发出,快速落实到各个行动落实终端,在"战区制、主官上"工作机制下,各部门停止休假状态,立即到岗就位,时刻绷紧思想之弦,做最充分的迎战准备。

天津市委、市政府从大局出发,以非常敏锐的风险防范意识积极动员组织全市疫情防控工作,用特殊时期的特殊方法赢得时间,提高工作速度,把感染风险压到最低,集中全市之力确保人民群众生命安全和身体健康。从最快速度启动一级响应,到最高规格部署"四个战时";从"海陆空"大战断然处置封控隔离,到宝坻区战"疫"挨户敲门万人排查;从12小时内300名白衣天使紧急集结驰援湖北,到每天24小时严把入京关口、守护首都大门;从党员干部"请出列",到指挥部一份份"告市民书"部署津城总动员;从万名机关干部下社区站岗参与群防群治,到"三人两员"进企业帮扶复工复产,天津市委、市政府全面贯彻党中央决策部署,落实全国一盘棋,通过强有力措施和各级党组织的通力配合,迅速调动各方面资源和力量,从源头上阻断疫情进一步蔓延,为天津取得疫情防控胜利奠定了坚实基础。

习近平总书记指出:"为了保护人民生命安全,我们什么都可以豁得出来!"①这场保卫人民群众生命安全和身体健康的严肃斗争再次证明,中国共产党的领导具有强大生命力和显著优越性,不仅诠释了"不惜一切代价"的精神旨归,更揭示了"中国力量、中国精神、中国效率"的源泉所在。从"封一座城、护一国人"的防控壮举,到总体治愈率达到94.3%的生命护卫奇迹,从口罩日产数以亿计的物资保障,到全国65万个城乡社区防控全覆盖的组织动员,再到460多万个基层党组织、9100多万名党员迅速行动起来,党旗在疫情防控斗争第一线高高飘扬。所有这一切充分证明,中国共产党是中国人民的主心骨和领路人,中国共产党的领导是风雨来袭时中国人民最重要的保障、最可靠的依托。而领导干部的模范带头作用、基层党组织的战斗堡垒作用等,是党在疫情防控中领导核心作用的重要体现。

---

① 习近平:《在全国抗击新冠肺炎疫情表彰大会上的讲话》,《人民日报》,2020年9月9日。

二、肩负责任担当之勇

大事难事看担当,危难之际见勇气。越是危急关头和关键时刻,越能考验各级党组织和党员干部的责任担当之勇。习近平总书记指出:"担当就是责任,好干部必须有责任重于泰山的意识,坚持党的原则第一、党的事业第一、人民利益第一,敢于旗帜鲜明,敢于较真碰硬,对工作任劳任怨、尽心竭力、善始善终、善作善成。"①各级党组织和党员干部在抗击疫情大战中践行初心使命,充分展现了当代共产党人的英雄本色,在抗疫大考中交出了合格答卷。

(一)贯彻党的决定,大疫面前身先士卒

党的基层组织承担宣传和执行党的路线、方针、政策,宣传和执行党中央、上级组织和本组织的决议,充分发挥党员的先锋模范作用等基本任务。疫情突发,来势汹汹,疫情就是命令,防控就是责任,如何做好疫情防控工作,将直接关系到人民生命安全和身体健康,同时也关系到中国经济社会发展大局的稳定和发展。党中央高度重视,习近平总书记亲自部署、亲自指挥,作出了一系列重要指示,多次主持召开会议,对疫情防控工作进行研究部署,提出明确要求。党中央号召各级党组织和广大党员干部要牢记人民利益高于一切,不忘初心、牢记使命,英勇奋斗、扎实工作,团结带领广大人民群众坚定不移把中央决策部署落到实处,坚决贯彻落实习近平总书记重要指示精神,各级党组织在疫情防控阻击战中要勇于担当、充分发挥作用。为此,各级党组织要增强"四个意识",坚定"四个自信",做到"两个维护",切实把思想和行动统一到习近平总书记重要指示精神上来,认清肩负的责任使命,把投身疫情防控第一线作为体现责任担当的试金石和磨刀石。

①《十八大以来重要文献选编》(上),中央文献出版社,2014年,第341页。

各级党组织积极响应全力抗疫,从2020年1月24日到3月8日,全国有346支医疗队4.26万人驰援湖北和武汉,经过艰苦卓绝的努力,湖北和武汉疫情得到有力遏制。根据战"疫"形势和工作需要,很多单位直面困难和危险,建立临时党支部,让党旗在疫情防控斗争第一线高高飘扬,让每一个基层党组织都成为打赢疫情防控阻击战的坚强战斗堡垒。如武汉同济医院党委早在2020年1月6日就启动发热门诊并成立了全国最早的发热门诊临时党支部,医院的党委常委会改为战时状态,中央精神及时传达、迅速落实,为党员加油、为群众鼓劲儿,为一线工作分忧解难。

(二)领导基层治理,抗疫前线无私奉献

党的十八大以来,中国共产党依靠党的建设引领基层社会治理工作,强调加强党的领导,提升基层组织力。在疫情防控战场上,各级党组织以过硬的政治站位和政治担当指挥部署疫情防控工作,激励广大党员干部带领人民群众共同抗击疫情,共克时艰。在武汉,很多医院贯彻落实党委领导下的院长负责制,领导班子成员分工负责,协调推进"战时"指挥体系,加强疫情防控措施,全力救治确诊患者。医院党组织始终把人民生命安全放在第一位,号召医务工作者要在救死扶伤和无私奉献中体现初心和使命,专业高效地做好疾病救治和防控工作。基层党组织勇于担当、勇于战斗、勇于奉献,带领白衣天使筑起坚不可摧的防线,充分发挥了党建引领和党员先锋表率作用。党组织就是坚强的集体,党支部就是坚强的战斗堡垒。正是通过组织的团结凝聚力量,抗击疫情的战斗才能有序展开、步步推进。

(三)团结动员群众,投身疫情防控斗争

党支部是党的基础组织,担负着将党的理论和路线方针政策落实到群众中去的职责,是党和人民群众密切联系的枢纽。习近平总书记就基层疫情防控指出,要加强农村、社区等基层防控能力建设,织密织牢第一道防线。党中央布置的各项任务都需要基层党支部团结凝聚人民群众共同来完成。

在各个基层党支部的统筹组织下，湖北省各类医疗机构投入一线的医护人员超过十几万人日夜奋战。武汉市十天内集合了超过一万名工作人员参与到火神山和雷神山两座应急医院的建设工程中。环卫保洁工人在疫情肆虐的危险时刻，坚守在抗疫战场第一线，做好城市公共区域的卫生清扫、消杀和医疗垃圾回收工作。外卖小哥奔波劳碌，穿梭在大街小巷，总是及时将热饭热菜、救命药品等必需物资第一时间送到居民手中。许多机关工作人员投入到基层网格化管理中，为充实基层基础防控工作忠于职守抗疫第一线。社区工作人员时刻绷紧神经，不仅要走访入户、消杀病毒、设卡值守、信息收录，还要运送病人、购物买药、进行心理辅导、照顾老弱，他们都不愧为抗疫的平凡英雄。由此可见，正是由于党的基层组织扎根于人民群众、密切联系群众，经常了解群众对疫情防控工作的意见建议，维护群众的正当权利和利益，所以才能充分调动和发挥群众的积极性、主动性和创造性，从而紧紧依靠人民群众构筑起疫情防控的坚固防线。

（四）严明奖惩纪律，避免形式主义官僚主义作风

党组织汇聚民心民力，不断教育管理党员，锤炼党性修养，严格党的政治纪律和政治规矩。疫情是面镜子，奖惩是根戒尺。疫情发生以来，做好疫情防控工作，同样需要奖惩分明的制度来汇聚力量，凝聚民心。疫情防控成为考察一线领导干部工作是否到位的重要标尺。

在抗疫斗争中，各行各业涌现出许多舍生忘死、无私奉献的普通人。武汉市金银潭医院党委副书记、院长张定宇，在抗击疫情最前线连续奋战30天救治患者，用渐冻的生命与时间赛跑。正是榜样的力量和组织的引领，2.5万多名优秀分子在火线上宣誓入党，在4.2万多名驰援湖北的医护人员中，有1.2万多名是"90后"，相当一部分是"95后"甚至

"00后"。也正是由于在抗击疫情中展现的担当与责任,很多人受到表彰奖励,甚至得到提拔任用。同样,那些在疫情防控期间工作敷衍、处事不力、百般推诿,甚至临阵脱逃的人,也都相继受到了严肃的问责和处罚。截至2020年2月1日,湖北黄冈各级纪检监察机关已处理、处分党员干部337人,对6名防控不力的干部予以免职,其中包括3名正县级干部、3名乡镇主要领导。①这也体现了党坚持党要管党、全面从严治党的坚定决心,在疫情防控工作中始终严明党的纪律规矩。

三、发挥科学防控之智

习近平总书记强调:"人类同疾病较量最有力的武器就是科学技术,人类战胜大灾大疫离不开科学发展和技术创新。"②在疫情防控工作中,各地党组织积极贯彻习近平总书记重要论述精神,坚持科学防控疫情,按照科学规律办事,特别是在具体工作中坚持科学态度、采用科学方法,将科学精神贯穿始终,充分展现了科学防控之智。

（一）引导人民群众尊崇科学,坚定信心战胜疫情

马克思、恩格斯强调"无产阶级政党必须成为一个统一的整体,必须由最彻底、最坚定的先进分子组成"③。无产阶级政党代表先进生产力,这意味着他们是生产力中最具决定性的要素,在历史发展中始终站在时代的潮头,他们了解和推进科学技术的发展,同时正确地利用科学技术造福人类。在此次抗疫斗争中,科技引领、科技支撑、科学精神始终贯穿其中,科学彰显出强大的力量。各级党组织充分调配各种科技

---

① 参见《重视不够作风不实　黄冈市处理处分党员干部337人》,央广网,2020年2月1日。

②《协同推进新冠肺炎防控科研攻关　为打赢疫情防控阻击战提供科技支撑》,《人民日报》,2020年3月3日。

③ 转引自习近平:《贯彻落实新时代党的组织路线　不断把党建设得更加坚强有力》,《求是》,2020年第15期。

资源,现代大数据、物联网、云计算、人工智能、5G等高新科技迅速得到广泛推广运用,成效显著。如"互联网+"车货精准匹配模式,高效、精准解决了疫情初期武汉资源紧缺问题,最大限度减少人员流动。热成像、红外测温等设备,"确诊患者同乘查询""绿色健康码"等手机软件也让疫情进一步可防可控。科学防控不仅体现在技术层面,科学知识和科学素质同样至关重要,中国科协、中国医学救援协会等行业、专业组织和机构依据持续更新的疫情信息和公布的诊疗方案,不断普及科学防疫知识,引导人民群众尊崇科学,不信谣、不传谣。

(二)依靠科技战线协同研判,科学防控精准施策

习近平总书记指出:"我们党一路走来,始终坚持组织路线服务政治路线。"①在疫情防控中,也需要我们党的各级组织着力培养忠诚干净担当的高素质干部,着力集聚爱国奉献的各方面优秀人才,同心勠力,依靠科技战线协同研判,科学防控精准施策。1956年,党中央提出"向科学进军"的号召,指出要充分重视知识分子在社会主义建设中的重要作用,钱学森、李四光等一批科学家在党的感召下投身国家建设。在此次重大疫情防控中,为响应党中央号召,从中央到地方,科技工作者协同作战,对疫情进行科学研判。

2020年1月21日,科技部组织召开新型冠状病毒联防联控工作机制科研攻关组第一次工作会议,成立以钟南山院士为组长、14位专家组成的新型冠状病毒感染的肺炎疫情联防联控工作机制科研攻关专家组,以"可溯、可诊、可治、可防、可控"为目标导向,加快推进科研攻关,取得丰硕科技成果。国家卫健委先后发布了8版《新型冠状病毒肺炎诊疗方案》,被世界多国认可并借鉴。正是依靠有力的科技手段,中国的新冠肺炎患者收治率、治愈率得到全面提高,罹患率、病死率大大降

---

① 习近平:《在全国组织工作会议上的讲话》,共产党员网,2018年7月3日。

低。各级党委和政府部门认真贯彻党中央的决定,将人民的生命健康安全放在第一位。比如,天津市新型冠状病毒感染的肺炎疫情防控工作指挥部接到"歌诗达赛琳娜号"的告急报告,滨海新区卫生健康委、公安局、交通运输局等部门分工协作,科学联动打赢了一场"教科书"级别的24小时海上防疫战。如果没有各级党组织和政府的通力配合,这一应急处置任务是不可能完成得如此出色的。

(三)完善平战结合疫病防控,积极应对风险挑战

在疫情防控斗争中,党组织号召广大党员干部,平时要涵养初心,战时要勇担使命;在科学抗疫防疫过程中,既要有科学的认识,也要有科学的方法。疫情防控是一项系统工程,需要各个方面、各个防控主体坚持平战结合的态度,采用科学防疫的方法,坚持精准施策,做好协同配合。比如,救治确诊感染患者,要按照"集中患者、集中专家、集中资源、集中救治"的原则,运用网格化管理经验加强密切接触者管理,将重症患者集中到综合力量强的定点医疗机构进行救治。在做好疫情防控监测、排查、预警等方面工作的同时,有针对性地加强源头控制,对车站、机场、码头等重点场所,以及汽车、火车、飞机等密闭交通工具,采取通风、消毒、体温检测等必要措施,尤其需要防止病毒因为人口流动而进一步扩散。已经逐步恢复日常经济生产生活的地方,要更好地处理疫情防控与经济发展的相互关系。

四、凝聚统筹兼顾之谋

统筹兼顾是党的一个科学方法论,是在长期革命、建设、改革中形成的重要经验。党不仅在日常工作中注重统筹兼顾,在应对重大风险

挑战的非常时期更是如此。①2020年2月12日,习近平总书记在中央政治局常委会会议上提出要有统筹兼顾之谋;3月10日,他在湖北省武汉市考察新冠肺炎疫情防控工作时再次强调磨砺统筹兼顾之谋。在疫情防控工作中,各级党组织切实做好统筹兼顾这篇大文章,胸怀战略全局,善于化危为机,为打赢疫情防控战奠定了重要基础。

(一)科学筹划突出重点,因时因地分类指导分区施策

疫情发生后,习近平总书记多次强调,要始终坚持把人民群众生命安全和身体健康放在第一位,提出坚定信心、同舟共济、科学防治、精准施策的总要求,特别要求"各级党委和政府要按照党中央决策部署,突出重点、统筹兼顾、分类指导、分区施策,切实把各项工作抓实、抓细、抓落地"②。比如,在疫情严重地区,将上升为"战时状态"作为管控措施,在疫情防治、人员管控、物资配送、工作协调方面,统一指挥、统一调度,做到令行禁止,有效防止疫情蔓延。同时,依法对新冠肺炎疫情实施分区分级精准防控,以县(区)为单位,依据辖区人口、发病情况综合研判,科学划分疫情风险等级(如低、中、高风险地区),明确分级分类的防控策略。通过健康码的颜色有效识别人员的流动。而对一些特殊行业,如冷链生鲜产业,实施严密筛查和管控,力图阻断病毒来源,防止外来病毒流入。

各级党委和政府以增强"四个意识",坚定"四个自信",做到"两个维护"为标准,认真贯彻落实党中央决策部署,坚持全国一盘棋。以天津市为例,早在2020年1月25日晚即发出紧急通知,要求全市所有公务人员提前结束假期,于1月27日零时前返回工作岗位,投入疫情防控

---

① 参见中央党校(国家行政学院)习近平新时代中国特色社会主义思想研究中心:《在大战大考中磨砺统筹兼顾之谋》,《人民日报》,2020年6月29日。
② 《中共中央政治局常务委员会召开会议 分析新冠肺炎疫情形势研究加强防控工作》,《人民日报》,2020年2月13日。

工作,进入战时状态。天津市新冠肺炎疫情防控指挥部根据疫情实时发展状况,不断调整疫情防控工作总原则,从最初的"外堵输入,内防扩散"而推出的七个方面30条强化措施,①到发现由生鲜食品和生鲜市场引发的疫情状况而推出的十项工作要求,②再到部署加强冷链食品疫情防控应对工作,又推出了四项防疫措施,③抓住疫情防控的"黄金窗口期",这些都是在党的领导下,党组织引领效能的具体体现。

(二)兼顾各方精准监督,压紧压实战"疫"战贫政治责任

疫情发生以来,各级纪检监察机关认真贯彻落实习近平总书记重要讲话、重要指示精神和党中央决策部署,按照中央纪委国家监委的工作要求,在疫情防控监督执纪问责工作中坚持实事求是、依规依纪依法,各级党组织着力在精准、规范、谨慎有效上下功夫,调动和激发党员干部形成凝心聚力、众志成城的防控合力。可以说,党中央决策部署到哪里,政治监督就跟进到哪里。

习近平总书记强调,要"强化主体责任,完善监督体系",各级党组织主动担当作为,以永远在路上的坚韧和执着认真履职尽责,扎实推进全面从严治党。比如,北京市纪委监委坚持疫情防控监督、返岗复工监督"两手抓",建立沟通对接、重要问题报告和专项监督机制,严格落实每日专报制度,及时上报复工复产的重大问题;组织派驻住建、发改、经信、商务、财政、人力社保等部门的纪检监察组,综合运用现场检查、实地督导、工作约谈、电话提醒等方式,对全市投资、工程、工业、商业等领

---

① 七个方面的强化措施分别是:大力减少公众聚集;防范通过交通运输工具传播;加强重点人群监控管理;强力推动环境卫生整治;扩大医疗救治能力;扩建隔离医学观察所;加大健康宣传力度。

② 十项工作要求分别是:强化防控意识;加强健康监测;做好个人防护;注意个人卫生;规范操作流程;强化环境治理;严格溯源管理;加强检测排查;规范存储运输;落实四方责任。

③ 四项防疫措施:一是坚决落实"两全""两封"防控措施;二是抢抓疫情防控"黄金窗口期";三是加强冷链进口冷冻货物监管;四是压实属地责任。

域复工复产和扶持政策落实情况开展检查。①与此同时,也要充分发挥群众的民主监督作用。全民抗疫,每个人都是生命共同体中的一环,都与抗疫息息相关,谁也不能置身事外。各种形式主义、官僚主义作风,都是疫情防控阻击战的大敌。各级纪检监察机关对于不担当、不作为、乱作为,推诿扯皮、消极应付等形式主义、官僚主义问题,都要进行严肃查处并推动整改。

五、展现组织实施之能

2020年3月,习近平总书记在赴湖北省武汉市考察新冠肺炎疫情防控工作时指出,各级党组织和广大党员、干部要在这场大考中磨砺责任担当之勇、科学防控之智、统筹兼顾之谋、组织实施之能,做到守土有责、守土有方。其中,组织实施之"能"是勇、智、谋的落脚点,是地方和基层党组织建设成效的集中体现。在疫情防控工作中,各级党组织更加注重组织实施工作,千方百计把党员组织起来、把人才凝聚起来、把群众动员起来,不断提升组织实施的能力。

(一)用热情真情联系服务群众,提升党组织政治领导力

2020年4月,习近平总书记在浙江考察时指出,疫情防控斗争是对各地区各单位管党治党水平、领导班子和党员干部队伍建设水平实打实的考验。各级党委要把党建工作紧紧抓在手上,把党员、干部的经常性教育管理抓实,把基层党组织这个基础夯实,把全面从严治党的要求落实到位。党员干部沉下去,战斗堡垒建起来。从城市到乡村,机关干部、扶贫队员、退休老干部、志愿者等纷纷加入疫情防控,战"疫"力量在社区防控阵地汇聚,筑起牢不可破的坚强防线。各级党组织(特别是基层党组织)要在联系服务群众上多用情,在宣传教育群众上多用心,在

---

① 参见姜洁:《精准监督,凝聚抗疫合力》,《人民日报》,2020年4月22日。

组织凝聚群众上多用力,切实做好常态化疫情防控中的群众工作。①党的宗旨是全心全意为人民服务,群众路线是为人民服务思想在实践中的具体运用,坚持群众路线的工作方法就是坚持为人民服务的实践路径。一切为了群众,一切依靠群众,从群众中来,到群众中去,把党的正确主张变为群众的自觉行动,这是中国共产党领导全国人民取得革命、建设和改革胜利的根本领导方法和工作方法。中国共产党正是由于始终保持同人民群众的血肉联系,才能从一个胜利走向又一个胜利的。党的最大政治优势就是密切联系群众,党执政后的最大危险就是脱离群众。因此,广大党员干部要用热情、真情联系服务群众,增强基层党组织政治领导力、思想引领力、群众组织力和社会号召力。党根植于人民,人民群众既是党执政的重要根基,也是党的力量的重要源泉。自新冠肺炎疫情发生以来,460多万个基层党组织,9100多万党员迅速行动起来,积极组织引导群众,成为抗疫的中坚力量。这些充分表明,在任何情况下,群众路线都是党的生命线和根本工作路线。

(二)用爱心真心宣传教育群众,发挥党组织思想引领力

党的基层组织是党密切联系群众的"神经末梢",是团结凝聚群众的前沿阵地。各级党组织要及时了解群众对党员、对党的工作的批评和意见,以维护群众正当权利和利益为己任,做好群众思想政治工作。党支部是党同群众血肉联系的枢纽,承担着宣传教育群众、凝聚服务群众的责任。只有对人民群众倾注了真情,才能用爱心、真心为群众办实事。

做好疫情防控常态化中的群众工作,需要在宣传教育群众上多用心。各级党组织特别是基层党组织要按照党中央统一部署,结合各地实际情况,通过各种方式和途径宣传群众、教育群众,把宣传教育工作

---

① 参见习近平:《统筹推进疫情防控和经济社会发展工作 奋力实现今年经济社会发展目标任务》,《人民日报》,2020年4月2日。

做到疫情防控第一线,大力营造强信心、暖人心、聚民心的舆论氛围。聚焦统筹推进疫情防控和经济社会发展工作,紧扣全面建成小康社会、决战脱贫攻坚,深入宣传阐释习近平总书记重要讲话、重要指示精神和党中央决策部署,用心做好思想引领、政策解读等工作。群众利益是群众生存发展的基本条件,为群众谋利益是中国共产党的执政使命。要把群众利益放在心中的最高位置,坚持无产阶级政党本质,践行初心使命,服务人民,不断满足人民对美好生活的需要,赢得民心,是中国共产党执政合法性的重要基础。在疫情防控非常时期,难免存在资源、条件和组织等困难,易于出现各种民生问题,所以更要切实关注和解决与百姓利益相关的民生问题,这也是人民群众最关心的问题。各级党委和政府要想更好地发挥思想引领力,就必须时刻把民生问题放在心上,以实实在在的效果来解决民生问题,让老百姓看得见、摸得着,不断增强人民群众的获得感。把疫情防控常态化中的返岗复工、春耕备耕、脱贫摘帽、就业增收、社会保障、入学就医等问题,涉及群众切身利益的事情,一件件处理好,不能有丝毫懈怠。

(三)用恒力耐力组织凝聚群众,筑牢党组织群众组织力

习近平总书记指出:"党的力量来自组织,组织能使力量倍增。"[1]党对一切工作的领导都是通过完备的组织建设来贯彻落实的。因此,进入新时代,要以加强组织体系建设为重点、加强基层党组织建设为基础,充分发挥基层党组织的战斗堡垒作用。把夯实党的执政之基,加强组织引领效能,作为贯穿社会治理的一条红线。在组织凝聚群众上多用力,才能彻底战胜疫情。

自疫情发生以来,各级党组织把打赢疫情防控阻击战作为重大政治任务,积极探索应对突发公共卫生事件中联系、动员、组织群众的方

---

① 《十八大以来重要文献选编》(上),中央文献出版社,2014年,第765页。

式方法,紧紧依靠人民群众,构建起群防群控的严密防线。疫情面前,一声令下,无数基层党组织迅速进入"战时"状态,无数共产党员紧急奔赴防控战场,特别是基层党组织细化分工、压实责任,广大党员、干部下沉到疫情防控第一线,冲锋陷阵、攻坚克难,筑起一道道牢不可破的铜墙铁壁,组织凝聚群众,形成基层疫情防控的坚强堡垒。面对常态化疫情防控的新形势,要以提升组织力为重点,突出政治功能,健全基层组织,创新活动方式,扩大基层党的组织覆盖和工作覆盖,以实际行动感召、引领群众,进一步筑牢群防群控的严密防线,确保党的各项决策部署落到实处。

(四)用先锋模范示范动员群众,提升党组织群众号召力

组织兴则党兴,党员强则党强。要提高基层党组织的建设质量,必须强化对党员干部的教育管理,提升党员干部的素质。各级党组织及广大党员干部都要学懂弄通做实习近平新时代中国特色社会主义思想,使自己具有开放的视野、科学的思维、高尚的人格、健康的体魄、丰富的知识,不断创新方式方法,不断丰富和拓宽组织凝聚群众的路径,这样才无愧于工人阶级先锋战士的称号。党员干部的先锋模范作用在不同的时期有不同的内容。在疫情防控的关键时刻,各级党组织和广大党员、干部理应冲锋在前、实干担当,在战胜疫情过程中领悟中国共产党的初心和使命,强化政治功能和组织力,带领人民群众构筑起联防联控、群防群治的严密防线,以榜样的力量号召人民群众听党话、跟党走。

第三节　党员先锋模范作用的凸显

任何政党若要发挥一定的政治影响、达到一定的政治目标,都离不开广大党员的履职尽责和担当作为。作为中国人民和中华民族的

先锋队成员,共产党员既是人民群众中的"普通一员",又是其中的"先进分子"。在不同历史时期,共产党员始终发挥着先锋模范作用。这是党能够保持"两个先锋队"性质,在群众中享有崇高威望和号召力的重要原因。党员先锋模范作用主要表现为示范作用、带头作用、骨干作用。抗击疫情的斗争是广大党员在实践中充分发挥先锋模范作用的一次集中彰显。

一、努力锻造高素质党员干部队伍

要实现宏伟的历史使命就必须攻坚克难,客观上要求党必须具有强大的战斗力。要具有战斗力,每个党员就必须加强党性锻炼、增强党性修养,做到思想升华、信念执着、意志坚定。建党百年来,党一直强调党性修养,强调党员的自律、自省、自觉。党的十九大强调"革命理想高于天",思想建设是党的基础性建设,要把坚定理想信念作为党的思想建设的首要任务,教育引导全体党员牢记党的宗旨,挺起共产党人的精神脊梁,解决好世界观、人生观、价值观这个"总开关"问题。党的十九届四中全会明确要求建立不忘初心、牢记使命的制度,把不忘初心、牢记使命作为加强党的建设的永恒课题和全体党员、干部的终身课题,形成长效机制,坚持不懈锤炼党员干部忠诚干净担当的政治品格。不忘初心、牢记使命是每个党员一辈子的事,要在思想政治上不断进行检视、剖析、反思,不断去杂质、除病毒、防污染,这样才能永葆党的先进性和纯洁性、永葆党的生机活力,把党建设成"始终走在时代前列、人民衷心拥护、勇于自我革命、经得起各种风浪考验、朝气蓬勃的马克思主义执政党"[1]。

---

① 习近平:《决胜全面建成小康社会 夺取新时代中国特色社会主义伟大胜利——在中国共产党第十九次全国代表大会上的报告》,人民出版社,2017年,第62页。

党的事业、人民的事业，是靠千千万万党员干部的忠诚奉献铸就的，对党忠诚、为党分忧、为党担责、为党尽责，是共产党员义不容辞的政治责任。疫情防控是一场保卫人民群众生命安全和身体健康的严肃斗争，战"疫"检验着党员干部人民至上的衷心，锻造党员干部担当的铁肩膀、成事的真本领。疫情伊始，习近平总书记向全党发出号令，要求各级党组织和广大党员干部必须牢记人民利益高于一切，不忘初心、牢记使命，团结带领广大人民群众坚决贯彻落实党中央决策部署。

闻令而动，只争朝夕。各级党组织和广大党员干部以忠诚担重任、视使命如生命，在抗击疫情第一线奋力拼搏，将鲜红的党旗高高擎起。抗击疫情有两个阵地，一个是医院救死扶伤阵地，一个是社区防控阵地。在社区这个群防群治的重要战场，到处都可以见到共产党员的身影。从城市到乡村，机关干部、扶贫队员、退休老干部、志愿者等纷纷加入抗疫战场，战"疫"力量在社区防控阵地汇聚，筑起牢不可破的坚强防线。天津137个部委办局，由局级干部带队，带领1.3万多名党员干部下沉社区一线，他们以普通党员、社区居民、志愿者的身份，负责值守站岗、入户登记和服务居民等工作，与街道社区干部、物业人员、社区志愿者共同筑牢社区防线，以实际行动诠释对党和人民的忠诚。疫情防控工作成效检验和拓展了"不忘初心、牢记使命"主题教育成果。

二、坚定"使命必达"的信心

虽然此次新冠病毒疫情来势凶猛，但并不意味着它是不可战胜的。在党的坚强领导下，我国疫情防控工作取得了重大战略成果，有效维护了人民群众的生命安全和身体健康，最大限度保持了经济社会的平稳发展。

（一）在党的坚强领导下奋力抗疫

政党是一定阶级在政治上发展达到一定成熟程度的标志，也是一定阶级从自在阶级转变到自为阶级的标志。任何政党都有一个比较稳定的领导核心。一定的阶级、阶层或社会集团都要造就和选择一批经过考验、具有政治经验、斗争艺术和组织才能的政治人物，来成为政党的领袖。政党主要由领袖集团去统一全体党员进而统一本阶级、阶层或社会集团的思想和意志，集中指导全体党员进而指导本阶级、阶层或社会集团的联合行动。"在通常情况下，在多数场合，至少在现代的文明国家内，阶级是由政党来领导的；政党通常是由最有威信、最有影响、最有经验、被选出担任最重要职务而称为领袖的人们所组成的比较稳定的集团来主持，这都是起码的常识。"①中国特色社会主义制度是党和人民在长期实践探索中形成的科学制度体系，国家治理体系和治理能力是中国特色社会主义制度及其执行能力的集中体现。新中国成立七十多年来我们所取得的一切发展成就，从社会主义制度的确立、改革开放的启动到中国特色社会主义进入新时代等，无不得益于党坚强有力的领导。基于此，我们才有信心应对变局，才有能力化解一系列重大风险挑战、克服无数艰难险阻。

疫情发生以来，以习近平同志为核心的党中央高度重视，科学制定应对之策，统筹谋划疫情防控策略。习近平总书记亲自指挥部署，多次召开会议和听取汇报，作出一系列重要指示。面对疫情，党中央采取的一系列及时有力、高效务实的举措，充分体现了党的总揽全局、协调各方的领导核心作用，为我们打赢疫情防控人民战争、总体战、阻击战奠定了信心之基。在党中央的坚强领导下，广大党员干部临危不惧，积极贯彻落实党中央的决策部署，牢记为人民服务的宗旨，始终坚持人民至上、生命至上的理念，闻令而动、向险而行，在战"疫"一线践行初心使命，充分发挥出了基层党组织的战斗堡垒作用和党员的先锋模范作用，

---

①《列宁选集》（第四卷），人民出版社，1995年，第151页。

使党中央的决策部署第一时间执行实施、第一时间落地见效。世界卫生组织赴中国考察专家组负责人、世卫组织总干事高级顾问布鲁斯·艾尔沃德在谈到中国抗疫经验时认为:"中国采取了最彻底、最严格的防控举措,执行起来不折不扣。"①9500多万党员挺身而出、冲锋在前,形成了一个召之即来、来之能战、战之能胜的坚强战斗队伍。

马克思主义认为,政党的本质是阶级性,阶级性是政党的根本属性。任何政党都是代表一定的阶级、阶层的社会政治集团,并为其所代表的阶级、阶层的利益而斗争。无产阶级政党是适应无产阶级反对资产阶级的阶级斗争需要而产生的,是工人运动和科学社会主义相结合的产物。无产阶级政党是无产阶级的先锋队,它所代表的是无产阶级和绝大多数人的利益,他们没有任何同整个无产阶级的利益不同的利益。列宁也强调:"党的任务就是维护工人的利益,代表整个工人运动的利益。"②可以说,立党为公还是为私,执政为民还是谋取私利,是马克思主义政党区别于其他政党的显著标志。中国共产党从诞生之日起,就是人民利益的代表者、维护者,除了人民利益,党没有自己的利益。在抗击疫情的斗争中,党始终把人民生命安全和身体健康放在首位,以深厚的人民情怀切实维护人民群众的利益。

(二)以民众联合的力量提升必胜信心

公民有序参与是现代国家治理的显著特征。疫情防控作为国家治理实践中面临的一个重大挑战,是对国家治理体系和治理能力的一次实战检验,同样需要人民群众的广泛参与。新冠病毒是一种不易对付的敌人,抗击疫情是一场没有硝烟的战争,而取得抗疫之战胜利的力量之源蕴藏于人民群众之中。为此,必须紧紧依靠人民群众,广泛动员和

①《"中国展现了惊人的集体行动力与合作精神"》,《人民日报》,2020年2月27日。
②《列宁全集》(第二卷),人民出版社,1984年,第85页。

组织群众,充分释放蕴含在人民群众中的巨大能量。正如习近平总书记所指出的:"要广泛动员群众、组织群众、凝聚群众,全面落实联防联控措施,构筑群防群治的严密防线。"①为了更好地团结和动员群众,广大党员干部充分发挥党与人民群众联系的纽带和桥梁作用。在抗疫实践中,他们始终把人民群众生命安全和身体健康放在第一位,切实贯彻落实党的群众路线工作方法。在党员干部的带领下,广大人民群众以最快的速度行动起来、组织起来、凝聚起来,积极投身疫情防控工作中,共同构筑起了群防群治的严密防线。如在这次疫情防控中建立起的"干部+党员+群众""网格员+志愿者+群众"等联动机制,就是党员干部与广大群众齐心协力、共同抗疫的生动体现。这种一切依靠群众、一切为了群众的制度优势,是我们不断攻坚克难的力量之源,是我们坚定抗疫必胜信心之基。

三、恪守"我将无我"的责任

自疫情发生以来,广大党员干部不畏风雨、勇挑重担,意志坚定地与疫情进行斗争,展现出了强烈的责任感、使命感。习近平总书记在全国抗击新冠肺炎疫情表彰大会上指出:"这次抗疫斗争伊始,党中央就号召全党,让党旗在防控疫情斗争第一线高高飘扬,充分体现了中国共产党人的担当和风骨! 在抗疫斗争中,广大共产党员不忘初心、牢记使命,充分发挥先锋模范作用,25000多名优秀分子在火线上宣誓入党。"②

(一)以"跟我上"的战斗姿态培植塑造责任之心

马克思主义经典作家一直非常重视无产阶级政党的先进性对其发挥战斗力的重要作用和意义,列宁曾指出:"党是阶级的先进觉悟阶层,

---

① 习近平:《在统筹推进新冠肺炎疫情防控和经济社会发展工作部署会议上的讲话》,《人民日报》,2020年2月24日。
② 习近平:《在全国抗击新冠肺炎疫情表彰大会上的讲话》,《人民日报》,2020年9月9日。

是阶级的先锋队。这个先锋队的力量比它的人数大10倍、100倍，甚至更多。"①无产阶级政党的先进性体现在科学理论指导、具有严格的组织纪律，以及在实践中创造出比资本主义更多、更高的生产力等方面。与此同时，无产阶级政党的先进性与其党员的先进性是一个高度统一的有机体。党的先进性要通过党员的先锋模范作用来体现。党员干部以身示范、以身作则、言行一致、身体力行，既能够始终奋进在时代前列，又能够密切联系群众，全心全意地为人民服务，也是衡量和体现党的先进性的重要方面。换言之，只有保持共产党员的先进性，党的先进性才会有坚实的基础，党的凝聚力和战斗力才会有可靠的保证。但是共产党员的先进性与党的先进性并非一成不变的，而是具体的、历史的。在不同的历史时期、历史阶段，共产党员先进性的具体内容和要求是不尽相同的。共产党员的先进性总是同党在一定历史时期的中心任务紧密联系在一起的，总是与我们党面临的时代课题紧密联系在一起的。因此，共产党员的先进性就体现在能够积极主动地适应不同时代的要求，肩负起时代赋予的崇高使命，在引领时代潮流、推动社会发展中"走在前列、干在实处"。

疫情防控阻击战打响以来，广大党员以"跟我上"的战斗姿态，带领群众筑起了一道道坚不可摧的抗疫"堤坝"，表现出了共产党人强烈的角色意识和先进性意识。事实上，勇于担当一直是共产党人的优良传统和作风。毛泽东曾说："你是共产党员，是整个人民群众中间比较更觉悟的一部分人，是无产阶级里面比较更觉悟的一部分人。所以，我赞成这样的口号，叫做'一不怕苦，二不怕死'。"②此次疫情发生后，广大党员大力发扬"一不怕苦，二不怕死"的精神，第一时间挺身而出，以实事

---

① 《列宁全集》(第24卷)，人民出版社，1990年，第38页。
② 《建国以来毛泽东文稿》(第13册)，中央文献出版社，1998年，第40页。

求是的科学精神、主动作为的担当精神,不厌战、不逃责,敢于迎难而上、向险而行,展现出了良好的精神风貌和顽强斗志。共产党人从来都是实干家,其在群众中的巨大影响力、号召力是干出来、拼出来的。正是这种"喊破嗓子不如甩开膀子"的实干精神、担当精神,极大增强了共产党人的人格魅力,使其在群众中享有崇高威望和号召力,正如习近平总书记所指出的:"我们党作为马克思主义执政党,不但要有强大的真理力量,而且要有强大的人格力量;真理力量集中体现为我们党的正确理论,人格力量体现为我们党的优良作风。"①时代变了,共产党的性质和宗旨没有变,共产党人的本色和担当没有变。面对具有较高传染性的新冠病毒,广大党员奋不顾身、身先士卒,以战斗者的姿态、先行者的身份冲锋陷阵,充分彰显出了共产党人"向我看齐"的浩然正气和视死如归的大无畏精神。可以说,这种"跟我上""我先上"的模范行为是一种无言的力量、无形的影响力,在实践中产生了强大的示范效应和导向作用,增强了人民群众对党的亲近感、信赖感,有利于凝聚起抗击疫情的磅礴力量。

(二)以勇当抗疫先锋的模范行为践行责任之心

重视党员质量,是马克思主义建党学说的一条基本原则,也是无产阶级政党建设的一条成功经验。对于马克思主义政党来说,其自身的力量和作用,不仅取决于党员的数量,更取决于党员的质量。马克思、恩格斯指出,"共产党人是各国工人政党中最坚决的、始终起推动作用的部分"②,是无产阶级的先锋队。随着无产阶级政党不断发展壮大,在党员数量不断增加的同时,如何保证和提高党员质量就成为一个重要的课题。在马克思主义经典作家看来,党员数量固然重要,但党员质量

---

① 中共中央纪律检查委员会、中共中央文献研究室编:《习近平关于严明党的纪律和规矩论述摘编》,中央文献出版社、中国方正出版社,2016年,第98页。
②《马克思恩格斯选集》(第一卷),人民出版社,1995年,第285页。

无疑更为重要。列宁曾在《工人国家和征收党员周》一文中指出："徒有其名的党员,就是白给,我们也不要。世界上只有我们这样的执政党,即革命工人阶级的党,才不追求党员数量的增加。"①党的先进性和纯洁性,归根到底要靠党员的先进性和纯洁性来保证。作为共产党员,其先进性和纯洁性在很大程度上体现为能否在实践中发挥出先锋模范作用。在无产阶级政党成为执政党后,不乏一些投机分子、野心家等趁机混入党内,对此,列宁明确表示,那些只图享受当一个执政党党员的好处而不愿为共产主义忘我工作的人,是不能成为执政党党员的。他说:"我们不向这些普通党员许愿,说入党有什么好处,也不给他们什么好处。相反地,现在党员要担负比平常更艰苦更危险的工作。"②也就是说,党员的先锋模范不是一劳永逸的,而是需要不断地学习提高,不断地在实践中接受考验和磨炼,才能始终保持自身的先进性。

大事难事见担当,危难时刻显本色。疫情是砥砺党员干部初心使命的"试金石",紧要关头能不能站出来、顶上去,检验着党员干部政治品质的成色。越是危难之际、紧要关头,就越需要广大党员干部发挥主心骨的作用。习近平总书记在北京调研指导新型冠状病毒肺炎疫情防控工作时强调:"各级党政领导干部要靠前指挥、强化担当,广大党员、干部要冲到一线,守土有责、守土担责、守土尽责,集中精力、心无旁骛把每一项工作、每一个环节都做到位。"③初心使命不是说出来的,模范作用不是喊出来的,它们浸润在明责、履责、尽责中,体现在疫情防控的最前线,彰显在具体防疫成效上。疫情暴发后,广大党员干部全力以赴防止疫情扩散,充分发挥了抗疫"冲锋队""先锋官"和"排头兵"的重要作

---

① 《列宁专题文集·论无产阶级政党》,人民出版社,2009年,第222页。

② 《列宁选集》(第四卷),人民出版社,1995年,第52页。

③ 《以更坚定的信心更顽强的意志更果断的措施　坚决打赢疫情防控的人民战争总体战阻击战》,《光明日报》,2020年2月11日。

用。无论是卡口值守、上门排查，还是纾解群众心理压力、保障群众日常生活、服务企业复工复产，广大党员始终是抗击疫情这场硬仗中的"力量硬核"。面对疫情，广大党员干部靠前指挥、带头落实防控举措，对病患救治、人员摸排、物资供应等各项工作做到心中有数、心中有谱、心中有招，为制定出最周全的方案、采取最精准的措施奠定了坚实基础。

四、秉持"待民如亲"的情怀

以民为本，待民如亲，始终把人民群众的冷暖安危放在心上，不仅体现在风平浪静的"平时"，更体现在病毒肆虐的"战时"。在抗击疫情中，广大党员干部一方面与病毒作殊死搏斗，一方面更加注重维护人民群众的利益，更加注重保持同人民群众的血肉联系，在抗击疫情中厚植为民情怀。

（一）以人民至上的情怀让群众暖心

无产阶级政党的目标和宗旨就是为人民谋利益，建设以服务人民为宗旨的政党是马克思主义政党理论的基本要点之一。马克思认为，千百年来的统治阶级颠倒了国家与民众的关系，民众一直处于服从与被支配的被动地位。在此认识基础上，马克思首次明确提出了公仆思想和服务型政党理念，认为无产阶级政党最大的革命成就就是建立了具有服务性质的新型政党。列宁继承、丰富和发展了马克思恩格斯的服务型政党理论，他曾多次论述人民群众的力量是伟大的，布尔什维克要充分相信人民群众，善于从他们中间吸取力量，这是无产阶级政党取得革命胜利的源泉。同时，列宁还强调："先锋队只有当它不脱离自己领导的群众并真正引导全体群众前进时，才能完成其先锋队的任务。"[1]因此，他号召广大党员要不怕牺牲、不怕困难，要接近群众、服务群众、

---

[1] 《列宁选集》（第四卷），人民出版社，1995年，第646页。

帮助群众,从而赢得群众的爱戴和支持。

　　中国共产党人继承和发展了马克思主义经典作家的服务型政党思想,并在长期革命、建设和改革的过程中与人民群众建立起了鱼水深情、血肉联系。毛泽东曾指出:"共产党员在民众运动中,应该是民众的朋友,而不是民众的上司,是诲人不倦的教师,而不是官僚主义的政客。共产党员无论何时何地都不应以个人利益放在第一位,而应以个人利益服从于民族的和人民群众的利益。"①邓小平也强调:"我们的党史证明,只要我们不脱离群众,和群众始终保持着紧密的联系,我们就会无往而不胜。"②而全心全意为人民服务是中国共产党的立党宗旨,人民立场是中国共产党的根本立场,这也是马克思主义政党区别于其他政党的显著标志。

　　以人民为中心是中国共产党的根本价值追求和价值选择,这种价值追求和价值选择不仅融入日常实践中,更突出地表现于对重大公共卫生事件的处理和应对上。疫情暴发后,党坚持人民至上、生命至上,不惜一切代价保护人民生命安全和身体健康。在抗击疫情一线,广大党员坚决贯彻落实党中央的决策部署,自觉地涵养为民服务的情怀,自觉地把维护人民群众利益作为工作的出发点和落脚点。习近平总书记指出:"在当前防控新型冠状病毒感染肺炎的严峻斗争中,各级党组织和广大党员干部必须牢记人民利益高于一切,不忘初心、牢记使命,团结带领广大人民群众坚决贯彻落实党中央决策部署。"③2020年5月,他在参加十三届全国人大三次会议内蒙古代表团审议时再次强调:"我们党没有自己特殊的利益,党在任何时候都把群众利益放在第一位。……

---

①《毛泽东选集》(第二卷),人民出版社,1991年,第522页。
②《邓小平文集(一九四九——一九七四年)》(上卷),人民出版社,2014年,第273页。
③《团结带领广大人民群众坚决贯彻落实党中央决策部署　紧紧依靠人民群众坚决打赢疫情防控阻击战》,《光明日报》,2020年1月28日。

在重大疫情面前,我们一开始就鲜明提出把人民生命安全和身体健康放在第一位。"①从这些话语中,我们可以鲜明地感受到共产党以人为本的执政理念和执政为民的宗旨意识。在疫情防控中,广大党员坚持从人民群众的根本利益出发,始终把人民群众的生命健康权放在首位,迅速采取切实有效的措施,全力做好救治与防控工作,坚决遏制疫情的蔓延,给了人民群众以极大的心理慰藉和安全感。

(二)以有条不紊的科学防控让群众安心

马克思、恩格斯所领导创建的共产主义者同盟,是第一个无产阶级政党,即共产党。这是一个在群众观点上与资产阶级完全不同的新型政党,与资产阶级政党把人民群众作为竞选工具不同,无产阶级政党是以团结和带领广大人民群众实现自己的利益为目的的。所以马克思、恩格斯在论述无产阶级政党的性质时,从未把它当作一个孤立的、单纯的党派,而是强调它是与广大人民群众密切联系在一起。一方面,党是人民群众的领导者和先锋队;另一方面,党又必须紧密联系人民群众,依靠人民群众,一旦脱离人民群众,它就失去了自己赖以存在和发展的基础,就不能取得革命和建设的成功。以毛泽东同志为主要代表的中国共产党人,继承和发展了马克思主义经典作家的无产阶级政党理论。毛泽东认为,保持党同广大人民群众的血肉联系是中国共产党区别于其他政党的显著标志之一。这就要求广大党员干部必须坚持为崇高理想奋斗与为广大人民谋利益的一致性,坚持完成党的各项工作与实现人民利益的一致性。新中国成立后,这种理念转化为执政条件下的以人为本、执政为民,在抗疫中则具体化为以有条不紊的科学防控让群众安心。

基层党员干部处在联系群众、服务群众的最前沿,是党和群众、政

---

① 《坚持人民至上 不断造福人民 把以人民为中心的发展思想落实到各项决策部署和实际工作之中》,《光明日报》,2020年5月23日。

策与实践之间的连接点。基层党员干部是否具有良好的精神状态,能否以科学的精神实现防控工作的精准化、精细化,不仅直接影响到疫情防控效果,而且也影响党在人民群众中的形象和声誉。疫情暴发以来,广大基层党员干部从本地区、本部门的实际情况出发,第一时间制定工作方案、明确责任分工、动员群众参与,因地制宜地采取防控举措,增强疫情防控工作的针对性、有效性,使疫情防控工作井然有序、科学周密。从卫生检疫到应急处置、从舆情监测到舆论引导、从政策宣传到心理疏导、从物资供应到疫情摸排,广大党员干部积极作为、勇于担当,使各项疫情防控工作有条不紊地推进,疫情防控取得显著成效,"社区防控一线广大党员、干部及时将党和政府的声音传导到基层,组织动员群众做好防控,积极为群众排忧解难,抓实抓细网格服务管理"①。

五、发扬"如履如临"的作风

刘少奇在《论共产党员的修养》一文中指出:"我们共产党员,要有最伟大的理想、最伟大的奋斗目标,同时,又要有实事求是的精神和最切实的实际工作。这是我们共产党员的特点。如果只有伟大而高尚的理想,而没有实事求是的精神和切实的实际工作,那就不是一个好共产党员。"②就此次抗击疫情来说,所谓"实事求是的精神和最切实的实际工作",就是根据疫情形势的变化,脚踏实地、慎终慎始地推进疫情防控工作。

(一)以严谨细致的工作作风做好疫情防控工作

疫情防控是一项复杂、艰巨而系统的工作,任何细节上的疏漏,都可能引发严重的后果,危及整个防控大局。事实上,打赢这场疫情防控

---

① 中华人民共和国国务院新闻办公室:《抗击新冠肺炎疫情的中国行动》,《人民日报》,2020年6月8日。
②《建党以来重要文献选编(1921—1949)》(第16册),中央文献出版社,2011年,第494页。

战重点在"防",而"防"的关键在细,只有把方案想得再周全一点,把措施定得再精准一点,不留死角、不漏空隙,才能赢得抗疫斗争的胜利。为此,广大党员干部在严格落实党中央防控部署的基础上,充分结合各地区、各部门的实际情况,不断完善工作机制,细化应急预案,抓紧抓实抓细各项防控工作,把各类隐患摸排得更彻底,用"绣花的功夫"织就严丝合缝的防控网络。

在人员排查方面,广大党员干部充分发扬严谨细致的工作作风,采取拉网式、地毯式排查,不放过任何可疑情况和细节,做到零死角、零盲区、零疏漏。开展网格化精细管理,对重点人员进行密切跟踪、登记在册。从细处着眼、实处着力,对待防控工作严之又严、慎之又慎、细之又细,面对传染性较强的新冠病毒,除督促群众做好个人防护,提高防护意识外,广大党员干部还从阻断疫情传播链这一关键环节入手,在社区中增设物品自提点、无接触配送点,设置废旧口罩回收点,配备废旧口罩回收箱,对废旧口罩进行集中回收处置等。尤其是在企业复工复产、学生复课过程中,广大党员干部带头落实落细各项防控举措,织密全链条、全流程防控网,确保每一个细节无疏漏、每一个环节可防可控,力求做到疫情防控万无一失。

(二)以常备不懈的忧患意识坚守抗疫阵线

共产党人要常怀谨慎之心。所谓谨慎之心,不仅表现为能够坚持底线思维,常怀忧患意识,还表现在当某项工作、某项事业取得一定成绩时,不骄傲自满、盲目乐观,而是脚踏实地地坚持下去,直到取得最终的胜利。经过全国人民的共同努力,我国疫情防控取得了重大战略成果。对此,一些人出现了"歇歇脚""松口气"的想法,麻痹思想、厌战情绪、侥幸心理、松劲心态等由此而生,这对疫情防控工作来说是十分不利的。与之不同的是,绝大多数党员干部都能深刻认识到,疫情防控虽然取得了重大战略成果,但防控形势依然严峻,防控工作丝毫不能放松。一方面，随着各地生产生活秩序逐步恢复，复产复工有序推进，人口流动增加，加之境外输入隐患，依然存在着疫情"反弹"的风险。在未获全胜之前，任何的"轻敌"和麻痹大意都可能使我们前功尽弃。另一方面，全球疫情形势依然十分严峻，一些国家的新冠病毒感染人数不断增加，输入性风险依然很高。事实证明，疫情防控远未到"鸣金收兵""停步歇脚"之时，抗击疫情将是一场持久战。为此，广大党员干部自觉克服"差不多"的情绪，毫不放松地抓紧、抓实、抓细疫情防控各项工作，不给病毒以任何可乘之机，做到了常备不懈。

总而言之，疫情暴发以来，广大党员干部闻令而动、勇敢"逆行"，以战斗姿态全身心投入疫情防控工作。他们顶在前面、干在难处，既是抗疫斗争中的"战斗员""宣传员"，又是"组织员""联络员""跑腿员"，以实际行动在抗疫前线筑起一座座坚固的"红色堤坝"。在这场没有硝烟的战"疫"中，广大党员充分发挥了先锋模范作用，他们是疫情防控的中坚力量。

第四节　在疫情大考中坚持全面从严治党

习近平总书记指出："全面从严治党，是我们党在新形势下进行具有许多新的历史特点的伟大斗争的根本保证。"[1]疫情防控实践充分证明，全面从严治党保持了党的先进性和纯洁性，让中国共产党人敢于斗争、敢于胜利的政治品格和政治优势得以进一步彰显，使党进一步在攻坚克难中成长成熟、壮大力量。

---

[1] 中共中央文献研究室编：《习近平关于全面从严治党论述摘编》，中央文献出版社，2016年，第9页。

一、从严管党治党是中国共产党的鲜明品格

勇于自我革命，从严管党治党，是党最鲜明的品格和最突出的优势。新时代全面从严治党的实践，发扬了这个品格，扩大了这个优势，让党在领导中国人民应对疫情大考时更加坚定、自信、从容。

（一）党的建设是重要制胜法宝

综观波澜壮阔的百年历程，党之所以能团结带领人民在革命岁月踏歌行进、在建设时期开拓进取、在改革年代乘风破浪，一个重要原因就是高度注重自身建设，使党始终适应实践的要求、时代的大势、人民的期待。毛泽东曾将统一战线、武装斗争、党的建设并称为战胜敌人的三个主要法宝。①

"中国共产党是全中国人民的领导核心。没有这样一个核心，社会主义事业就不能胜利。"②社会主义革命和建设时期，党中央提出了"党要管党"的重要论断。③改革开放后，邓小平在"中国要出问题，还是出在共产党内部"④的清醒认识下，大力推进党的建设，使中国特色社会主义事业的领导核心日益稳固。江泽民指出："治党始终坚强有力，治国必会正确有效。"⑤党要走在时代前列，就必须"锲而不舍地加强自身建设，把推进新的伟大工程视为自己的神圣责任"⑥。胡锦涛强调：党的坚强领导核心地位"是通过加强和改进自身建设，不断增强创造力、凝聚力、战斗力赢得的"⑦。习近平从担任总书记伊始就强调的"打铁还需自

---

① 参见《毛泽东选集》（第二卷），人民出版社，1991年，第606页。
② 《毛泽东文集》（第七卷），人民出版社，1999年，第303页。
③ 参见《邓小平文选》（第一卷），人民出版社，1994年，328页。
④ 《邓小平文选》（第三卷），人民出版社，1993年，第380页。
⑤ 《江泽民文选》（第二卷），人民出版社，2006年，第496页。
⑥ 《江泽民文选》（第一卷），人民出版社，2006年，第404页。
⑦ 《胡锦涛文选》（第三卷），人民出版社，2016年，第11页。

身硬"①到党的十九大指出"打铁必须自身硬"②的转变,说明了党的建设的极端重要性。

（二）新时代全面从严治党成效卓著

中国特色社会主义进入新时代,世情、国情、党情都要求全方位提升党的建设的科学化水平。党的十八大以来,基于"党要管党、从严治党"的经验,党中央明确提出"全面从严治党",并将之纳入"四个全面"战略布局。"全面从严治党,核心是加强党的领导,基础在全面,关键在严,要害在治。"③这样的治党实践抓铁有痕、踏石留印,开创了党的建设新局面。

党建新局面之新,首先在于对管党治党思想的守正创新。以习近平同志为核心的党中央,在总结历史经验基础上,提出党的建设领域一系列新理念、新思想,集中体现在党的十九大所指明的新时代党建总要求中。这个总要求,强调必须坚持和加强党的全面领导,坚持党要管党、全面从严治党;确立以加强党的长期执政能力建设、先进性和纯洁性建设为主线,以党的政治建设为统领;明确全面推进党的政治、思想、组织、作风、纪律建设,把制度建设贯穿其中,深入推进反腐败斗争;强调把党建设成为始终走在时代前列、人民衷心拥护、勇于自我革命、经得起各种风浪考验、朝气蓬勃的马克思主义执政党。这些思想体现了以习近平同志为核心的党中央对于党建规律的深刻把握。

党建新局面之新,还在于形成了全面从严的高压态势。"全面"强调的是管全党、治全党,"严"就是真管真严、敢管敢严、长管长严。党的十

---

① 《习近平谈治国理政》（第一卷）,外文出版社,2018年,第4页。

② 习近平:《决胜全面建成小康社会　夺取新时代中国特色社会主义伟大胜利——在中国共产党第十九次全国代表大会上的报告》,人民出版社,2017年,第61页。

③ 中共中央文献研究室编:《习近平关于全面从严治党论述摘编》,中央文献出版社,2016年,第11页。

八大以来,党内思想教育方面主题、专题活动环环相扣,监督执纪方面巡视利剑锋芒愈显,建章立制方面"四梁八柱"迅速构筑,反腐斗争方面"打虎"无禁区、"拍蝇"零容忍、"猎狐"撒天网。经过数年努力,要求严、措施严、对上严、对下严、对事严、对人严的党建气候,已经在全党形成。

(三)抗疫斗争是对治党能力水平的大考

办好中国的事情,关键在党。新冠肺炎疫情突如其来,党中央将疫情防控视为大考。这次大考,不仅是对国家治理体系和治理能力的考验,也是对作为执政党的中国共产党自身建设、自身治理能力水平的集中检验。习近平总书记指出:"能不能打好、打赢这场疫情防控的人民战争、总体战、阻击战,是对各级党组织和党员、干部的重大考验"①,是对各地区各单位管党治党水平、领导班子和党员干部队伍建设水平实打实的考验。②

全面从严治党,既是疫情大考要检验的重要内容,又是党领导人民顺利通过这次考验的基本保障。在疫情防控中自觉主动查找问题,裨补阙漏,加快提升党的建设水平,是党在马克思主义唯物辩证法指导下善于化危为机、变压力为动力的生动体现,展示了中国共产党人应对重大风险考验的积极态度,展示了一个百年大党强烈的责任担当意识和自我革命精神,展示了一个有着七十多年执政经验的先进政党的卓越执政能力和成熟自信。

二、全面从严治党是战胜疫情的重要保障

广大人民群众是抗击疫情的主体力量,中国共产党则是抗击疫情

① 习近平:《在统筹推进新冠肺炎疫情防控和经济社会发展工作部署会议上的讲话》,《人民日报》,2020年2月24日。
② 参见《统筹推进疫情防控和经济社会发展工作 奋力实现今年经济社会发展目标任务》,《光明日报》,2020年4月2日。

的坚强领导者、组织者,正如习近平总书记所指出的:"正是因为有中国
共产党领导、有全国各族人民对中国共产党的拥护和支持,中国才能创
造出世所罕见的经济快速发展奇迹和社会长期稳定奇迹,我们才能成
功战洪水、防非典、抗地震、化危机、应变局,才能打赢这次抗疫斗争。"①
但是中国共产党人以什么样的精神状态和斗争姿态投入到这场前所未
有的疫情大考中,则直接关系到疫情防控的进展和效果,关系到党在人
民群众中的形象,关系到党的国际声誉。疫情发生后不久,中共中央印
发了《关于加强党的领导、为打赢疫情防控阻击战提供坚强政治保证的
通知》,明确要求在疫情防控工作中加强党的领导,这体现了全面从严
治党的一贯要求,对遏制疫情蔓延、全面稳定局势起到重要作用。

　　面对突如其来的疫情,中国特色社会主义制度优势得到进一步的
验证和彰显,中国共产党则展示出了强大的领导力、组织力、动员力。
不仅如此,与西方一些国家的政党对疫情漠不关心、敷衍塞责,无法有
效动员和组织本党党员积极投入疫情防控斗争相比,中国共产党不仅
第一时间动员和组织党员投身疫情防控第一线,而且将疫情防控、经济
社会发展和全面从严治党同谋划、同部署、同推进、同考核,层层传导压
力、层层压实责任,始终推进全面从严治党不放松,确保党员干部思想
不松懈、工作不松劲、责任不松肩,以疫情防控成绩检验全面从严治党
工作的成色。所以党在疫情防控中的重要作用,不仅表现在党中央总
揽全局、协调各方的重要作用,以及党的组织优势和广大党员的先锋模
范作用方面,还表现在选贤任能和正风肃纪方面,各级党组织和党员为
疫情防控提供了强大的政治引领和组织保障。具体来说,各级党政领
导干部是疫情防控的决策者和指挥者,是人民群众生命安全的第一责
任人。他们的个人工作能力、工作作风如何,直接关系到疫情防控中的

---

① 习近平:《在全国抗击新冠肺炎疫情表彰大会上的讲话》,《人民日报》,2020年9月9日。

政策制定、组织协调、任务落实等各项工作，直接决定了其能否团结和带领广大群众齐心协力共同战"疫"。因此，在疫情防控中，党始终坚持高标准、严要求的原则选拔任用干部，按照战时标准和战时程序"调兵遣将"，该提的提、该奖的奖，该撤的撤、该换的换，让那些政治素质高、综合能力强，敢于担当、敢于负责的党员干部脱颖而出，充分发挥选贤任能的导向作用，使他们在斗争实践中发挥出了"头雁"的重要作用，为取得疫情防控工作的成效奠定了重要基础。

作风建设是全面从严治党的重要组成部分。人民群众是中国共产党的力量之源，在疫情防控中，中国共产党发扬密切联系群众的优良传统，号召党员干部要相信群众、依靠群众，当好群众的贴心人和主心骨，时刻把人民群众放在心中最高位置。中共中央印发的《关于加强党的领导、为打赢疫情防控阻击战提供坚强政治保证的通知》中，明确提出"对不敢担当、作风飘浮、落实不力的，甚至弄虚作假、失职渎职的，要严肃问责"。严明的纪律规矩有利于防范和杜绝疫情防控工作中的不正之风，督促和引导党员干部在疫情防控中坚持群众路线，从而更加密切党群、干群关系，从而更好地把广大群众发动起来、组织起来，为抗击疫情凝聚起磅礴的力量。

可以说，坚持全面从严治党，使得中国共产党这一领导核心更加坚强有力，同时也为打赢疫情防控人民战争、总体战、阻击战提供了坚强的领导力量、政治保证、组织保障，奠定了坚实的群众基础，这是抗疫取得重大战略成果的一大法宝。中国共产党是在自我革命中不断发展壮大的，也是在自我革命中攻坚克难、不断前进的。疫情防控取得重大战略成果，这是充分发挥中国特色社会主义制度优势，举国上下共同抗击疫情的结果，是党中央运筹帷幄、科学调度，广大党员干部冲锋在前、敢于担当的成果，是全面从严治党效果的一次充分彰显。面对这样一场非常战"疫"，我国治理体系和治理能力经受住了大考，全面从严治党的基本原则和方针也经受住了检验。

三、在疫情防控中持续加强党的革命性锻造

全面从严治党,只有进行时,没有完成时。党中央根据新时代党的建设总要求,结合抗疫实际坚定不移推进全面从严治党,做到管党有方、治党有力、建党有效。

（一）筑牢抗疫斗争的思想政治基石

旗帜鲜明讲政治是中国共产党作为马克思主义政党的根本要求。党的十九大把政治建设纳入党建总要求并摆在首位。全面从严治党,首要的是政治上从严,目的在于确保全党团结统一、行动一致。这是全国上下形成强大抗疫合力、彰显社会主义制度优越性的关键举措。

新冠肺炎疫情出现后,党中央多次从加强党的政治建设的角度提出明确要求。2020年1月25日,习近平总书记指出,面对疫情加快蔓延的严重形势,必须加强党中央集中统一领导,各级党委和政府要增强"四个意识"、坚定"四个自信"、做到"两个维护",坚定不移把党中央各项决策部署落到实处,贯彻落实情况要及时向党中央报告。①几天后,中共中央印发《关于加强党的领导、为打赢疫情防控阻击战提供坚强政治保证的通知》。2月3日,在主持中央政治局常委会会议时,习近平总书记再次强调,要坚决服从党中央统一指挥、统一协调、统一调度,做到令行禁止。对党中央决策部署贯彻落实不力的,要敢于批评,责令其立即整改;对不服从统一指挥和调度、本位主义严重的,除追究直接责任人的责任外,情节严重的还要对党政主要领导进行问责。②

① 参见《中共中央政治局常务委员会召开会议　研究新型冠状病毒感染的肺炎疫情防控工作》,《人民日报》,2020年1月26日。
② 参见习近平:《在中央政治局常委会会议研究应对新型冠状病毒肺炎疫情工作时的讲话》,《求是》,2020年第4期。

政治"总开关"拧得紧,思想上就能自觉统一,行动上就会贯彻落实党中央要求。天津市委强调要把战"疫"过程作为践行习近平新时代中国特色社会主义思想的过程,把战"疫"成效作为增强"四个意识"、坚定"四个自信"、做到"两个维护"的具体体现。①政治上、思想上的坚定,是举措"硬核"、防控有力的前提保证。从严加强党的政治建设,成为党和人民敢于斗争、敢于胜利的力量源泉。

(二)锤炼为民务实的过硬作风

全面从严治党,既要全方位用劲,也要重点发力,坚持问题导向。有什么问题就解决什么问题,什么问题突出就着力攻克什么问题。疫情防控展开后,有的地方出现了形式主义、官僚主义的苗头。一些职能部门只图自身方便,不与其他部门沟通协调、统一行动,简单化地把任务往下推,看似积极部署,实则让下级部门及基层工作者陷入重复低效的工作中。②这类现象是与党的作风建设要求相违背的。

作风问题从根本上讲是党性问题。作风不正、不纯,就会浪费资源、延误工作、败坏风纪,最终严重损害党的执政基础和执政地位。习近平总书记曾深刻论述道:"形式主义实质是主观主义、功利主义,根源是政绩观错位、责任心缺失,用轰轰烈烈的形式代替了扎扎实实的落实,用光鲜亮丽的外表掩盖了矛盾和问题。官僚主义实质是封建残余思想作祟,根源是官本位思想严重、权力观扭曲,做官当老爷,高高在上,脱离群众,脱离实际。"③坚决反对包括官僚主义、形式主义在内的"四风",既是党的十八大以来全面从严治党的破题之举,又始终是党的作风建设的重要内容。2020年初,中央纪委国家监委公布的上一年12

---

① 参见《天津:"战时机制"锻造出的"硬核城市"》,《光明日报》,2020年2月28日。
② 参见《别让形式主义消耗基层干部抗疫精力》,《新华每日电讯》,2020年2月1日。
③ 中共中央文献研究室编:《习近平关于全面从严治党论述摘编》,中央文献出版社,2016年,第153~154页。

月全国查处违反中央八项规定精神问题统计表,首次向社会公开查处形式主义、官僚主义问题的数据。①此举就是要用指标体系这一"指挥棒",切实把查处形式主义、官僚主义问题作为纪律审查和监察调查的重点。

由于对官僚主义、形式主义问题保持高度警惕,"表格抗疫"、频开鼓劲式会议、"迎检大战"、作秀留痕等现象,很快引起了党中央注意。习近平总书记多次强调整治抗疫中的形式主义、官僚主义问题,让基层干部把更多精力投入抗疫工作一线。各地纪检监察机关向形式主义、官僚主义果断亮剑。例如,湖北省纪委会同省委组织部下发《关于在疫情防控中坚决整治形式主义、官僚主义的通知》,明确提出对六大类形式主义、官僚主义问题要依规依纪依法从重从快查处。②黑龙江省纪委监委要求,坚决纠治疫情防控过分注重填表格、要数据、报材料,增加基层负担等形式主义、官僚主义行为。③坚决扭转不正之风的态度及举措,成为抗疫在短时期内收效巨大的重要保证因素。可见,反对形式主义、官僚主义以创造良好的政治生态及工作环境,既是最大限度激发党组织战斗力的前提,又是党务实、扎实、求实优良作风充分彰显并得以进一步锤炼、弘扬须具备的条件。

(三)打造坚强可靠的干部队伍

"政治路线确定之后,干部就是决定的因素。"④"党要管党,首先是管好干部;从严治党,关键是从严治吏。"⑤疫情防控实践证明,党的干部

---

① 参见《中央纪委国家监委调整违反中央八项规定精神问题数据统计指标 查处形式主义官僚主义问题数据首次公布》,中央纪委国家监委网站,2020年1月19日。

② 参见《巩固拓展作风建设成效,今年这么干》,《中国纪检监察》,2020年第7期。

③ 参见《强化问责从重从快查处形式主义》,《法制日报》,2020年2月28日。

④《毛泽东选集》(第二卷),人民出版社,1991年,第526页。

⑤ 中共中央文献研究室编:《习近平关于全面从严治党论述摘编》,中央文献出版社,2016年,第131页。

队伍总体上是经得起考验的，但也有少数干部表现不佳。习近平总书记明确指示，对工作不投入、不深入、不会干、不能干、不作为、乱作为的干部要及时问责，对紧要关头当"逃兵"的要就地免职。①从2020年1月底湖北省黄冈市卫健委主任因"一问三不知"而被免职，直至年底北京顺义发生局部聚集性疫情后该区高丽营镇党委及多名干部被问责或处分，各级纪委监委监督执纪力度丝毫不减。仅据福建省纪委监委2020年2月底时的通报，省纪检监察机关当时已查处100起疫情防控不力问题，处理责任人170人。②中央纪委国家监委网站不断公布疫情防控失职失责的典型案例，以警示、教育各级干部。

"中国共产党的伟大不在于不犯错误，而在于从不讳疾忌医，敢于直面问题，勇于自我革命，具有极强的自我修复能力。"③中国在疫情防控之初就对履职不力的官员"动真格"，引起了美国《华尔街日报》、新加坡《联合早报》、德国之声电台等外媒的关注。④失责必问、问责必严，体现了中国共产党正视问题的自觉和敢于刀刃向内的勇气，彰显了党自我革命的决心和意志，更向世界展现了百年大党的蓬勃朝气和执政风范。

党从严治吏又始终坚持严管和厚爱相统一。习近平总书记强调："要把干部在推进改革中因缺乏经验、先行先试出现的失误和错误，同明知故犯的违纪违法行为区分开来；把上级尚无明确限制的探索性试验中的失误和错误，同上级明令禁止后依然我行我素的违纪违法行为区分开来；把为推动发展的无意过失，同为谋取私利的违纪违法行为区

---

① 参见习近平：《在中央政治局常委会会议研究应对新型冠状病毒肺炎疫情工作时的讲话》，《求是》，2020年第4期；习近平：《在统筹推进新冠肺炎疫情防控和经济社会发展工作部署会议上的讲话》，《人民日报》，2020年2月24日。

② 参见《强化问责从重从快查处形式主义》，《法制日报》，2020年2月28日。

③《十八大以来重要文献选编》（下），中央文献出版社，2018年，第589页。

④ 参见《外媒关注：中国问责抗疫不力官员"动真格"》，参考消息网，2020年2月13日。

分开来。"①疫情防控期间追责问责,既要严格有力,又须分别情况。天津市纪委监委有关负责同志表示:"疫情防控特殊时期,战时纪律比平时更严格,战时状态的问责比平时更要精准。我们坚持实事求是、依规依纪依法,深深把握尺度、把握政策、把握效果,落实好'三个区分开来'要求,以精准问责激励党员干部履职尽责。"天津市纪委监委印发的《关于进一步加强疫情防控监督执纪问责工作的通知》,强调要强化严肃精准执纪,深化运用监督执纪"四种形态",严肃精准实施问责,把是否有利于激励党员干部履职尽责,形成凝心聚力、众志成城的防控合力作为重要标准。②

与惩处问题干部形成鲜明对比的是,一些在危机中挺身而出,展现强烈担当意识和优秀能力的干部受到"火线嘉奖""火线提拔"。党中央多次指示,对抗疫中表现突出的干部要大力褒奖、大胆使用。2020年2月中下旬,天津市就提拔了一批在战"疫"中脱颖而出的干部。4月10日,湖北省委组织部报请省委研究批准,拟提拔重用4名在疫情防控中表现优异、业绩突出、群众公认的干部,其中包括后来被授予"人民英雄"国家荣誉称号的武汉市金银潭医院党委副书记、院长张定宇。此类消息一出,人民群众纷纷点赞。选人用人,是党内政治生活的风向标。从严治党、奖惩分明,是贯彻落实新时代党的组织路线的具体表现,不仅保证了抗疫斗争有序推进,更进一步试出了民心向背,夯实了党长期执政的基础。

四、化危为机中推进党的自我革命

要把新时代坚持和发展中国特色社会主义这场伟大社会革命进行

---

① 《习近平谈治国理政》(第二卷),外文出版社,2017年,第225页。

② 参见中共天津市委宣传部编:《2020津门战"疫"纪实》,天津人民出版社,2020年,第201页。

好,党就必须勇于进行自我革命,并以此推动社会革命。党的十八大以来,中央准确把握党自我革命的深刻内涵,提出增强自我净化、自我完善、自我革新、自我提高能力的目标要求。党以勇于自我革命的精神应对疫情大考,抗疫斗争又使党的自我革命持续深化。

(一)促进自我净化

中国共产党是拥有9500多万党员的世界第一大政党,要想始终保持肌体健康,就必须具备并不断增强自我净化能力。抗疫斗争中,一些作风漂浮、对党和人民不负责任的干部纷纷现出原形。党不断披沙拣金,纯净组织,并注重吸收新鲜血液。疫情防控展开以来的8个多月里,有25000多名优秀入党积极分子在火线上宣誓入党,①壮大了党的力量、增强了党的活力,进一步展现了党的先进性、凝聚力和向心力。

党在领导抗疫过程中始终表现出的全心全意为人民服务、以人民为中心的宗旨理念,共产党员在斗争一线展现出的舍生忘死、英勇无畏的高贵品质,还成为推动全党思想持续自我净化的精神营养。各级党组织明确把抗疫斗争当作“不忘初心、牢记使命”主题教育成果转化的重要阵地。榜样的引领作用、抗疫精神的教育力量,促使广大党员、干部主动进行自我检视,打扫思想灰尘,不断增强政治免疫力,稳固理想信念“压舱石”,进一步筑牢信仰之基、补足精神之钙、把稳思想之舵。

(二)加快自我完善

疫情犹如一面放大镜,让优势和长处、短板与不足都显现得更加清晰。抗疫斗争反映出全面从严治党实践中仍有一些问题亟待解决。以作风建设为例。2019年3月,中央办公厅印发了《关于解决形式主义突出问题为基层减负的通知》。该年全国共查处形式主义、官僚主义问题

---

① 参见习近平:《在全国抗击新冠肺炎疫情表彰大会上的讲话》,《人民日报》,2020年9月9日。

7.49万起，处理党员干部10.8万人，①力度不可谓不大。然而疫情防控展开后，形式主义、官僚主义顽疾再度发作。正如习近平总书记所指出的："作风问题最容易反弹，如果不紧紧抓住，一些已经初步压下去的问题很可能死灰复燃。"②这就要求我们必须及时总结经验、吸取教训，抓紧补短板、堵漏洞、强弱项。

加快党的自我完善，要在抓常、抓细、抓长上下功夫，推进党内法规制度体系建设是主要路径。"制度优势是一个政党、一个国家的最大优势。"③党的十九届四中全会提出完善全面从严治党制度，并明确指出要完善和落实全面从严治党责任制度。2020年3月，中共中央办公厅印发《党委（党组）落实全面从严治党主体责任规定》，这既是党中央一贯强调压实管党治党主体责任的体现，又反映出被疫情防控实践检验了的党建经验。这是党在领导抗疫斗争中加快自我完善的重要表现。

（三）深化自我革新

深化党的自我革新，必须把握时代发展大势，通过革故鼎新开辟未来。一场抗疫斗争让全党进一步明确了在思想观念上应该破什么、立什么，在体制机制等方面要创新什么、怎样创新。

中国的伟大抗疫成就再次证明，中国特色社会主义最本质的特征是中国共产党领导，中国特色社会主义制度的最大优势是中国共产党领导。"中国共产党所具有的无比坚强的领导力，是风雨来袭时中国人民最可靠的主心骨。"④在抗疫斗争中推进全面从严治党，首先是坚决破

---

① 参见《中央纪委国家监委调整违反中央八项规定精神问题数据统计指标 查处形式主义官僚主义问题数据首次公布》，中央纪委国家监委网站，2020年1月19日。
② 中共中央文献研究室编：《习近平关于全面从严治党论述摘编》，中央文献出版社，2016年，第163页。
③ 习近平：《在"不忘初心、牢记使命"主题教育总结大会上的讲话》，《人民日报》，2020年1月9日。
④ 习近平：《在全国抗击新冠肺炎疫情表彰大会上的讲话》，《人民日报》，2020年9月9日。

除、反对一切弱化党的领导的错误思想观念。疫情防控的客观要求,还促使全党不断适应新工作方法,进而推动变革。例如,为降低病毒感染风险,各级党政部门都减少开会次数、压缩会议时间,并尽可能采取线上形式。这不仅与中央解决形式主义问题的有关要求相符合,还推动各级各部门在实践中探索高效、务实的工作机制、工作方式。

推进党的自我革新,更须主动作为、大胆创新。天津市委在此次应对重大公共卫生事件中果断启动"战时机制",就是在坚持和完善党的领导方面勇于创新的典型。"战时机制"不仅使天津完成了防控疫情的"硬任务",还确保了企业复工复产的分类进行。①党对一切工作的领导方式、领导优势,在"战时机制"这一危机应对创新举措中得到充分运用和展现。

(四)实现自我提高

加强党的长期执政能力建设,是党的十九大提出的党建新课题。重大疫情突发以及疫情防控转为常态化,对党加强执政能力提出更高要求。习近平总书记指出:"这次疫情防控工作中,一些领导干部的治理能力和专业能力明显跟不上,必须引起高度重视。"他要求领导者"增强综合能力和驾驭能力,学习掌握自己分管领域的专业知识,使自己成为内行领导"②,就是在讲党的领导干部自我提高的问题。

习近平总书记强调:"干部要提高专业素养。专业素养是专业知识、专业能力、专业作风、专业精神的统一,而不仅仅是专业对口那么简单。"③中央在指挥、部署疫情防控时总结出干部须具备必胜之心、责任

---

① 参见《天津:"战时机制"锻造出的"硬核城市"》,《光明日报》,2020年2月28日。

② 习近平:《在统筹推进新冠肺炎疫情防控和经济社会发展工作部署会议上的讲话》,《人民日报》,2020年2月24日。

③ 中共中央文献研究室编:《习近平关于全面从严治党论述摘编》,中央文献出版社,2016年,第143~144页。

之心、仁爱之心、谨慎之心和责任担当之勇、科学防控之智、统筹兼顾之谋、组织实施之能,是对新时代干部加强专业素养的重要要求。

抗疫斗争的实践还有力表明,习近平新时代中国特色社会主义思想为做好统筹疫情防控和经济社会发展工作指明了正确方向、提供了根本遵循,是强大思想武器、科学行动指南。这更提醒全党,加强理论修养是实现自我提高的根本路径,只有理论上清醒、坚定,才能有政治上清醒、坚定,只有将马克思主义及其中国化最新理论成果学懂弄通做实,才能掌握执政方法、把握执政规律,真正实现自我提高。

总之,2020年是极不平凡的一年。在这一年中,中国共产党交出了一份人民满意、世界瞩目、可以载入史册的抗疫答卷,中华民族伟大复兴向前迈出了新的步伐。当前,我们正处在"两个一百年"奋斗目标的历史交汇点上,这是一个船到中流浪更急、人到半山路更陡的时候,也是一个愈进愈难而又非进不可的时候。当今世界,百年未有之大变局加速演进,我国发展的内部条件和外部环境正在发生深刻复杂变化,改革发展稳定任务艰巨繁重。"艰难方显勇毅,磨砺始得玉成","征途漫漫,惟有奋斗。"[1]只要我们勠力同心,集中力量办好自己的事,就"没有任何力量能够撼动我们伟大祖国的地位,没有任何力量能够阻挡中国人民和中华民族的前进步伐"[2],因为我们有无比强大而深厚的底气,那就是我们有为中国人民谋幸福、为中华民族谋复兴,始终不忘初心、牢记使命的中国共产党的坚强领导。

---

[1]《国家主席习近平发表二〇二一年新年贺词》,《光明日报》,2021年1月1日。
[2]《习近平谈治国理政》(第三卷),外文出版社,2020年,第79页。

▶▶ 第三章　疫情里看制度

　　中国特色社会主义的制度优势是中国战胜疫情的重要保障。坚持党在疫情防控中的领导,是疫情防控取得重大战略成果的重要经验。疫情防控过程中,各级党组织发挥了领导作用。中国特色社会主义基本经济体制在疫情期间凸显了集中力量办大事的优势,既保障了医护人员、医疗设施的供应,又确保了疫情防控物资的供应,从而能够统筹疫情防控和经济社会发展,实现双战双赢。在疫情防控过程中,强大的制度优势又转化为政府治理和社会治理的效能,保障了人民生命和财产安全,在政府治理、社会治理等各个方面都取得了显著成效。在中国共产党的领导下,中国在疫情防控方面进行了组织结构、职能责任等多方面重组,建立起"多主体协同、多职能互补"

的复合治理体系,体现出统一领导、属地管理、重心下沉等特点,有效地将党委领导、政府负责、社会协同、公众参与、科技支撑整合起来,发挥了合力效应。当然,我们仍然需要对疫情防控过程中出现的问题进行反思。针对此次疫情应对过程中暴露出来的短板和不足,我们需要健全国家应急管理体系,提高处理急难险重问题的能力,以改革提升制度优势和治理效能。

◄◄

　　抗击新冠肺炎疫情,既是一场惊心动魄的抗疫大战,又是一场艰苦卓绝的历史大考,在这场"大战"和"大考"中,中国何以取得令世人瞩目的成绩,原因种种,其中制度优势十分显著。党的十九届四中全会提出,中国特色社会主义制度和国家治理体系是具有强大生命力和巨大优越性的制度和治理体系。在这一体系中,起四梁八柱作用的是根本制度、基本制度、重要制度,三者有机衔接、协调有序、结构严密,共同构建起系统完备、科学规范、运行有效的制度体系。习近平总书记曾指出:"衡量一个国家的制度是否成功、是否优越,一个重要方面就是看其在重大风险挑战面前,能不能号令四面、组织八方共同应对。"①中国特色社会主义国家制度和国家治理体系是一套行得通、真管用、有效率的制度体系,其多方面显著优势在这场疫情防控人民战争、总体战、阻击战中得到充分彰显。

　　通观疫情防控过程,我们发现,发挥制度优势一直是中国人民取得疫情防控重大战略成果的重要保障,也是疫情防控取得阶级性成效的经验。在中国疫情发展的早期,习近平总书记在与世卫组织总干事谭德塞会谈时就明确指出:"在中国共产党的坚强领导下,充分发挥中国特色社会主义制度优势,紧紧依靠人民群众,坚定信心、同舟共济、科学防治、精准施策,我们完全有信心、有能力打赢这场疫情防控阻击战。"②这实际上是在疫情之初就确定的基本原则,即发挥制度优势,激活治理体系和治理能力,打赢疫情防控阻击战。随着中国疫情防控不断取得重要成效,在统筹推进新冠肺炎疫情防控和经济社会发展工作部署会上,习近平总书记再一次指出:"防控工作取得的成效,再次彰显了中国

---

① 习近平:《在全国抗击新冠肺炎疫情表彰大会上的讲话》,《人民日报》,2020年9月9日。
②《习近平会见世界卫生组织总干事谭德塞》,《人民日报》,2020年1月29日。

共产党领导和中国特色社会主义制度的显著优势。"①全面发挥制度优势,提升治理效能,为疫情防治提供了根本保障,是疫情防治的制度之维。在全国疫情防控取得重大战略成果之后,全国抗击新冠肺炎疫情表彰大会于 2020 年 9 月 8 日召开,习近平总书记在会上发表重要讲话指出,抗疫斗争伟大实践再次证明,中国特色社会主义制度所具有的显著优势,是抵御风险挑战、提高国家治理效能的根本保证。

　　我国国家制度和国家治理体系具有多方面的显著优势,在这次疫情防治的过程中,这些制度优势得到了充分的展现。如果说疫情防控是一次大考的话,那么制度优势就是通过这次大考体现出的重要的底气和自信。习近平总书记指出,我国社会主义制度具有非凡的组织动员能力、统筹协调能力、贯彻执行能力,能够充分发挥集中力量办大事、办难事、办急事的独特优势,这次抗疫斗争有力彰显了我国国家制度和国家治理体系的优越性。②这次疫情防控,中国共产党团结带领中国人民交出了令人满意的答卷,也是中国特色社会主义制度发挥优势的结果。在 2020 年 2 月 3 日中共中央政治局常委会会议上,习近平总书记就明确指出,这次疫情是对我国治理体系和治理能力的一次大考。此后,在 2 月 14 日中央全面深化改革委员会第十二次会议上、在 3 月 10 日考察武汉时,习近平总书记又两次重申了这一命题。在中国共产党的领导下,中国疫情防控的成功经验体现了中国特色社会主义制度的显著优势,党中央的集中统一领导等成为中国人民战胜疫情的制度保障。同时,疫情防控取得阶段性成果还在于这些显著的制度优势转化为强大的治理效能,政府治理

---

①《习近平在统筹推进新冠肺炎疫情防控和经济社会发展工作部署会议上强调 毫不放松抓紧抓实抓细防控工作 统筹做好经济社会发展各项工作》,《人民日报》,2020 年 2 月 24 日。

②参见习近平:《在全国抗击新冠肺炎疫情表彰大会上的讲话》,《人民日报》,2020 年 9 月 9 日。

体系和社会治理体系在疫情防控中发挥了显著的效能。世界卫生组织总干事高级顾问布鲁斯·艾尔沃德在2020年9月7日也高度评价了中国在疫情防控中展现的制度优势。他认为,中国对公共卫生基础设施的投入、中国人民的个人责任感、中国各级政府对防疫工作的高度重视,是中国抗疫能取得显著成果的重要原因。①当然,我们也要汲取教训,加快补齐、增强治理体系的短板和弱项,完善重大疫情防控体制机制,健全国家公共卫生应急管理体系。

第一节 党的领导制度提供根本保证

坚持党对疫情防控的领导,是疫情防控取得成功的重要经验。习近平总书记多次强调:"党政军民学,东西南北中,党是领导一切的。"②同时也强调:"中国特色社会主义最本质的特征是中国共产党领导,中国特色社会主义制度的最大优势是中国共产党领导。"③

透过此次疫情,我们清楚地看到,中国国家制度与国家治理各个方面显著优势的发挥都同党的领导密切联系在一起。这些制度优势与治理效能包括但不限于:①密切联系群众,紧紧依靠人民推动国家发展的显著优势;②全国一盘棋,调动各方面积极性,集中力量办大事的显著优势;③聚天下英才而用之,培养造就更多更优秀人才的显著优势;④独立自主和对外开放相统一,积极参与全球治理,为构建人类命运共同体不断作出贡献的显著优势;⑤全面依法治国,建设社会主义法治国家,切实保障社会公平正义和人民权利的显著优势等,中国特色社会主

---

① 参见《全球"战疫"的中国贡献》,央视网,2020年9月10日。
②《习近平谈治国理政》(第二卷),外文出版社,2017年,第21页。
③ 习近平:《在庆祝中国共产党成立95周年大会上的讲话》,人民出版社,2016年,第22页。

义制度在多个方面的显著优势都是通过党的全面领导和集中统一领导的优势发挥出来的。可以这样讲,中国共产党的领导是根本优势,是疫情防控能够发挥治理效能的核心、基础和关键。习近平总书记指出,抗疫斗争伟大实践再次证明,中国共产党所具有的无比坚强的领导力,是风雨来袭时中国人民最可靠的主心骨。①

中国共产党的领导在疫情防控期间发挥的根本保证作用与西方国家的党争体制形成了鲜明的对比。《纽约时报》专栏作者托马斯·弗里德曼(Thomas Friedman)根据不同国家在疫情防控中的表现,将现代国家分为"紧密的"和"松散的"两大类型。紧密型的国家拥有严密的规则和秩序可以挽救生命,例如中国、新加坡。而与此相对应的是松散型国家,如美国,因为缺乏协调和公众人物的鲁莽加剧了美国人所面临的风险。②以美国为代表的"松散型"国家最典型的特征就是其分散的党争体制,党争体制最主要的弊端是决策效率相对较低,甚至是意见不一、相互掣肘,不能迅速地确定有效的政策方案,或者是已经提出的政策建议难以贯彻执行,导致疫情不断扩散蔓延。同时,党争体制的另一个弊端是动员能力较差。疫情防控需要适时调度资源,确保资源充足、分配合理,然而西方国家由于以联邦制、多党制和选举为基础建立的政治体制,联邦政府与地方之间存在严格的权力界限,难以横跨行政区域进行资源调度。2020年9月10日,美国疾病预防和控制中心前主任托马斯·弗里登(Thomas Frieden)承认,美国联邦政府应对新冠疫情的方式是失败的,就抗疫而言,美国政府是全球落后者,近六成受访人士不认可特

---

① 参见习近平:《在全国抗击新冠肺炎疫情表彰大会上的讲话》,《人民日报》,2020年9月9日。
② 参见吴俊桑:《来自西方学者的观察:疫情之下如何反思世界》,新京报网,2020年4月2日。

朗普政府应对疫情的表现。①美国知名政治学家弗朗西斯·福山（Francis Fukuyama）也一语道破了美国的党争体制在疫情防控中显露出的弊端。他指出，这场史无前例的疫情本应成为美国人放下分歧、团结一致的机会，但总的来说，疫情却加剧了美国的政治极化，两党就国家所面临的问题存在严重分歧，严重的党争是限制民众执行"保持社交距离"等防疫建议的最大障碍，而且随着时间的推移，政治极化很可能会变得更加严重。②

一、党总揽全局、协调各方的全面领导

在疫情防控过程中，坚持党的全面领导，为疫情防控取得胜利提供了根本保证。党的全面领导体现在方方面面，包括对人大、政府、政协、监察机关、审判机关、检察机关、武装力量、人民团体、企事业单位、基层群众自治组织、社会组织等的领导，同时也包括党对各项事业领导的具体制度，落实到统筹推进"五位一体"总体布局、协调推进"四个全面"战略布局各方面。在疫情期间，各级党组织的政治功能和组织力得到发挥，党员干部的治理本领、治理能力得到提升，各级领导干部的学习本领、政治领导本领、改革创新本领、科学发展本领、依法执政本领、群众工作本领、狠抓落实本领、驾驭风险本领，甚至是斗争本领，都很好地发挥出来，在疫情防控方面起到了重要作用。

党的民主集中制保证了党议事决策制度的高效。民主集中制是党的根本组织制度和领导制度。在疫情防控中，中国共产党贯彻落实民主集中制，充分调动了全党的积极性、创造性，有力保障了全党思想和行动的统一，高效制定并全面执行了疫情防控的各项重大举措，避免了

---

① 参见《美疾控中心前主任：美国政府应对新冠疫情的方式是失败的》，新华网，2020年9月11日。

② 参见《美国政治极化阻碍疫情应对（深度观察）》，央视网，2020年7月30日。

在政策制定和执行过程中出现相互掣肘的情况,确保令行禁止。民主集中制的制度和原则促使各类国家机关提高能力和效率、增进协调和配合,形成治国理政的强大合力,①这在疫情防控期间表现得更为明显。在民主集中制的基础上,党的议事决策制度保证了治理效能的高效。疫情防控期间,中共中央政治局和中共中央政治局常委会举行了多次会议,在稳定的会期制度之上,针对疫情防控的不同阶段,及时研判形势,做出了全面的部署和动员。中央应对新型冠状病毒感染肺炎疫情工作领导小组在中共中央政治局常委会的领导下开展工作,由国务院总理李克强担任组长,领导成员也分属党政多个机构,全面准确地贯彻落实了党中央的各项决策部署,形成了高效的议行合一机制。

人民代表大会制度使党的主张通过法定程序上升为国家法律法规,是我国的根本政治制度。党的十九届四中全会审议通过的《中共中央关于坚持和完善中国特色社会主义制度 推进国家治理体系和治理能力现代化若干重大问题的决定》,明确提出坚持和完善人民代表大会制度这一根本政治制度。人民代表大会制度是坚持党的领导、人民当家作主、依法治国有机统一的根本政治制度安排,是支撑中国国家治理体系和治理能力的根本政治制度。党领导人民,通过人民代表大会制度的法定程序,将党的路线方针政策和决策部署转化为具体的法律制度和政策法规,善于使党的主张通过法定程序成为国家意志,也是加强和完善党的领导的题中应有之义。疫情防控期间,全国人大常委会和地方各级人大常委会全力落实党中央决策部署,为统筹推进疫情防控和经济社会发展提供法治保障。2020年2月24日,十三届全国人大常委会第十六次会议表决通过了《全国人民代表大会常务委员会关于全面禁止非法野生动物交易、革除滥食野生动物陋习、切实保障人民群众

---

① 参见《习近平谈治国理政》(第二卷),外文出版社,2017年,第290页。

生命健康安全的决定》,将党的主张通过会议程序形成了法律。

党的全面领导保证了疫情防控和经济社会发展工作统筹推进。习近平总书记指出:"打好、打赢这场疫情防控的人民战争、总体战、阻击战,必须加强党对统筹推进疫情防控和经济社会发展工作的领导。"①党的领导在这场战"疫"中发挥了总揽全局、协调各方的根本作用,这也是我国能够在短时间内有效应对乃至打赢疫情防控阻击战的根本政治保证。疫情暴发初期,党中央就及时印发了《关于加强党的领导、为打赢疫情防控阻击战提供坚强政治保证的通知》,凝聚起众志成城、全力以赴、共克时艰的强大能量。正是在党中央的集中统一领导之下,才建立起了集中统一、上下协同、运行高效的疫情治理体系,全面整合政府、市场、社会组织和志愿者等多方面力量,充分调动人力物力资源,合理有序地引导他们参与到疫情防控的人民战争、总体战、阻击战之中,形成了有序协调各方、医疗救治科学、物资保障充分、隔离防控有力、舆论引导有效的局面。

党对政府的领导,凝聚了党政同心抗疫的体制优势。相较于西方国家的分权制衡体制,中国制度的优势在于既能坚持党的领导,又能发挥政府在国家管理活动中的积极性、主动性和创造性,保障政府充分行使其管理职权,充分发挥政府管理的作用。面对新冠肺炎疫情这样的重大公共危机事件,在党的领导下,党政分工合理有序,同心协力。中央及时成立了中央应对新型冠状病毒感染肺炎疫情工作领导小组,这是中共中央根据全国防控新型冠状病毒感染疫情的紧迫形势需要成立的决策指挥机构,在中央政治局常委会领导下开展工作,加强对全国疫情防控的统一领导、统一指挥。国务院也成立了应对新型冠状病毒感

---

① 《习近平在统筹推进新冠肺炎疫情防控和经济社会发展工作部署会议上强调 毫不放松抓紧抓实抓细防控工作 统筹做好经济社会发展各项工作》,《人民日报》,2020年2月24日。

染的肺炎疫情联防联控工作机制，形成了疫情防控的合力。党中央还向湖北等疫情重点地区派出中央指导组，统一指挥、统一协调、统一调度，做到令行禁止。地方各级党政部门都相应成立了新冠肺炎疫情防控工作指挥部或工作组，推动有关地区全面加强一线防控工作。这些疫情防控的指挥决策机构最典型的特征是其组成人员和单位分属不同党政机关，在党的领导下，设置了多个职能机构，确保疫情防控政策制定和实施的高效，实现了党政分工合作，将现有体制优势转变为疫情防控的效能。

党团结带领全国各族人民，形成了团结一心、众志成城的磅礴伟力。党的十九届四中全会通过的《中共中央关于坚持和完善中国特色社会主义制度 推进国家治理体系和治理能力现代化若干重大问题的决定》指出，密切联系群众，紧紧依靠人民，推动国家发展，是我国国家制度和国家治理体系的显著优势。中国共产党的性质、立场和价值追求使其具有强大的群众组织力和社会号召力。疫情防控是一场人民战争，中国共产党把人民群众的生命安全和身体健康放在第一位，把疫情防控工作作为当前最重要的工作来抓，全面动员，全面部署，充分践行群众路线，紧紧依靠人民群众，调动群众积极参与疫情防控，制定周密的方案，组织各方力量开展防控，形成了全社会同心同德，举国行动，共同抗疫的强大能量，"各级党委和政府、各部门各单位各方面闻令而动，全国农村、社区、企业、医疗卫生机构、科研机构、学校、军营各就各位。在党中央的坚强领导下，全国迅速形成统一指挥、全面部署、立体防控的战略布局，有效遏制了疫情大面积蔓延，有力改变了病毒传播的危险进程，最大限度保护了人民生命安全和身体健康"①。"各党政军群机关和企事业单位等紧急行动、全力奋战，广大医务人员无私奉献、英勇奋

---

① 习近平：《在全国抗击新冠肺炎疫情表彰大会上的讲话》，《人民日报》，2020年9月9日。

战,广大人民群众众志成城、团结奋战,打响了疫情防控的人民战争,打响了疫情防控的总体战,全国形成了全面动员、全面部署、全面加强疫情防控工作的局面。在党中央集中统一领导下,在各方面共同努力下,防控工作正有力开展。"[1]党发挥领导人民防控疫情的制度优势,采取并充分落实了最严格、最彻底的防控举措,取得了积极成效,展现了强大的动员能力和打赢疫情防控人民战争、总体战、阻击战的强大信心。在疫情防控的过程中,全国人民心往一处想、劲往一处使,把个人冷暖、集体荣辱、国家安危融为一体,"天使白""橄榄绿""守护蓝""志愿红"迅速集结,"我是党员我先上""疫情不退我不退"誓言铿锵、丹心闪耀。14亿中国人民同呼吸、共命运,肩并肩、心连心,绘就了团结就是力量的时代画卷![2]

　　在党的领导下依法防控新冠疫情,确保了疫情期间的公民权利和社会秩序,为疫情防控提供了保障。依法防控是这次疫情防控的重要特征,这不仅保证了在疫情防控中我国的制度优势得以发挥,还保证了其运行的规范性。包括《中华人民共和国传染病防治法》《中华人民共和国突发事件应对法》《中华人民共和国国境卫生检疫法》和2003年"非典"后制定的《突发公共卫生事件应急条例》在内的一整套法律法规在疫情防控期间发挥了重要的规范作用。在中央全面依法治国委员会第三次会议上,以习近平同志为核心的党中央,全面部署依法防控工作,提出了全面提高依法防控、依法治理能力,运用法治思维、法治方式完善疫情防控相关立法,加大对危害疫情防控行为的执法司法力度,依法做好疫情报告和发布工作,引导广大人民群众增强法治意识等各个

---

　　[1]《中共中央政治局常务委员会召开会议　研究加强新型冠状病毒感染的肺炎疫情防控工作　中共中央总书记习近平主持会议》,《人民日报》,2020年2月4日。
　　[2] 参见习近平:《在全国抗击新冠肺炎疫情表彰大会上的讲话》,《人民日报》,2020年9月9日。

方面要求,确保了抗击疫情过程中的依法防控。

在党的领导下,各级纪检监察机关在疫情治理体系中也充分落实了全面依法治国的各项要求,发挥了检查和监督职能。党的十九届四中全会通过的《中共中央关于坚持和完善中国特色社会主义制度 推进国家治理体系和治理能力现代化若干重大问题的决定》指出,我国国家制度和国家治理体系有着坚持全面依法治国、建设社会主义法治国家、切实保障社会公平正义和人民权利的显著优势。党和国家监督体系是党在长期执政条件下实现自我净化、自我完善、自我革新、自我提高的重要制度保障。从此次疫情防控来看,这一体系发挥了应有的制度优势与治理效能,对于在疫情防控过程中出现的各种问题能够及时发现、及时解决,不仅推动了党中央决策得到有效的贯彻落实,同时也对各项疫情防控工作起到了监督作用。疫情防控期间,各级纪检监察机关强化纪律检查和政策监督,以党纪国法为准绳,对疫情防控政策的落实情况进行检查和监督,承担政策反馈和纠偏的作用,特别是"四不两直"(不发通知、不打招呼、不听汇报、不用陪同接待,直奔基层、直插现场)工作法在疫情治理中得到广泛运用。2020年2月13日,中央纪委强调,纪检监察机关要坚决有力监督保障执行,继续紧盯疫情防控责任落实、重点工作和重点环节强化政治监督,督促各级党委、政府落实主体责任,督促卫生健康、交通、市场监管、药监等部门履行行业监管职责,通过信息化信访方式畅通群众监督渠道。

党领导军队在新冠肺炎疫情防控中也发挥了独特的重要作用。人民军队积极参与战"疫",是疫情防控的重要力量。"党的领导,是人民军队始终保持强大的凝聚力、向心力、创造力、战斗力的根本保证。"[1]党的十九届四中全会通过的《中共中央关于坚持和完善中国特色社会主义

---

①《习近平谈治国理政》(第二卷),外文出版社,2017年,第415页。

制度 推进国家治理体系和治理能力现代化若干重大问题的决定》指出,我国国家制度和国家治理体系有着坚持党指挥枪,确保人民军队绝对忠诚于党和人民,有力保障国家主权、安全、发展利益的显著优势。在疫情防控中,在党的领导下,人民军队在2020年农历除夕夜即赶往武汉,全力参加疫情防控。人民解放军闻令而动,冲锋在前。中央军委迅速启动应急机制,第一时间建立军队应对突发公共卫生事件联防联控工作机制,按照"高度重视、积极应对、联防联控、科学处置"的原则,对军队防控疫情工作进行全面部署。经中央军委批准,解放军派出3支医疗队共450人,分别从上海、重庆、西安三地乘坐军机出发,截至2020年2月24日23时44分,全部抵达武汉机场,25日投入到武汉地区指定接诊新型冠状病毒感染的肺炎病例较多的地方医院开展救治工作。"武汉战役"是此次新冠疫情防控的攻坚战,在此次攻坚战中,在党的领导下,人民军队发挥了重要作用。中央军委也及时印发了《关于坚决贯彻习主席重要指示,加强军队党的领导、打赢疫情防控阻击战的通知》,要求军队各级党组织和广大党员自觉用党中央、习主席决策指示统一思想和行动,坚决完成党和人民赋予军队的疫情防控任务,当好疫情防控的先锋队、突击队,打好疫情防控阻击的军政协同仗、军民团结仗。

在军队前方指挥协调组的指挥协调下,抗疫官兵迅速成立临时党委、临时党支部,建立各项运行机制,统筹运用一线专家团队力量,汇集各抽组单位优势学科专长,成立联合专家指导组,深度融合,联合作战。据不完全统计,来自陆军、海军、空军、火箭军、战略支援部队、联勤保障部队、武警部队多个医疗单位的共4000多名军队支援湖北医疗队队员奔赴武汉,130辆军用运输车日夜穿梭在武汉市生活物资网点和医疗单位之间,累计出动车辆4600余台次、兵力近1.7万人次,累计行车超过

52万千米,成为一座城市非常时期的生命大动脉。①

指示和批示制度,保证了政策传达和信息传递的高效与准确。除了常态化的文件传达制度,新冠肺炎疫情防控期间,党中央也多次运用了指示和批示制度。疫情暴发初期,习近平总书记针对疫情防控下达了五次指示。一般而言,指示和批示具有较强的指导性、针对性,使某个重要事项、某项重要工作能顺利进行。疫情防控期间的指示和批示不仅提出了疫情防控的总体要求和全面部署,也针对特定区域和特定问题作出了相应的指导。相较于常态化的文件制度,指示和批示的传达效率和信息传递速度较快,针对特定问题的指导意见也更加有针对性、更为明确,助力疫情防控形成"全国一盘棋"的格局。

二、党中央权威和集中统一领导

党的十九届四中全会通过的《中共中央关于坚持和完善中国特色社会主义制度 推进国家治理体系和治理能力现代化若干重大问题的决定》指出,坚持党中央的集中统一领导,是我国国家制度和国家治理体系的显著优势。加强党中央的集中统一领导,是疫情防控的坚实政治基础和组织基础。党中央成立了"中央应对疫情工作领导小组",并且向疫情严重地区派出指导组。正是因为党中央的集中统一领导,才形成了"全国一盘棋"的疫情防控格局,以新型举国体制充分调用资源,调动各方面积极性,展现了中国速度、中国规模和中国效率。

党中央集中统一领导的制度架构,是疫情防控取得成功的政治保障。2020年1月25日,中共中央政治局召开常委会,以习近平同志为核心的党中央针对疫情防控作出了重要的政治决定和战略部署。中央应

---

① 参见《人民军队坚决落实习主席重要指示执行新冠肺炎疫情防控任务纪实》,《解放军报》,2020年9月7日。

对疫情工作领导小组由李克强总理担任组长,在中央政治局常委会领导下开展工作。此后,中央政治局常委会、中央政治局召开21次会议研究决策,作出了系统化的决策和部署。这些都体现了党中央对疫情防控的集中统一领导。坚持党的领导,首先是坚持党中央权威和集中统一领导,这是党的领导的最高原则,任何时候任何情况下都不能含糊、不能动摇,①各级党委和政府要服从党中央统一指挥,做到"全国一盘棋"。在疫情防控中,党中央充分发挥了总揽全局、协调各方的根本作用。各级党委和政府必须坚决服从党中央的统一指挥、统一协调和统一调度,做到令行禁止。

党中央集中统一领导,突出了疫情防控制度的顶层设计。尽管疫情防控的基本原则是属地管理,但中央成立应对疫情工作领导小组、向武汉派出指导组等一系列制度安排在全国疫情防控中起到了重要作用。在疫情防控早期,中央就明确要求,在思想与行动上,各级党委和政府要和党中央保持一致,"增强'四个意识'、坚定'四个自信'、做到'两个维护'","加强统一领导、统一指挥,坚定不移把党中央各项决策部署落到实处,贯彻落实情况要及时向党中央报告"②。各级党委和政府要做到"全国一盘棋","坚决服从党中央统一指挥、统一协调、统一调度,做到令行禁止"③。

党中央集中统一领导体现在领导和指导结合的制度架构。中央应对疫情工作领导小组的架构,体现了中央在疫情防控过程中的集中统一领导。党中央向湖北等疫情严重地区派出指导组,推动有关地方全

① 参见习近平:《在全国组织工作会议上的讲话》,人民出版社,2018年,第2页。
②《中共中央政治局常务委员会召开会议　研究新型冠状病毒感染的肺炎疫情防控工作　中共中央总书记习近平主持会议》,《人民日报》,2020年1月26日。
③《中共中央政治局常务委员会召开会议　研究加强新型冠状病毒感染的肺炎疫情防控工作　中共中央总书记习近平主持会议》,《人民日报》,2020年2月4日。

面加强防控一线工作,直接体现了中央疫情防控中的精准施策理念;孙春兰副总理一直现场坐镇指挥,体现了中央的集中统一领导。一系列组织安排和职责分工发挥了在疫情防控过程中党中央总揽全局、协调各方的领导制度体系的作用。根据《国家突发公共卫生事件应急预案》等法律法规的规定,全国突发公共卫生事件应急指挥部负责对特别重大突发公共卫生事件的统一领导、统一指挥,作出处理突发公共卫生事件的重大决策。根据一级响应的要求,发生特别重大突发公共卫生事件,相应省级指挥部根据国务院的决策部署和统一指挥,组织协调本行政区域内应急处置工作。党中央也明确要求"各地区各部门必须增强大局意识和全局观念,坚决服从中央应对疫情工作领导小组及国务院联防联控机制的指挥"①。

　　党中央集中统一领导使新型举国体制保证了疫情防控期间中央集中统一领导与发挥地方自主性的辩证统一。疫情初期的疫情阻击战是一场不分人群、不分地域的总体战,既要做到"全国一盘棋",同时各地又要精准施策,根据实际情况调整疫情防控措施,减少疫情防控对群众生产生活的影响。首先,在行动上要坚决服从党中央统一指挥、统一协调、统一调度,做到令行禁止。其次,把湖北省当作疫情防治主战场,举全国之力予以支援、加强湖北的疫情防控工作,打好"武汉保卫战,湖北保卫战",保持内防扩散、外防输出的防控策略,加强对防疫力量薄弱地区的防控。"只有集中力量把重点地区的疫情控制住了,才能从根本上尽快扭转全国疫情蔓延局面",同时,要全力做好北京疫情防控工作,完善京津冀联防联控机制。最后,要针对不同区域的情况,以县域为单元,制定风险等级,完善差异化防控策略,精准施策,落实非疫情防控重

①《中共中央政治局常务委员会召开会议　研究加强新型冠状病毒感染的肺炎疫情防控工作　中共中央总书记习近平主持会议》,《人民日报》,2020年2月4日。

点地区分区分级精准防控策略,把疫情造成的损失降到最低。

党中央集中统一领导的制度架构形成了疫情防控的强大合力。坚持和完善中国特色社会主义制度、推进国家治理体系和治理能力现代化,是全党的一项重大战略任务。这一重大战略任务的实现,必须在党中央统一领导下进行,科学谋划、精心组织,远近结合、整体推进。就此次新冠疫情防控来看,中国特色社会主义制度优势得到有效发挥,治理效能得到提高,与党对疫情防控的领导是分不开的。

制度得到有效的执行,焕发了生机和活力。各级党委、政府及各级领导干部有着鲜明的制度意识,能够带头维护制度权威,做制度执行的表率。在 2020 年 1 月 25 日中央政治局常委会会议上,习近平总书记明确要求,要按照"集中患者、集中专家、集中资源、集中救治"的原则,将重症病例集中到综合力量强的定点医疗机构进行救治,及时收治所有确诊病人。也正是这种集中统一领导,才会在充实医疗救治队伍力量的时候,能够把地方和军队医疗资源统筹起来,合理使用,形成合力。① 也正是在中国共产党的领导下,面对来势汹汹的疫情,全国人民上下一心、迎难而上,通力合作、共同抗疫,取得了阶段性的巨大胜利。

第二节 社会主义基本经济制度发挥了显著优势

坚持公有制为主体、多种所有制经济共同发展,按劳分配为主体、多种分配方式并存的社会主义基本经济制度,既体现了社会主义制度的优越性,又同我国社会主义初级阶段社会生产力发展水平相适应,

① 参见《中共中央政治局常务委员会召开会议 研究新型冠状病毒感染的肺炎疫情防控工作 中共中央总书记习近平主持会议》,《人民日报》,2020 年 1 月 26 日。

是中国特色社会主义制度的重要组成部分。在疫情防控期间,这样的经济制度凸显了集中力量办大事的优势,既保障了医护人员的充实、医疗设备的供应,又确保了疫情防控的物资供应,能够统筹疫情防控和经济社会发展,实现双战双赢。新冠肺炎疫情防控对我国的基本经济制度和运行机制都进行了一次实战检验。疫情防控期间,我国的基本经济制度发挥了不可替代的优势,取得了举世瞩目的成就。在疫情防控中,我国经济体系以"坚定信心、同舟共济、科学防治、精准施策"的疫情防控总方略为统领,既能实现"政府有为",又能做到"市场有效",统筹"集中力量办大事"与充分发挥市场活力,既充分发挥了市场在资源配置中的决定性作用,又更好地发挥了政府的作用。在抗击新冠肺炎疫情过程中,围绕物资保障、设施保障和医疗保障这三个方面,形成了坚强的战"疫"防线,我国基本经济制度的优势充分转变为疫情防控的效能。

我国国家制度和治理体系具有多方面的显著优势,其中就有"坚持全国一盘棋,调动各方面积极性,集中力量办大事的显著优势"①。习近平总书记对集中力量办大事更是非常肯定,曾经明确指出:"我们最大的优势是我国社会主义制度能够集中力量办大事。这是我们成就事业的重要法宝。"②习近平总书记多次提到"举国体制"及其优势。党的十九届四中全会上通过的《决定》明确提出,要"构建社会主义市场经济条件下关键核心技术攻关新型举国体制"。2020年3月2日,习近平在北京考察新冠肺炎防控科研攻关工作时强调,协同推进新冠肺炎防控科研攻关,为打赢疫情防控阻击战提供科技支撑,再次提到"要完善关键

①《中国共产党第十九届中央委员会第四次全体会议文件汇编》,人民出版社,2019年,第页。
②《习近平谈治国理政》(第二卷),外文出版社,2017年,第273页。

核心技术攻关的新型举国体制"①。新型举国体制发挥了不可替代的作用,形成了"全国一盘棋",充分调用资源,调动各方面积极性,展现了中国速度、中国规模和中国效率。

中国特色社会主义制度始终将人民群众的生命安全和身体健康放在第一位。中国特色社会主义基本经济制度的优势使得疫情防控从一开始就能够以人民为中心,而不是为了经济利益而不顾人民的生命安全和健康。习近平总书记指出:"在保护人民生命安全面前,我们必须不惜一切代价,我们也能够做到不惜一切代价,因为中国共产党的根本宗旨是全心全意为人民服务,我们的国家是人民当家作主的社会主义国家。"②如果把经济利益放在第一位,那就不会作出果断停工、停业的决定,甚至冒着疫情扩散的风险复工、复业,使得疫情得不到有效控制,并最终影响到经济。这也使得中国的疫情防控与其他国家的疫情防控形成鲜明的对比。在美国就出现了官员把选民的选票放在第一位,甚至出现了官员关心自己的股票,在得知疫情信息后不是向公众公布,而是卖掉自己的股票寻求自保的现象。

我国的基本经济制度能够增进人民福祉,使改革发展成果更多更公平惠及全体人民。促进人的全面发展是中国共产党立党为公、执政为民的本质要求。必须健全幼有所育、学有所教、劳有所得、病有所医、老有所养、住有所居、弱有所扶等方面的国家基本公共服务制度体系,尽力而为,量力而行,注重加强普惠性、基础性、兜底性民生建设,保障群众基本生活;创新公共服务提供方式,鼓励支持社会力量兴办公益事业,满足人民群众多层次多样化的需求;重点支持开展常态长效疫情防

---

① 《协同推进新冠肺炎防控科研攻关 为打赢疫情防控阻击战提供科技支撑》,《人民日报》,2020年3月3日。

② 《习近平在全国抗击新冠肺炎疫情表彰大会上发表重要讲话》,新华网,2020年9月8日。

控、重点支持帮扶企业保市场主体、重点支持帮扶群众保居民就业、重点下沉财力保基层运转以及集中财力支持重大项目建设。可以说，公有制经济在支持疫情防控、稳住经济基本盘、保障基本民生等方面发挥了重要作用。①

一、集中力量加强医疗救治

抗击新冠肺炎疫情，既需要防，又需要治。疫情的迅速蔓延，常常是在很短的时间内使医疗系统超负荷运行。在这种情况下，医护力量、医疗设施等医疗资源的保障就显得非常重要。能不能在短时间内集中公共医疗资源，全力救治患者；能不能充分调用全国的医护力量，全力救治病患；能不能为医疗费用提供保障，确保患者及时救治，这些问题直接关系到新冠病毒患者的生命。根据德国《德意志报》报道，当欧洲和世界其他地区面临疫情挑战，欧洲的公共生活面临崩溃时，人们回顾中国在抗疫中的表现，惊讶地发现，中国在数周内建起了新的医院，生产了数以亿计的口罩，得到世界卫生组织的赞扬，中国的成就堪称典范。

在医疗设施方面，中国特色社会主义基本经济制度保证能够很好地"盘活存量"与"扩充增量"。在疫情防控期间，中国改造了现有医院，新建了传染病应急医院，建设了方舱医院，迅速扩充了医疗设施；同时，还征用了530多个宾馆、高校宿舍和培训中心等非医用设施，将其改造成隔离点。正是在经济制度等重要制度的支持下，"我们举全国之力实施规模空前的生命大救援，用10多天时间先后建成火神山医院和雷神山医院、大规模改建16座方舱医院、迅速开辟600多个集中隔离点，19个省区市对口帮扶除武汉以外湖北省的16个市州，最优秀的人员、最急需

---

① 参见《财政部：新增财政资金在疫情防控、保就业等方面发挥重要作用》，央视网，2020年8月26日。

的资源、最先进的设备千里驰援,在最短时间内实现了医疗资源和物资供应从紧缺向动态平衡的跨越式提升"①。这体现了中国特色社会主义的制度优势和治理效能。

医疗保障是赢得新冠肺炎防控人民战争、总体战、阻击战的重要武器。2020年6月2日,习近平总书记主持召开专家学者座谈会时讲了这样一段话:"在这一次疫病流行的时候,我们毅然地,为了防控疫情,对经济社会发展按下了暂停键,不惜付出很高的代价,把人民的生命和健康放在第一位。人的生命只有一次,必须把它保住,我们办事情一切都从这个原则出发。"②

集中公共医疗资源,实现患者集中救治。2020年1月20日,习近平总书记作出重要指示,要求"各级党委和政府及有关部门要把人民群众生命安全和身体健康放在第一位"③。1月25日,中共中央政治局常委会召开会议,提出"集中患者、集中专家、集中资源、集中救治"的"四个集中"原则④,要求将重症病例集中到综合力量强的定点医疗机构进行救治,及时收治所有确诊病人;要尽快充实医疗救治队伍力量,把地方和军队医疗资源统筹起来,合理使用,形成合力。党中央强调"要加强患者收治和转运工作,重症患者全部集中在高水平定点医院救治"。党中央及时统筹调度全国疾控力量,及时向湖北、黑龙江、吉林、北京、新疆、大连等地派出疾控专家队伍,提供疫情分析、现场流调、实验室检测、环境消杀、心理疏导、社区防控等方面的支持,坚决遏制疫情扩散蔓延。特别是在湖北保卫战、武汉保卫战中,我们从全国选派了近千名疾

① 习近平:《在全国抗击新冠肺炎疫情表彰大会上的讲话》,《人民日报》,2020年9月9日。
②《习近平:把人民的生命和健康放在第一位》,光明网,2020年6月2日。
③《习近平对新型冠状病毒感染的肺炎疫情作出重要指示强调 要把人民群众生命安全和身体健康放在第一位 坚决遏制疫情蔓延势头》,《人民日报》,2020年1月21日。
④ 参见《中共中央政治局常务委员会召开会议 研究新型冠状病毒感染的肺炎疫情防控工作 中共中央总书记习近平主持会议》,《人民日报》,2020年1月26日。

控和公共卫生人员驰援湖北省。这支由疫情分析、核酸检测、社区防控、环境消杀、流调督导、心理援助、营养干预等专业人员组成的援助队最早到达，最晚撤离。在湖北期间，他们累计完成了对1.3万余名病例的流调、4万多名密切接触者的追踪调查，检测了近44万份的标本，对近5000多个单位开展了环境消杀工作的指导，为打赢湖北保卫战、武汉保卫战发挥了不可替代的关键作用。①

救治能力是疫情防控的"核心战斗力"，救治保障越强，化危为安的可能性就越大。习近平总书记强调："只有构建起强大的公共卫生体系，健全预警响应机制，全面提升防控和救治能力，织密防护网、筑牢筑实隔离墙，才能切实为维护人民健康提供有力保障。"②救治保障有两项重点，第一是集中医疗力量增强病患收治能力，把提高收治率和治愈率、降低罹患率和病亡率作为突出任务来抓。特别是提高重症患者救治水平，同时采取有效措施，更好地满足其他疾病患者医疗需求，习近平总书记要求"做到应收尽收、应治尽治，提高收治率"③，同时，"要加强患者收治和转运工作，重症患者全部集中在高水平定点医院救治"④。第二是不因费用问题而影响治疗，确保及时救治患者，全力以赴救治患者，努力提高收治率和治愈率、降低罹患率和病死率，尽最大努力挽救更多患者的生命。截至2020年8月7日，全国新冠肺炎总体治愈率达到93.5%，重型病例的治愈率达到98.55%，危重型病例的治愈率达到77.44%。

---

① 参见《2020年8月19日国家卫健委新闻发布会文字实录》，国家卫健委官网，2020年8月19日。

② 习近平：《构建起强大的公共卫生体系 为维护人民健康提供有力保障》，中国政府网，2020年9月15日。

③《中共中央政治局常务委员会召开会议 分析新冠肺炎疫情形势研究加强防控工作 中共中央总书记习近平主持会议》，《人民日报》，2020年2月13日。

④《中共中央政治局常务委员会召开会议 研究当前新冠肺炎疫情防控和稳定经济社会运行重点工作 中共中央总书记习近平主持会议》，《人民日报》，2020年3月5日。

　　医疗救治体系"与国家同舟,与人民共济",全力保障了高水平的救治能力。医疗救治工作始终是疫情防控的核心工作,公立医院按照集中患者、集中专家、集中资源、集中救治的原则,集中优势医疗资源和技术力量救治患者,在科学精准救治上下功夫,增强了收治和诊疗能力,最大限度地提高了治愈率、降低了病亡率。根据国家卫健委统计信息中心数据,截至2018年11月底,全国医院数达3.2万个。其中公立医院12072个,民营医院20404个。民营医院数是公立医院的1.69倍。尽管在数量上公立医院低于民营医院,但是在疫情面前,公立医院由于公有制的所有制属性,展现了强大的组织动员能力,无论是作为定点收治医院,还是参与对口分包救援,公立医院毫无疑问是当之无愧的主力军。被称为"最美逆行者"的医护人员,也都几乎来自公立医院。截至2020年2月22日,全国各地支援湖北医疗队的人数(含解放军医疗队伍)已超过3.8万,这是前所未有的数字,几乎动用了全国医疗的精锐力量驰援湖北,这在新中国成立以来从未有过。公立医院一直都是平时卫生保健与危难时顶在前线的主力。这也充分说明,有关国家和人民重大利益的行业,坚持公有制和国有化是不可动摇的。

　　公立医院的"应收尽收"与分级诊疗体系,保障了全周期、全人群的救治能力。坚决做到应收尽收,是控制疫情源头、切断传播途径、落实"四集中"原则,防控疫情的治本之策,也是全力做好救治工作的根本。但是疫情暴发初期,感染人数较多,极易发生医疗资源挤兑的不利情况,因此以全面收治患者为目标,现有的公立医院体系也形成了分类分级诊疗体系,针对不同程度和类型的患者,形成多样化的诊疗策略,同时保障了日常的医疗需求,避免了医疗资源挤兑的风险。实行分级分类诊断救治,对重症、危重症病例集中救治、全力救治,对可能发生的极端情况要做好充分准备,强化科研攻关支撑和服务前方一线救治的部署,坚持临床研究和临床救治协同,让科研成果更多向临床一线倾斜,

"要提高患者特别是重症患者救治水平,集中优势医疗资源和技术力量救治患者"①。对轻症患者也要及早实施医疗干预,及时收治,探索新的治疗手段,尽量减少轻症转为重症,尽最大努力挽救更多患者的生命。在集中优势医疗资源和技术力量救治患者的同时,也需要做好出院患者康复医疗工作,在分类分级医疗之下,加强医护力量和医疗资源统筹,兼顾其他患者的日常就医需求,逐步恢复正常医疗秩序,形成了全周期、全人群的救治覆盖。

经济发展实力为医疗费用提供保障,确保患者及时得到救治。目前,我国已经建成了较为完善的社会保障体系,党的十九届四中全会提出要完善覆盖全民的社会保障体系,坚持应保尽保原则,健全统筹城乡、可持续的基本养老保险制度、基本医疗保险制度,稳步提高保障水平;加快建立基本养老保险全国统筹制度;加快落实社保转移接续、异地就医结算制度,规范社保基金管理,发展商业保险;统筹完善社会救助、社会福利、慈善事业、优抚安置等制度;健全退役军人工作体系和保障制度;坚持和完善促进男女平等、妇女全面发展的制度机制;完善农村留守儿童和妇女、老年人关爱服务体系,健全残疾人帮扶制度;在打赢脱贫攻坚战后,继续巩固脱贫攻坚成果,建立解决相对贫困的长效机制;加快建立多主体供给、多渠道保障、租购并举的住房制度。这些都为新时期改革完善社会保障提供了方向指引。国家发展改革委下达的2020年卫生领域中央预算内投资,共安排456.6亿元,支持全国31个省(自治区、直辖市)和新疆生产建设兵团加强公共卫生防控救治能力建设,坚持立足疫情防控急需,在项目安排上重点向疫情严重地区、急需紧缺领域倾斜,全面提升县域医疗卫生服务能力,筑牢疫情防控救治第

---

① 《中共中央政治局常务委员会召开会议 分析新冠肺炎疫情形势研究加强防控工作 中共中央总书记习近平主持会议》,《人民日报》,2020年2月13日。

一道关口,加强区域医疗中心建设,升级改造重大疫情救治基地,提高危重患者救治水平,储备一定数量的救治设施设备,应急时服从国家统一调配。①

调动资源,保障患者救治费用的来源,体现了中国特色社会主义基本经济制度的优势。2020年1月25日,习近平总书记要求"要加强患者医疗救治费用保障,确保患者得到及时救治,决不能因费用问题耽误患者救治"②。2月14日,在中央全面深化改革委员会第十二次会议上,习近平再次指出要健全重大疾病医疗保险和救助制度,"在突发疫情等紧急情况时,确保医疗机构先救治、后收费,并完善医保异地即时结算制度。要探索建立特殊群体、特定疾病医药费豁免制度,有针对性免除医保支付目录、支付限额、用药量等限制性条款,减轻困难群众就医就诊后顾之忧。要统筹基本医疗保险基金和公共卫生服务资金使用,提高对基层医疗机构的支付比例,实现公共卫生服务和医疗服务有效衔接"③。1月22日,国家医保局会同财政部明确提出"确保患者不因费用问题影响就医、确保收治医疗机构不因支付政策影响救治"的"两个确保"要求。在基本医保、大病保险、医疗救助等按规定支付后,个人负担部分由财政给予补助。这一政策的实施,不仅有利于减少患者医疗费用负担,也有力保护了公众健康。截至2020年3月15日,31个省(自治区、直辖市)和新疆生产建设兵团报告,全国新冠肺炎确诊和疑似患者发生医保结算93238人次(包括门诊患者多次就诊结算),涉及总费用103960万元,医保系统共支付67734万元。全国确诊患者结算人数为44189

---

① 参见《中央预算内投资下达456.6亿元　加强公共卫生防控救治能力建设》,《人民日报》,2020年7月7日。

②《中共中央政治局常务委员会召开会议　研究新型冠状病毒感染的肺炎疫情防控工作　中共中央总书记习近平主持会议》,《人民日报》,2020年1月26日。

③《习近平主持召开中央全面深化改革委员会第十二次会议强调　完善重大疫情防控体制机制　健全国家公共卫生应急管理体系》,《人民日报》,2020年2月15日。

人,涉及总费用75248万元,人均费用1.7万元,其中医保支付比例约为65%(剩余部分由财政进行补助)。①截至2020年7月19日,全国新冠肺炎确诊和疑似患者涉及医疗费用为18.47亿元,医保支付12.32亿元,支付比例达到67%,个人负担部分由财政给予补助。②

　　建立对口支援机制,充分调用医护力量,全力救治病患。党中央要求"集中收治医院要尽快建成投入使用,继续根据需要从全国调派医务人员驰援武汉,同时保护好医务人员身心健康。要统筹做好人员调配,尽量把精兵强将集中起来、把重症病人集中起来,统一进行救治,及时推广各医院救治重症病人的有效做法"③。为支援湖北抗疫,全国各地迅速调派330多支医疗队、4.2万余名医护人员紧急驰援。"要重点抓好防治力量的区域统筹,坚决把救治资源和防护资源集中到抗击疫情第一线,优先满足一线医护人员和救治病人需要。"④除"一省包一市"的对口支援外,人民解放军也承担着医护支援任务。2020年2月2日,经习近平主席批准,军队抽调1400名医护人员于2月3日起承担武汉专科医院医疗救治任务。该医院主要救治确诊患者,编设床位1000张,开设重症监护病区、重症病区、普通病区,设置感染控制、检验、特诊、放射诊断等辅助科室。医护人员驰援武汉之际,习近平总书记强调务必高度重视对他们的保护、关心、爱护,从各个方面提供支持保障,使他们始终保持强大战斗力、昂扬斗志、旺盛精力,持续健康投入战胜疫情斗争。习近平总书记强调,指挥调度、后勤保障要科学到位,对医务人员舒缓压力、生活保障、必要休整、精神鼓励务必及时加强落实,一定要保证

---

①参见《国家医保局:以人民为中心,切实保障患者医疗费用》,光明网,2020年3月29日。

②参见《人民至上生命至上　共建共享健康中国》,央视网,2020年8月9日。

③④《中共中央政治局常务委员会召开会议　研究加强新型冠状病毒感染的肺炎疫情防控工作　中共中央总书记习近平主持会议》,《人民日报》,2020年2月4日。

在湖北（武汉）的医疗队伍安全有序、统筹协调、有力有效、及时迅速开展工作。[①]

新冠肺炎呈现蔓延快和高风险的特点，病例数量"井喷式"激增与医疗资源供给不足，成为疫情防控早期最突出的矛盾，"增加床位"则成为最紧迫的任务。针对这一突出矛盾，习近平总书记要求，"要采取更加有力的措施，尽快增加医疗机构床位，用好方舱医院，通过征用宾馆、培训中心等增加隔离床位，尽最大努力收治病患者"[②]。通过改造现有医院、建设传染病应急医院、建设方舱医院和建设隔离点四项措施，充分整合公共医疗体系和社会资源，统筹"盘活存量"与"扩充增量"，建立了梯次化的疫情治疗与防控网络，我国基本经济制度在此过程中充分发挥了战"疫"效能。

改造现有医院，扩充扩容，尽全力收治患者。现有综合医院由于流线设计、空调设备不能兼顾传染病医院院感控制要求，均需要进行改造后才能收治传染病患者。疫情发生后，武汉市分三批征用了24家综合医院，参照传染性疾病防治机构的基本要求，将它们临时改造为发热病人收治医院。在疫情风险较低的地区往往也通过改造医院发热门诊、社区卫生中心和社会服务中心等医疗区域，实现患者集中隔离与救治。存在疫情输入风险压力的边境地区，也通过改造医院，建设备用资源，例如云南省的25个边境区县已做好备用医院改造建设准备。在对医院的改造过程中，国有企业发挥了中流砥柱的作用，2020年2月18日，国务院国有资产监督管理委员会副主任任洪斌介绍，疫情发生以来，中

[①]《习近平作出重要指示强调　务必高度重视对医务人员的保护关心爱护　确保医务人员持续健康投入战胜疫情斗争》，《人民日报》，2020年2月20日。

[②]《习近平在北京市调研指导新型冠状病毒肺炎疫情防控工作时强调　以更坚定的信心更顽强的意志更果断的措施　坚决打赢疫情防控的人民战争总体战阻击战》，《人民日报》，2020年2月11日。

央企业承担了全国100多家专门医院的设计建设改造任务。

建设改造传染病应急医院，为迅速增加床位数、收治大量患者提供了坚强保障。2003年抗击"非典"期间北京小汤山医院已经成为建设传染病应急医院的经典模式，此次疫情最为严重的武汉市则效仿此模式，分别建立了火神山医院和雷神山医院，集中救治新冠肺炎患者。从方案设计到建成交付，我国基建技术的发展和国有企业的快速动员能力，成就了叹为观止的建设速度，被誉为"中国速度"。应急医院的最大优势在于其专业性和封闭性，多采用模块化布局，有利于迅速扩大规模，根据疫情的发展不断调整建设床位。两所医院收治新冠肺炎患者的总时长分别为73天和66天，分别收治患者3059人和2011人，为打赢武汉保卫战、湖北保卫战贡献了重要力量。

建设方舱医院，迅速扩充了医疗设施。方舱医院是以医疗方舱为载体，医疗与医技保障功能综合集成的可快速部署的成套野外移动医疗平台，其模块化的单元分布、配套良好的机动性特点使之能够适应突发的应急医学救援任务，具有改建快、容量大、成本低、集中度高等优势。疫情发生之后的短时期内，病人就医数量呈"井喷式"增长，大量病人在社区和社会流动，医疗资源紧张，床位不能满足应收尽收的要求，医疗机构面临着延误治疗时机、造成疫情扩散的双重压力。在这种复杂情况下，中央指导组深入一线，果断作出建设方舱医院的决定，要求武汉市立即将一批体育场馆、会展中心逐步改造为方舱医院。2020年2月，武汉市分批次建设了13所方舱医院，第一批有4000张床位的3家方舱医院仅用29个小时就建设完成。中央指导组调动22支国家紧急医学救援队及车载方舱、3支国家移动核酸检测实验车队星夜赶往武汉，76支医疗队8000多名医务人员在几天内陆续进入方舱医院，边建设、边接收、边治疗，迅速开展工作。2020年2月28日，在国务院新闻办公室于湖北武汉举行的新闻发布会上，国家卫健委主任马晓伟介绍"武汉的新冠肺炎患者每 4 人就有 1 人是在方舱医院治疗的,武汉市已经建成 16 家方舱医院,实际开放床位 13000 多张,累计收治患者 12000 多人。目前,方舱还有 7600 多名患者,空余床位 5600 张,实现了'床等人'"[①]。2020 年 3 月 10 日,武汉方舱医院全部休舱,做到了"零感染、零死亡、零回头"。在黑龙江绥芬河、北京、辽宁大连和新疆维吾尔自治区疫情防治过程中,方舱医院也发挥了相当重要的作用。

广泛征用宾馆、高校宿舍和培训中心等非医用设施,将它们改造成隔离点。2020 年 2 月 2 日,湖北省新型冠状病毒感染肺炎疫情防控指挥部印发《关于加强发热病人、发热疑似病人及密切接触者隔离救治和管理的通知》,要求各市、州、县立即征用位置相对独立、对周边环境影响小、具备水电气保障条件的宾馆、酒店、招待所等资源,迅速将它们改造为集中隔离点。在疫情防控期间,宾馆、高校和其他封闭性质的社会场所大多闲置,将这些场所改造扩充为隔离点,能够充分地利用社会资源。这些场所的所有者大都积极配合征用,展现出高度的使命感和责任感,为抗疫贡献了一份力量,形成了同心同向为战"疫"的良好氛围。

二、集中力量保障防疫物资供应

以公有制经济为主体,多种所有制经济共同发展的制度为疫情期间的物资供应提供了保障,有利于"集中力量办大事"。在疫情防控期间,政府部门统一领导、统一调度、统一指挥,全力推动疫情防控物资生产供应。民营企业对市场需求具有高度的灵活性、适应性和创新性,在疫情防控中,生产医疗物资的民营企业积极响应党的号召,在政府统一调度下,积极回应市场需求,加快复工复产,紧急调度,全员动员,保证产能。其他民营企业也积极行动,通过海外采购、免除费用和捐赠等多

[①] 马晓伟:《方舱医院做到了"零感染、零死亡、零回头"》,新华网,2020 年 2 月 28 日。

种形式支援抗疫物资供应。政府打出"组合拳",为生产医疗物资的中小企业纾困解难。物资生产高效、保障充分,体现了我国基本经济制度的效率优势。

新冠肺炎疫情发生后,医疗物资生产供应十分紧缺,一度呈现"紧平衡"的不利状态,习近平总书记多次就物资供应和保障作出重要指示和批示。习近平总书记指出:"要强化医疗物资等的供应保障,充分调动口罩、医用防护服生产企业的积极性,加快推动企业复工达产,鼓励有条件的企业扩大产能或转产,帮助解决缺员工、缺设备、缺原材料和资金紧张等问题。紧缺物资要进行统一调拨,优先保障重点地区需要。"①

政府部门统一领导、统一调度、统一指挥,全力推动疫情防控物资生产供应。在中央层面,根据党中央、国务院的战略部署,工业和信息化部与国务院应对新冠肺炎疫情联防联控机制医疗物资保障组联合工作,按照党中央统一领导、统一指挥、统一行动的要求,建立按日供需精准对接机制和重点企业调度机制,建立和完善了"统一的指挥调度体系、精准的需求对接体系、全产业链生产保障体系和灵活高效的收储调拨体系"②,全力以赴确保医疗物资生产供应。2020年2月9日,国家发展改革委联合财政部与工业和信息化部发布了《关于发挥政府储备作用支持应对疫情紧缺物资增产增供的通知》,提出六项具体要求,全力保障医疗防护紧缺物资供应,迅速提高疫情防控保障能力,坚决打赢疫情防控阻击战,这六项措施包括"鼓励企业多措并举扩大重点医疗防护物资生产供应、实施疫情防控重点医疗物资政府兜底采购收储、加强地方应急物资政府收储、支持企业对扩大的产能适时转产、完善重点支持

---

①《中共中央政治局常务委员会召开会议 分析新冠肺炎疫情形势研究加强防控工作 中共中央总书记习近平主持会议》,《人民日报》,2020年2月13日。
②《国务院联防联控机制举行新闻发布会 工业和信息化部介绍医疗物资生产保障工作情况》,中华人民共和国工业和信息化部,2020年4月8日。

企业名单管理制度、依法加强产品质量和市场监管"①,这些措施,迅速扭转了医疗物资紧缺的不利局面,为打赢疫情防控阻击战提供了有力支撑。"截至2020年2月25日,医疗物资保障组累计向湖北省供应医用防护服283.64万件、N95医用口罩248.2万只、隔离衣92.2万件、医用隔离眼罩(面罩)82.1万个、免洗手消毒液196.25吨、84消毒液(5%)11.79万箱、手持式红外测温仪15.8万个,其他大量进口医疗物资也都优先供应湖北,经分拣、检测后作应急使用;累计供应负压救护车516台,急需医疗器械产品38类、超过5.5万台(套),包括2月19日湖北省提出的10类紧缺医疗设备需求,除人工心肺机正通过国际采购和境内外捐赠落实外,其他设备均在一周多时间里通过调用库存和国内生产得到满足。"②"截至4月2日,国务院联防联控机制医疗物资保障组累计为湖北等地区调拨了医用防护服超过800余万件,医用隔离面罩(眼罩)165万个,免洗手消毒液357吨,手持红外测温仪66万台,负压救护车1000余辆,呼吸机等医疗救治设备超过了7万台套,为湖北省乃至全国的疫情防控工作提供了有力支撑。"③

公有制经济是中国特色社会主义基本经济制度效率与优势的集中体现。在疫情防控物资生产过程中,国有企业纷纷增产转产,积极承担相应的社会责任,充分发挥了较强的抵御风险能力,为缓解国内医疗物资紧缺局面做出了重要贡献。国药集团和国有医疗装备企业主动发力,配合工业和信息化部做好了医疗物资保障工作。"据中国医学装备协会统计,此次疫情发生以来,我国医疗装备生产企业已经累计向全国

---

① 《三部委关于发挥政府储备作用支持应对疫情紧缺物资增产增供的通知》,中华人民共和国工业和信息化部,2020年2月9日。

② 中共工业和信息化部党组:《疫情防控期间全力以赴确保医疗物资保障有序有力》,《求是》,2020年第5期。

③ 《国务院联防联控机制举行新闻发布会　工业和信息化部介绍医疗物资生产保障工作情况》,中华人民共和国工业和信息化部,2020年4月8日。

提供医疗装备 11.5 万余台,其中向湖北提供超过 38 种 7 万余台的装备,其中心电监护仪、血液透析机、血气分析仪等大部分医疗装备满足了疫情防控、患者救治需要,为打赢疫情防控阻击战奠定了物资基础。"①面对疫情防控期间口罩、防护服、消毒液等各类抗疫物资需求的缺口,中国石化、中国海油、新兴际华集团等中央企业纷纷转产,从零起步,强力确保医疗物资供应。以中石化为例,2020 年 3 月 15 日,中国石化宣布口罩日产量突破 100 万只。同时,中国石化负责提供原料的协作企业每天也可生产超过 100 万只口罩。

稳健医疗公司是广大民营企业的一个缩影,为最大限度地扩大产能,保证生产质量,该公司所属工厂 24 小时满负荷生产,并将企业骨干力量全部投入生产一线,尽一切努力扩大防护产品生产和供应。"截至 2020 年 1 月 26 日晚间,稳健医疗共生产 1.089 亿只口罩。其中,对医院发货 3140 万余只,药店发货 6680 万余只,电商发货 1070 万余只;还生产完成了 11.47 万件防护服,尽最大努力供应医院和药店,缓解医护人员和居民的工作生活需求。"②

2020 年 1 月 25 日晚,阿里巴巴宣布设立 10 亿元医疗物资供给专项基金,从海内外直接采购医疗物资,定点送往武汉及湖北的医院。腾讯、百度、恒大、碧桂园等知名企业也纷纷设立新型肺炎疫情防控基金,用于支持一系列抗击疫情工作。1 月 25 日,春秋航空表示,在疫情防控期间,在目前执飞的所有国内、国际和地区航线上免费承运救援物资。1 月 27 日晚,春秋航空组织一架包机 9C9906 航班,搭载隔离衣、口罩等第一批共计 2098 千克防疫物资起运。据中国社会科学院创新工程"技术应用的经济与社会影响"课题组,针对全国工商联发布的"民营企业

①《国务院联防联控机制举行新闻发布会 工业和信息化部介绍医疗物资生产保障工作情况》,中华人民共和国工业和信息化部,2020 年 4 月 8 日。
②《医护物资紧缺,民营企业来了!》,新浪科技,2020 年 2 月 16 日。

500强"2019榜单上的前150强及腾讯、阿里的统计显示,现金(不包含实物捐赠折算)捐赠总计达58.9亿元人民币。

政府打出"组合拳",为生产医疗物资的中小企业纾困解难。工业和信息化部助力发挥国务院促进中小企业发展领导小组协调机制的作用,及时印发《关于应对新型冠状病毒肺炎疫情帮助中小企业复工复产共渡难关有关工作的通知》,推动出台财税、金融、社保等方面的支持政策,充分发挥大企业作用,带动产业链上下游中小企业复工复产。各省、自治区和直辖市则因地制宜,制定相应的措施,对辖区内生产防控物资的中小企业提供支持和保护。

物资生产高效、保障充分,体现了我国基本经济制度的效率优势,在物资分配上,以政府为主导,统一调拨物资,体现了我国基本经济制度对公平正义的坚守。党中央要求"大幅提高疫情防控重点物资的生产供应,优化防护物资调配"[①]。医疗物资以实行分区分级差异化为原则,实行统一管理、统一调拨,重点抓好防治力量的区域统筹,重点保障疫情严重地区的需要。湖北省是疫情防控的主战场,在资源分配上也要有所侧重,坚决把救治资源和防护资源集中到抗击疫情第一线,优先满足一线医护人员和救治病人需要。"截至2020年2月19日,国内生产企业累计向湖北运抵医用防护服151.2万件,医用隔离眼罩/医用隔离面罩55.7万件,隔离衣43.6万件,负压救护车401辆,呼吸机9473台,高流量吸氧机1780台,心电监护仪9405台,全自动红外测温仪1771台,手持式红外测温仪96990台。"[②]

新冠肺炎疫情也为我国的经济制度及其运行机制提供了发展契

---

①《中共中央政治局常务委员会召开会议　研究当前新冠肺炎疫情防控和稳定经济社会运行重点工作　中共中央总书记习近平主持会议》,《人民日报》,2020年3月5日。

②《疫情防控医疗物资保障湖北情况》,中华人民共和国工业和信息化部,2020年2月20日。

机,特别是在公共卫生防控物资的生产和分配体系上。在中央全面深化改革委员会第十二次会议上,习近平总书记提出要提高公共卫生应急物资保障能力,按照集中管理、统一调拨、平时服务、灾时应急、采储结合、节约高效的原则,把应急物资保障作为国家应急管理体系建设的重要内容,同时也要优化应急资源的存储与分配体系。"要优化重要应急物资产能保障和区域布局,做到关键时刻调得出、用得上。对短期可能出现的物资供应短缺,建立集中生产调度机制,统一组织原材料供应、安排定点生产、规范质量标准,确保应急物资保障有序有力。要健全国家储备体系,科学调整储备的品类、规模、结构,提升储备效能。要建立国家统一的应急物资采购供应体系,对应急救援物资实行集中管理、统一调拨、统一配送,推动应急物资供应保障网更加高效安全可控。"[1]"健全统一的应急物资保障体系,把应急物资保障作为国家应急管理体系建设的重要内容,按照集中管理、统一调拨、平时服务、灾时应急、采储结合、节约高效的原则,尽快健全相关工作机制和应急预案。"[2]

三、统筹疫情防控和经济社会发展

统筹疫情防控与经济社会发展,做到"双战双赢",这是中国疫情防控取得全面胜利的一个重要目标,体现出中国特色社会主义基本经济制度的优势。疫情防控是一定时期最重要的工作,是一定时期全部工作的重心,但是疫情防控不是一项孤立的工作,本身就与经济和社会的稳定密切联系在一起。统筹做好疫情防控和经济社会发展,使得疫情防控不再单纯是疫情防控,而是将这一工作全面拓展,形成了全面疫情防控的目标和导向。疫情防控需要做好"六稳"工作,保证经济社会稳

---

[1][2]《习近平主持召开中央全面深化改革委员会第十二次会议强调　完善重大疫情防控体制机制　健全国家公共卫生应急管理体系　李克强王沪宁韩正出席》,《人民日报》,2020年2月15日。

定,保证正常的物资供应,保证正常的经济社会秩序。在疫情蔓延的态势得到一定程度缓解时,不失时机地将复工复产提上日程,有序推进复工复产。

统筹疫情防控和经济社会发展,是对中国疫情防控和经济社会发展的正确判断。疫情对中国经济产生了一定的负面影响,但这种影响是暂时的、短期的和可控的,中国经济发展长期向好的趋势不会改变。中国经济的长期发展已经形成了坚实的基础,特别是有广阔的内需空间和雄厚的产业基础,展现了巨大的韧性和潜力,因此"要坚定信心,看到我国经济长期向好的基本面没有改变,疫情的冲击只是短期的,不要被问题和困难吓倒"[①]。疫情发生之后一段时间,在全面做好防控工作的前提下,支持和推动复工复产也在紧锣密鼓的进行,疫情带来的影响并没有动摇中国长期稳定发展的坚实基础。正确看待疫情对经济的影响,是统筹经济社会发展的重要基础,也为完成经济发展的目标凝聚了信心,2020年是全面建成小康社会和"十三五"规划收官之年,统筹疫情防控与经济社会发展,有助于实现既定的发展目标,完成决胜全面建成小康社会、决战脱贫攻坚的重点任务。"我们有信心、有能力、有把握,不仅战胜疫情,而且把疫情影响降到最低,实现既定经济社会发展目标。"[②]

促进"六稳"工作,维护经济社会发展秩序,是全面疫情防控的重要内容。疫情会对经济产生一定的负面影响。这一影响会有多大,时间会有多长,范围有多广,一是取决于疫情本身的严重程度,二是取决于疫情影响的严重程度。在做好疫情防控的同时,习近平总书记一直关注经济

[①]《习近平在北京市调研指导新型冠状病毒肺炎疫情防控工作时强调　以更坚定的信心更顽强的意志更果断的措施　坚决打赢疫情防控的人民战争总体战阻击战》,《人民日报》,2020年2月11日。

[②]《习近平同埃塞俄比亚总理阿比通电话》,《人民日报》,2020年2月26日。

社会发展,力争将疫情对经济与社会发展造成的破坏降低到最小程度。在疫情发展最快的时期,习近平总书记强调疫情期间的经济社会稳定;当疫情在一定程度上得到控制的时候,他又不失时机地将复工复产提上日程,要求统筹疫情防控与经济社会发展大局,全面防控疫情。

在疫情蔓延的态势得到一定程度控制后,有序推动复工复产,坚决打好"三大攻坚战"。在疫情防控期间,习近平总书记一直强调中国经济长期向好的趋势,在密切监测经济运行状况的基础上,做好应对各种复杂局面的准备。他明确指出:"各级党委和政府要统筹推进新冠肺炎疫情防控和经济社会发展工作,准确分析把握疫情和经济社会发展形势,紧紧抓住主要矛盾和矛盾的主要方面,确保打赢疫情防控人民战争、总体战、阻击战,努力实现决胜全面建成小康社会、决战脱贫攻坚目标任务。"①

有序推进疫情期间的复工复产,是全面统筹疫情防控的一个重要体现。在复工复产方面,各级党委和政府要为复工复产提供便利,把疫情对经济的影响降到最低,实行"点对点"输送劳务人员、简化审批程序、加强物资供应、扩大内需和保障市场供给等措施,"实现人财物有序流动、产供销有机衔接、内外贸有效贯通"②。疫情防控期间,习近平总书记提出了推进复工复产的八项具体措施:落实分区分级精准复工复产;加大宏观政策调节力度;全面强化稳就业举措;坚决完成脱贫攻坚任务;推动企业复工复产;抓好春季农业生产;切实保障基本民生;稳住外贸外资基本盘。③

---

① 习近平:《中共中央政治局常务委员会召开会议 分析新冠肺炎疫情形势研究近期防控重点工作 中共中央总书记习近平主持会议》,《人民日报》,2020年2月27日。
②《中共中央政治局常务委员会召开会议 研究当前新冠肺炎疫情防控和稳定经济社会运行重点工作 中共中央总书记习近平主持会议》,《人民日报》,2020年3月5日。
③ 参见习近平:《在统筹推进新冠肺炎疫情防控和经济社会发展工作部署会议上的讲话》,《人民日报》,2020年2月24日。

在疫情防控中,经济社会发展和疫情防控是辩证统一的。新冠肺炎疫情与经济社会发展密切相关,做好疫情防控关系到经济社会大局稳定,应保持经济平稳运行,避免疫情的"次生灾害";保持生产生活平稳有序,避免引发恐慌,确保居民生活必需品的供应,保障物资供应和市场秩序,扩大内需稳定消费。疫情非重点地区复工复产,有助于疫情防控物资的生产和保障,也关系到民生保障和社会稳定,关系到聚焦全面建成小康社会,决战决胜脱贫攻坚,按时向人民交上满意的答卷。到2020年全面建成小康社会,实现第一个百年奋斗目标,全面脱贫攻坚,是党向人民、向历史作出的庄严承诺。

建立与疫情防控相适应的经济社会运行秩序,有序推进复工复产,推动重大项目开工建设,释放并稳定居民消费,扩大国内国外两个市场,完成全年经济社会发展目标。在疫情取得重大战略成果之后,习近平总书记指出,要增强信心、鼓足干劲,奋力把失去的时间抢回来、把疫情造成的损失补回来。要积极构建疫情防控和经济社会发展工作中长期协调机制。要坚持以供给侧结构性改革为主线,坚持深化改革开放,牢牢把握扩大内需这个战略基点,保护和激发市场主体活力,确保宏观政策落地见效,提高产业链、供应链的稳定性和竞争力。①

疫情快速发展时期,保证社会稳定非常重要。民生稳,人心就稳,社会就稳,疫情治理秩序就容易建立起来,各项制度优势也能更好地得到发挥。疫情期间,保证正常的物资供应,保证正常的经济社会秩序,这不仅仅是经济社会问题,其本身就是疫情防控的中心任务。这个时期,需要切实维护正常经济社会秩序,保证物资供应、生产生活和交通秩序平稳有序。习近平总书记在疫情防控期间明确指示,要确保蔬菜、

---

① 参见习近平:《在全国抗击新冠肺炎疫情表彰大会上的讲话》,《人民日报》,2020年9月9日。

肉蛋奶、粮食等居民生活必需品的供应，落实"菜篮子"市长负责制，积极组织蔬菜等副食品生产，加强物资调配和市场供应。各地要加强统筹协调，确保人员车辆正常通行。①同时，他还强调要加强人文关怀，对人民群众进行心理疏导。

统筹疫情防控与经济社会发展，要兼顾疫情防控和对外经贸合作，在对外开放中，促进中国经济不断发展。首先是要加强对国际疫情形势和经济形势的研判，全面、辩证地看待全球疫情对中国经济的影响，未雨绸缪，及时制定和完善有关政策，应对和化解各国为抗击疫情采取的各项限制性措施对经贸活动带来的影响，保证进出口贸易畅通和国际经济链条畅通，为各种国际经贸互动提供便利。同时，要进一步加强国际经贸合作，特别是做好稳外贸、稳外资工作，开拓多元化国际市场，利用多种政策杠杆优化营商环境，增强外商长期投资经营的信心。在多元化的政策支持下，我国的外贸市场不仅没有受到疫情的冲击，反而实现了正增长。

2020年底，中国成为全球唯一实现经济正增长的主要经济体，国内生产总值实现历史性突破，首次突破百万亿；同时，中国经济总量也达到美国的70%。甚至有专家预测，中国经济总量有望在2028年左右超越美国，成为全球第一大经济体。在新冠疫情这样的重大疫情面前，中国共产党领导全国各族人民化危为机，于变局中开新局，在抓好疫情防控的同时，实现了经济社会的全面发展，不仅写就了中国历史上浓墨重彩的一笔，而且为世界各国人民的疫情防控提供了中国案例、中国方案，贡献了中国智慧。

---

① 参见《习近平在统筹推进新冠肺炎疫情防控和经济社会发展工作部署会议上强调　毫不放松抓紧抓实抓细防控工作　统筹做好经济社会发展各项工作》，《人民日报》，2020年2月24日。

第三节　以政府治理效能保障人民安全

政府治理是国家治理的重要组成部分,是国家治理的执行环节,高效的政府治理就是为人民服务、对人民负责、受人民监督,建立人民满意的服务型政府。完善的政府行政体制、优化的政府职责体系、组织结构,尤其是充分发挥中央和地方两方面积极性体制机制建设,在疫情防控中发挥了重要作用。中央战略部署和国家法律法规为政府的疫情治理体系提供了政治基础和法律依据。从纵向看,这一秩序强调了统一领导下的属地管理,在职责同构的框架下实现了重心下沉;从横向看,这一秩序突出了党委领导、政府负责、社会协同、公众参与的合力效应。总之,党委领导、政府负责的协同治理,统一领导与属地管理的央地关系的中国特色疫情治理秩序,在新冠肺炎疫情防控中发挥了重要作用。同时,科学有序、依法治理的基本原则更是为政府治理体系效能的发挥提供了战略支撑。

一、党委领导、政府负责的协同治理

疫情治理秩序横向结构的核心是"党委领导、政府负责"。这既包括党委领导,也包括政府负责,尤其是党委和政府如何协调,形成合力。综观中国的疫情治理,从中央到各省(自治区、直辖市),再到各地方基层组织,都形成了"党委领导、政府负责"协同治理的结构框架,这成为疫情治理体系中最为显著的特征。中国特色疫情治理的横向秩序主要是通过大规模的政治动员,形成了"党委领导、政府负责"的核心结构和"社会协同、公众参与"的基础特征,在横向维度丰富了"多主体协同、多职能互补"的治理格局。

　　党委领导、政府负责，是疫情治理横向秩序的基本架构。根据2003年5月9日国务院公布施行的《突发公共卫生事件应急条例》第三条，"突发事件发生后，国务院设立全国突发事件应急处理指挥部，由国务院有关部门和军队有关部门组成，国务院主管领导人担任总指挥，负责对全国突发事件应急处理的统一领导、统一指挥"。根据该条例第四条，在地方，"突发事件发生后，省、自治区、直辖市人民政府成立地方突发事件应急处理指挥部，省、自治区、直辖市人民政府主要领导人担任总指挥，负责领导、指挥本行政区域内突发事件应急处理工作"。这些都是政府负责的法律依据。李克强总理担任中央应对疫情工作领导小组的组长，孙春兰副总理担任武汉指导组的组长，坐镇武汉直接指挥。各省省长（自治区主席、直辖市市长）一般也都会担任疫情工作指挥部的总指挥或是小组的副组长。各级地方政府，甚至是基层，也形成了相应的职责同构体系，在不同层面负起了疫情治理的责任。

　　在党的领导下，各级政府及其卫生行政部门、医疗机构、疾病控制预防机构、卫生监督部门和检验检疫部门承担疫情防控的具体任务，协同配合，形成联防联控机制。以中央政府为例，国家卫生健康委员会牵头成立的国务院联防联控机制成为国家政府层面协调平台，共有32个单位参与，下设疫情防控、医疗救治、科研攻关、宣传、外事、后勤保障、前方工作等工作组，分别由相关部委负责同志任组长，明确职责，分工协作，在控制传染源、阻断病毒传播途径、保护易感人群和强化公民防护意识四个方面形成疫情治理的有效合力。[1]这一机制的专业性很强，很多专业性的治理措施都出自这个机制。该机制发布了十几项文件，大到复工复产的落实，小到口罩的选用，等等。

---

[1] 参见卫生应急办公室：《国家卫生健康委会同相关部门联防联控　全力应对新型冠状病毒感染的肺炎疫情》，中国政府网，2020年1月22日。

　　"党委领导、政府负责"的党政协同治理格局是横向秩序协调的重要特征。在实际工作中,国务院总理李克强担任中央应对疫情工作领导小组组长,同时向中共中央政治局常委会汇报工作,对常委会负责,在中央工作层面形成了党政协同的治理格局。各省省长(自治区主席、直辖市市长)担任相应地区疫情工作指挥部的总指挥,或副组长,与省(自治区、直辖市)委书记密切配合。各省(自治区、直辖市)及各地方政府的疫情工作领导小组也都与疫情工作指挥部形成了协同关系,有的甚至是合二为一。"党委领导、政府负责"在各级地方政府(甚至是基层社区)疫情防控过程中得到了充分的体现,发挥了重要的作用。在这次疫情防治过程中,非政府性质的城乡基层社区、公共部门、企事业单位的组织机构,也同样效仿政府疫情防控的组织架构,建立指挥部或工作小组。在基层,城市社区的社区党委、社区组织、社会工作者"三社联动"模式,农村社区的"村两委+"模式,都非常有效地将党的领导和基层自治结合起来。

　　"小组制"是疫情治理秩序横向结构的特色。在小组制的组织结构中,"党委领导、政府负责"的复合架构形成了合力与协同治理的格局。领导小组是存在于中国政治组织体系中的一种特殊组织模式,也是中国所特有的一种组织方式和工作机制。在中国政治生活中,领导小组广泛存在于党政机关、企事业单位的相关活动中,有大量名为"领导小组"的机构,比如中央层面的农村工作领导小组、中央外事工作领导小组等,地方各级党委和政府通常也根据实际工作建立领导或工作小组。根据任务性质,领导(工作)小组通常可分为常设性、阶段性、临时性小组,发挥着不同的作用,在中国的治理实践中都发挥了重要作用,是中国政府治理体系中一种独特的体制机制。

　　小组制的建立及其运作弥补了常态治理横向结构协调不足的问题,成为常规政府治理的重要补充。常态的国家治理组织结构是科层制,以严格的层级关系和专业分工为主要特征,通过正式的规章制度贯彻政策指令。但在应急管理方面,尤其是在重大疫情应急管理过程中,这种科层制协调不足的弊端也非常明显,很难完全适应疫情治理对快速反应、高效行动的要求。围绕疫情治理,成立"应对疫情工作领导小组"和"疫情防控指挥部",形成"党政机关+工作小组/指挥部"的组织结构是这次疫情治理秩序的一个最引人瞩目的特点。在此次疫情防控期间,除了中央成立"应对疫情工作领导小组"外,各省市县乡等政府机关及企事业单位大多成立了相应的"应对疫情工作领导小组"或"疫情防控指挥部"等"小组制"的机构,起到了重要作用。相对而言,"小组制"以问题为导向,体现出跨机构协同治理的强大优势。这种"小组制"的组织方式,能够围绕治理过程中的重大议题和紧迫问题,及时整合和集中体制内的各种力量,在应急管理职能的实现上表现出突出的优势。

疫情工作领导小组与疫情工作指挥部的双重架构在党政关系处理上表现出不同形态。在组织关系上,中央和地方的党政机关与相应同级别工作组(指挥部)的隶属关系有所不同。在中央层面,李克强总理担任中央应对疫情工作领导小组组长,该小组直接接受中共中央政治局常委会的领导,对中共中央政治局常委会负责。在地方层面,各层级的党政一把手共同担任小组组长或指挥部指挥长,实行"双组长制",在落实党委领导原则的基础上协同治理。党政部门领导既全面领导工作小组(指挥部),同时也是各相应工作小组(指挥部)的重要成员,因此地方各级工作小组(指挥部)与各级党组织或政府并不是单向的隶属关系,而是呈现双向影响的运作逻辑。地方各级党委和政府领导工作小组(指挥部),同时工作小组(指挥部)对党政机关研判疫情形势、制定和执行防控措施也能产生较大的影响。

二、统一领导与属地管理的央地关系

在政府治理体系中,一个非常重要的环节就是处理好中央与地方的关系。党的十九届四中全会指出,要理顺中央和地方的权责关系,加强中央宏观事务管理,赋予地方更多自主权,支持地方创造性开展工作,构建从中央到地方权责清晰、运行顺畅、充满活力的工作体系。疫情期间,这一央地关系在疫情防控中发挥了重要作用,把中央的统一领导和地方的属地管理统一起来,既突出了中央的集中统一领导,同时又发挥了地方的积极性、主动性和创造性,发挥了政府治理体系的强大效能。

疫情治理的纵向秩序反映的是疫情治理过程中中央与地方的关系。在新冠肺炎疫情治理过程中,形成了以统一领导、属地管理、重心下沉等为核心特征的疫情治理秩序。在这一过程中,中央的集中统一领导与地方发挥自主性均衡地结合在一起,表现出多主体协同、多职能互补的优势。工作重心下沉,直接将疫情防控力量布置到最需要的城乡社区,为疫情防控最终取得成功打下了基础。在这一纵向秩序中,虽然也有职责同构的常态治理秩序特点,但由于工作重心下沉,使得中央与地方、基层更多地表现出协调性。同时"政治吸纳行政"的结构翻转使得纵向秩序运转更加高效,对疫情防控起到了重要的作用。

新冠肺炎疫情属于重大突发事件,直接影响到全国,相应的防控工作一开始就突出了统一领导,尤其是党中央的集中统一领导。同时疫情治理一般遵循属地管理的原则。统筹中央与地方的关系,将中央的集中统一领导和属地管理结合在一起,是这次疫情防控在制度方面的创新,对疫情防控起到了重要的作用。从此次新冠肺炎疫情治理秩序来看,属地管理是组织架构的基本安排。这种属地管理在保证中央统一领导的同时加强了地方的自主性和灵活性,也体现了中央与地方的协同治理和职能互补,在疫情秩序的建立、解除,包括疫情防治期间恢复生产等方面表现出一定的灵活性。

与常态治理中的中央与地方的关系不同,疫情防控基本上以属地管理为主。《传染病防治法》第四十三条明确规定:"省、自治区、直辖市人民政府可以决定对本行政区域内的甲类传染病疫区实施封锁;但是,封锁大、中城市的疫区或者封锁跨省、自治区、直辖市的疫区,以及封锁疫区导致中断干线交通或者封锁国境的,由国务院决定。疫区封锁的解除,由原决定机关决定并宣布。"实际上,在中共中央印发的《关于加强党的领导、为打赢疫情防控阻击战提供坚强政治保证的通知》中,也提出了要"落实各级党组织疫情防控的属地意识"。

疫情治理体系中的属地管理保证了地方的主动性和灵活性。在疫情防治过程中,地方政府被赋予更大的自主权,在疫情防治具体措施上就能因地制宜,精准施策。也就是说,各级地方政府既要不打折扣地贯彻落实中央部署,坚决服从中央应对疫情工作领导小组及国务院联防联控机制的指挥,又要依据各自管辖区域内疫情的具体态势和潜在风险,统筹经济社会发展,实行分级化、多元化、具体化的动态防治模式。非疫情防控重点地区以防为主,在做好疫情防控的同时更需推动有序复工复产。

疫情治理纵向体系中的职责同构,有利于中央与地方在疫情治理过程中呈现协同治理的格局。在疫情治理体系上,中央和地方组织结构呈现明显的"职责同构"。一般而言,中央和地方组织的秩序呈现高度的"同构性",各个层级的治理架构遵循"上下对应"的基本逻辑,保持"中央和地方政治权力结构的一体性"[1]。中央成立应对疫情工作领导小组之后,各省(自治区、直辖市)市县乡四级政府,与中央层面的组织

---

[1] 朱光磊:《当代中国政府过程》,天津人民出版社,2002年,第53页。

结构调整保持一致,在各自相应层级成立疫情防治工作领导小组或疫情防控指挥部,作为各自管辖区域内指挥疫情防控的核心机构。

　　各地疫情治理秩序紧急建立与逐渐解除,体现了属地管理中的地方自主性。疫情防控最重大的决策就是启动一级响应。根据《中华人民共和国突发事件应对法》和《国家突发公共事件总体应急预案》,一级响应意味着发生了特别重大的突发公共事件,省应急指挥部直接采取各种应急措施,包括组织应急和救治,划定控制区域、强制实行控制措施、流动人口管理、交通卫生检疫、信息发布、维护社会稳定,这实际上是把疫情治理秩序提升到最严格的状态。2020年1月23日,浙江和广东就启动了一级响应,甚至比疫情最严重的湖北还要早。1月24日,浙江、广东、湖北、天津、北京、上海、重庆、江苏等省和直辖市都启动了一级响应。到25日,26个省、自治区、直辖市启动重大突发公共卫生事件一级响应,涵盖总人口超过12亿。1月27日,西藏还是二级响应,1月29日,西藏也启动了一级响应。总体来看,各地根据疫情的严重程度来决定疫情防控的响应级别,这实际上体现了各个地方的自主性。各地疫情控制措施的解除,正常秩序的恢复也显示了各地的自主性。随着疫情逐步得到控制,2020年2月21日以来,全国超过一半省份陆续调整应对疫情的重大突发公共卫生事件响应级别。从2月24日9时起,广东省防控应急响应级别由一级响应调整为二级响应。到2月25日,广东、甘肃、辽宁、贵州、云南及山西纷纷解除一级响应,直到3月6日,重庆则继续保持一级响应。

　　横向治理秩序中形成了省际支援,尤其是各省(自治区、直辖市)对湖北、武汉的支援,是疫情治理中的一个亮点。横向隔离是疫情防治中"防"的关键,但疫情治理中的省际支持为疫情防控中的"治"提供了非常好的经验。此次疫情防控形成的治理秩序的一个明显特点是在横向隔离的同时,强调了省际支援,形成"治"的联通。我们看到,疫情治理如果只有防,没有治,那治理效果就会大打折扣。最为突出和明显的就是武汉战"疫"。随着疫情的快速发展,武汉确诊人数迅速增加,导致武汉医疗资源挤兑。在这种情况下,全国各地纷纷派出医疗队,援助武汉。全国各个省对口支援湖北的几个疫情严重的地区。这些横向协同的治疗模式,有效解决了疫情严重地区医疗资源挤兑的情况,在疫情防控中起到了重要作用。实际上,这种横向协同,又需要与纵向领导密切相关。如果没有通畅的纵向领导,这种横向协同实现起来就会困难重重。

专家组的组织结构弥补了传统政府治理存在的"专业化"不足。现代治理越来越强调专业化和分工,因此专家组在国家治理过程中的作用越来越凸显。在面对高度复杂、高度专业的治理任务时,发挥专家组的专业优势就成了必不可少的。根据《国家突发公共卫生事件应急预案》,此次疫情治理还由国务院卫生行政部门和省(自治区、直辖市)级卫生行政部门负责组建突发公共卫生事件专家咨询委员会。专家组的建立和运作,从专业知识和学术研究两个层面,为制定公共政策提供理性的决策咨询。各级别的专家组隶属于相应层级的卫生健康部门,除了承担医疗诊治和科研工作外,还以专业化的知识预判疫情走向,承担决策咨询功能。在输出端,各层级的卫生健康部门以医疗行政为基础,在疫情防控中,以专业、及时和制度化的疫情通报和新闻发布会为载体,更多地承担了信息发布功能。

在疫情治理的横向结构中,专业人员的独立性得到更大程度的确认。新冠肺炎是一种新型冠状病毒感染引发的肺炎,目前人类对这一病毒的认识还有待深化。对于新冠肺炎疫情防控,需要高度的专业化知识,同时这些专业人员要得到大家的尊重,专业人员的独立性要得到更好的保障。

疫情防控中的政府治理体系和运作机制,既遵循了中国政府与政治的常态化组织和运作逻辑,同时也针对公共卫生危机事件治理的特点,通过组织结构调整、运作模式调整等多种方式,形成了疫情治理之下的政府治理体系与逻辑,既能够发挥中国政府与政治常态化运作的优势,又能够灵活机动地应对疫情,进一步提升了疫情治理的效率和效能。

第四节　以社会治理体系打赢疫情防控人民战争

"党委领导、政府负责、民主协商、社会协同、公众参与、法治保障、科技支撑"的社会治理体系在疫情防控中发挥了重要作用,"人人有责、人人尽责、人人享有"的社会治理共同体在疫情防控期间保证了社会的安定有序,使社区成为疫情防控的人民战争的主战场,为总体战、阻击战取得重大战略成果奠定了基础。发挥社会治理体系的治理效能,是打赢疫情防控人民战争的重要制度保障。

一、公众参与,打赢疫情防控人民战争

疫情防控是人民战争,人民群众既是疫情防控保护的对象,又是抗击疫情的主体力量。应积极组织群众参与疫情防控,构筑人民防线,紧紧依靠人民群众,坚决把疫情扩散蔓延势头遏制住,坚决打赢疫情防控的人民战争、总体战、阻击战。在这场战"疫"中,人民群众展现了大无畏的斗争精神、爱国精神、团结精神和争取实现伟大梦想精神,要广泛发动和依靠群众,同心同德、众志成城,坚决打赢疫情防控人民战争。[1]广大人民群众响应这一号召,积极参与、主动作为,不仅形成全民共同战"疫"共识,更形成了统一有序的集体行动,以群防群治为基础,构筑

---

[1] 参见《习近平在北京市调研指导新型冠状病毒肺炎疫情防控工作时强调　以更坚定的信心更顽强的意志更果断的措施　坚决打赢疫情防控的人民战争总体战阻击战》,《人民日报》,2020年2月11日。

了横向到边、纵向到底的防线,凝聚了人民群众抗击疫情的磅礴伟力。调动公众参与,打赢疫情防控的人民战争,是疫情防控过程中发挥制度优势、提升治理效能的重要经验。

依靠人民群众,发动公众参与,是疫情防控始终如一的原则。疫情之初,习近平总书记在 2020 年 1 月 27 日的指示中明确指出,广泛动员群众、组织群众、凝聚群众,全面落实联防联控措施,构筑群防群治的严密防线。①2 月 10 日,疫情防控的关键时期,在北京调研指导新冠肺炎疫情防控工作时,习近平总书记再一次提出要求:"紧紧依靠人民群众,坚决把疫情扩散蔓延势头遏制住,坚决打赢疫情防控的人民战争、总体战、阻击战。"②3 月 11 日,习近平总书记在湖北省考察新冠肺炎疫情防控工作,又对这一原则作了进一步的阐述:"打赢疫情防控人民战争要紧紧依靠人民。要做好深入细致的群众工作,把群众发动起来,构筑起群防群控的人民防线。"③

依靠人民,发动公众参与,在实践中表现为让人民群众充分参与到疫情防控中来,形成群防群治的强大人民防线。人民群众是战"疫"的主体,在疫情防控中发挥了不可替代的作用,是社会治理体系发挥疫情治理能力的关键。在疫情治理中,群防群控秉持"外防输入,内防扩散"的基本策略,能够做到不漏一户、不漏一人,形成横向到边、纵向到底的网格化疫情治理格局。正如钟南山院士所指出的:"中国(疫情防控)最

---

① 参见《习近平作出重要指示要求各级党组织和广大党员干部 团结带领广大人民群众坚决贯彻落实党中央决策部署 紧紧依靠人民群众坚决打赢疫情防控阻击战》,学习强国,2020 年 1 月 27 日。

②《习近平在北京市调研指导新型冠状病毒肺炎疫情防控工作时强调 以更坚定的信心更顽强的意志更果断的措施 坚决打赢疫情防控的人民战争总体战阻击战》,《人民日报》,2020 年 2 月 11 日。

③《习近平在湖北省考察新冠肺炎疫情防控工作 看望慰问奋战在一线的医务工作者解放军指战员社区工作者公安干警基层干部下沉干部志愿者和居民群众时强调 毫不放松抓紧抓实抓细各项防控工作 坚决打赢湖北保卫战武汉保卫战》,《人民日报》,2020 年 3 月 11 日。

大的成功是群防群控下到社区,这是最成功的,所以在社区发展一套比
较有效的、简便的、易行的群防群控方法是非常值得探讨的。"①

　　依靠人民,发动公众参与,疫情防控在平时就有着良好的群众爱国
卫生运动基础。面向群众,以预防为主,是我国卫生工作的伟大创举。
卫生工作与群众相结合,政府领导,群众参与,走群众路线,是我国卫生
工作的优良传统。此次疫情防控就与广泛开展卫生教育工作,强化群
众自我保健意识,培养良好卫生习惯和公共卫生道德,形成讲卫生、爱
清洁的社会风尚有着非常密切的关系。在认识层面,要加强对人民群
众的传染病防控知识宣传教育,教育引导广大人民群众提高文明素质
和自我保护能力。②在行动层面,要坚持开展爱国卫生运动,从人居环
境改善、饮食习惯、社会心理健康、公共卫生设施等多个方面开展工作,
特别是要坚决摒弃食用野生动物的陋习,提倡文明健康、绿色环保的生
活方式。③

　　疫情社会治理体系中形成的强大人民防线,高度体现了党的群众
路线所具有的显著优势。"从群众中来、到群众中去"的群众路线,是中
国共产党在领导人民进行革命、建设和改革中创造、发展出来的工作路
线,也是党能够在不同历史时期多次化解重大危机、不断推动社会主义
事业向前发展的重要法宝。坚持走群众路线意味着一切为了群众,一
切依靠群众和从群众中来,到群众中去。在疫情治理中,群防群治和爱
国卫生运动高度体现了党的群众路线所具有的优势。常态化疫情防
控,更需要践行党的群众路线,充分发挥群众的力量。这意味着,各级

---

　　① 钟南山:《中国最大的成功就是群防群控下到社区》,环球网,2020年4月12日。
　　② 参见《中共中央政治局常务委员会召开会议　研究加强新型冠状病毒感染的肺炎疫情
防控工作　中共中央总书记习近平主持会议》,《人民日报》,2020年2月4日。
　　③ 参见《习近平在北京考察新冠肺炎防控科研攻关工作时强调　协同推进新冠肺炎防控
科研攻关　为打赢疫情防控阻击战提供科技支撑》,《人民日报》,2020年3月3日。

党委和政府需要准确全面地了解基层群众的情况和需求,动态掌握基层疫情防控格局,主动同群众商量解决问题的办法,虚心听取群众的意见和建议,及时汇集群众智慧,制定切实可行的方案,充分发动群众参与疫情防控,稳固群防群治的有效格局。

二、社会协同,形成疫情治理的强大合力

在疫情防控期间,发挥群团组织、社会组织的作用,实现社会组织与政党、政府、公民的良性互动,夯实基层社会治理基础。这既包括社会组织、志愿团队在疫情治理中发挥的协同作用,也包括普通公民以各种方式参与到疫情治理中来形成的公众参与。这一基础与"党委领导、政府负责"的核心布局相互支持、相得益彰,成为疫情治理的基础。

社会协商、公众参与,在基层城乡社区的自治性社会空间中体现得更为明显。特别是联防联控与群防群治并行,构建起党政领导、社会力量有序参与的"立体式"网状秩序。城乡社区广泛动员各种组织和个人参与疫情防控,城市社区以"三社联动"模式为主,农村社区采取"村两委+"模式。

城市社区的"三社联动"是指在党和政府的领导下,以社区为平台、社会组织为载体、社会工作专业人才为支撑,并实现"三社"相互支持、协调互动的过程和机制。在这场抗疫阻击战中,"三社联动"凝聚起多方力量,共同守住社区居民健康的第一道防线。在工作机制上,社区工作者结合上级政策,统筹社区实际情况,制定符合本社区的防疫策略,制定解决方案;社会工作者协助社区开展排查和宣传工作,引导居民做好防护,贯彻少出门、不聚会的防疫策略;社会组织则发挥着资源保障平台的重要作用,为社区防疫提供支援。

农村社区在疫情社会治理结构上通常呈现为"村两委+"模式,由中国共产党农村支部委员会联合村民自治委员会,在党的领导下,发挥农

村社区的自治性力量参与疫情防控,在工作中,"村两委+"通常联合两委班子成员,成立疫情防控工作小组,统筹安排管辖区域内的疫情防控工作,通过强化组织领导,压实工作责任、广泛宣传动员,营造良好氛围和全面摸底排查,做好疫情监测和信息上报工作等具体工作,成为农村疫情防控的"桥头堡"。

加强疫情期间的网格化管理,精准防控疫情。党的十八届三中全会强调,以网格化管理、社会化服务为方向,健全基层综合服务管理平台。在2020年2月3日召开的中央政治局常委会会议上,习近平总书记又明确提出,各地区要强化社区防控网格化管理,采取更加周密精准、更加管用有效的措施,防止疫情蔓延。[①]网格化管理在社区疫情防控中起到了重要作用,很多地方都充分发挥网格化管理的优势,确保做到早发现、早报告、早隔离、早治疗。社区网格化管理的最大特点是把城市的街道和社区按照一定标准细化分成若干"格",以实现分条块管理,从而提高社区服务管理的精细化水平。在疫情防控中,城乡社区在已有的网格基础上,将其管辖的范围根据疫情情况进一步划分为不同片区;同时依托居民委员会、业主委员会、物业公司、楼门院长、党员先锋、社区民警、志愿者、社会服务型机构等力量,履行宣传员、守门员、代购员、排查员、监督员和后勤保障员的职能,实施点对点的动态治理。比如河北省固安县农村地区,党组织以党建为引领,以村为基本"作战"单元,以家庭为基本隔离单位,建立起严格的网状防控模式,[②]确保各项防控措施全面落实、不留死角。

在疫情防控过程中,志愿者服务成为一个亮点,充分体现了社会协同和公共参与。习近平总书记明确指出,要推动疫情防控资源和力量

---

①　参见《中共中央政治局常务委员会召开会议　研究加强新型冠状病毒感染的肺炎疫情防控工作　中共中央总书记习近平主持会议》,《人民日报》,2020年2月4日。

②　参见《固安:吹响农村战"疫"冲锋号》,河北共产党员网,2020年2月17日。

下沉，充分调动社会力量共同参与疫情防控。①在疫情防控过程中，全国志愿者、志愿服务组织、志愿服务工作者积极参与疫情防控，围绕中心，发挥优势，主动作为，发挥了积极作用。

总体来看，志愿者服务在招募、选拔、培训、管理、总结等方面形成了一个完整的闭环工作体系。共青团组织的志愿者履行了"党有号召，团有行动"，在团中央发出"动员令"后，一批批青年志愿者选择冲到战"疫"前线。共青团武汉市青山区委在其官方平台"青春青山"上发出号召，面向社会招募志愿者支援一线，经过审核筛选，很快，281名志愿者投入"战斗"。共青团吉林省委招募通告发出后，短短15分钟就有超过3000名青年进行在线报名，多个志愿者招募微信群瞬间爆满。截至2020年3月5日，各省（自治区、直辖市）团委共预招募志愿者170.4万人，上岗志愿者137.1万人。其中，"90后"志愿者58.2万人。除了共青团组织外，其他组织在志愿者服务方面也做出了贡献。比如石家庄市新华区阳光小区，在居委会的6名成员之外，居委会通过楼长、社区群等方式征集了大量社区志愿者。②

在疫情防控期间，社会组织的参与也有比较好的表现。红十字会在疫情防控中发挥了重要作用。各地红十字会基本上都是通过网站、微信公众号、电话等方式，24小时接受疫情防控捐赠。根据天津市红十字会公布的数字，截至2020年3月31日24时，天津市红十字会本级累计接受社会捐款金额10648.79万元，其中定向9750.79万元，非定向898万元；已援助疫情防控支出捐款10409.79万元，其中定向捐款9748.35

---

① 参见《习近平在统筹推进新冠肺炎疫情防控和经济社会发展工作部署会议上强调 毫不放松抓紧抓实抓细防控工作 统筹做好经济社会发展各项工作》，《人民日报》，2020年2月24日。

② 参见《织密社区疫情防控网——记河北省石家庄市新华区社区疫情防控工作者》，新华文明网，2020年2月14日。

万元,非定向捐款661.44万元,其余款项已计划安排使用;接受定向捐赠物资3114.30万元,已按捐赠意向分发3114.30万元。[①]红十字会在疫情治理秩序中发挥自身职能,成为疫情治理秩序中不可或缺的一环。

　　社会治理体系在疫情治理中充分发挥了党的领导、多元主体参与的制度优势。疫情防控是每一个社会成员的责任,需要全民参与。多元主体在党的领导下,从不同角度发挥着独特的作用,形成了一股合力,凝聚起战胜疫情的强大力量。"各级党委和政府、各部门各单位各方面闻令而动,全国农村、社区、企业、医疗卫生机构、科研机构、学校、军营各就各位。"[②]科技为实现这种合力提供了技术手段上的支撑,例如社区、小区、楼栋的微信群,基于大数据的人员流动和轨迹跟踪程序,都在此次疫情防控中发挥了重要作用。微信群使信息传递更为便捷迅速,也能够保证民意得到反馈,为防控疫情提供了极为有利的沟通平台。计算机和互联网在会议和教学等方面的广泛运用也可以减少人员流动,避免人与人的直接接触。疫情防控将极大拓展科学技术在社会治理方面的应用前景。

三、重心下沉,打造社区防控的坚强堡垒

　　党的十九届四中全会通过的《中共中央关于坚持和完善中国特色社会主义制度 推进国家治理体系和治理能力现代化若干重大问题的决定》在推进市域社会治理现代化问题上,提出了推动社会治理和服务重心向基层下移的设计,旨在把更多资源下沉到基层。这一治理理念在疫情防控中发挥了重要作用。中国疫情治理成功的一个重要经验就是重心下沉,体现了职能导向的结构安排。在此次疫情防控过程中,通

---

① 参见《市红十字会疫情防控期间接受社会捐赠款物公示》,《天津日报》,2020年4月3日。
② 习近平:《在全国抗击新冠肺炎疫情表彰大会上的讲话》,《人民日报》,2020年9月9日。

过工作重心调整,疫情治理的纵向结构呈现出下沉趋势。疫情治理纵向结构中的重心下沉,保证了防控力量直接下沉到社区,下沉到最基层,在疫情防控中起到了重要作用。

习近平总书记在历次会议、指示、批示中多次强调,要压实属地责任,推动防控力量下沉。2020年2月10日、3月10日,习近平总书记在考察北京、武汉社区时都明确要求,"防控力量要向社区下沉"。有关习近平总书记在武汉东湖新村社区考察的新闻中专门提到了社区工作者、基层民警、卫生服务站医生、下沉干部和志愿者这5种人。这恰好是基层社区疫情治理秩序最重要的5种人,他们担负着救治、防控的基本职能。

常态治理的体制被打破,公务人员下沉到疫情防控一线。常态的政府管理强调科层制,有着严格的组织体系和工作机制。一般来讲,能与被管理者直接发生实质性管理关系的管理者都处于基层。在基层管理上,存在着大量的公务员群体,他们不直接与被管理者发生实质的管理关系,一般通过办公室、文件、报告等方式指导基层工作。加上行政管理效率要求的命令式管理、上下级关系,常态政府管理形成了严格的等级秩序。在疫情治理过程中,基层的城乡社区是疫情防控的第一线,但往往面临着人手不够、资源不足的问题。在疫情防控期间,靠近基层的各级干部普遍出现工作重心下移的现象。

各级干部通过职责下沉,广泛承担基层防疫职责,包括入户排查和其他防控一线的具体工作,与普通民众广泛直接接触。这具体表现为工作任务细化,设防到位,排查到户,压实责任。具体模式包括"横向到边、纵向到底""敲门入户""一人盯一人""二包一""一对一电话""守住人,管住门"等各种基层治理措施。例如,2020年2月14日,湖北省荆门市2829名市直机关党员干部,按照市委组织部、市委直属机关工委要求,迅速下沉驻守到中心城区60个社区,分批次参与疫情防控一线工作。北京市门头沟区则组织了1000名左右机关事业单位干部下沉到社区(村)开展"千人战疫"专项行动。①2020年2月15日,天津市组织1.3万名市区干部下沉到社区(村)上岗,充实一线联防联控力量。

天津把"战区制、主官上、权下放"党建引领基层治理体制机制创新作为"1号改革创新工程"。这种机制在疫情防控期间发挥了重要作用,创新了重大公共卫生事件应急管理的治理模式。在新冠疫情防治期间,天津提出用"战时状态、战时机制、战时思维、战时方法"打好疫情防控阻击战。新冠疫情防控有着非常强的地域管理属性,而疫情防控的"天津模式",就是把天津划分为16个主战区、246个街道乡镇战区、5257个社区小战区,共2.2万个网络响应区,构建起四级防护体系。同时,在这些战区落实战时机制,各委办局迅速开展指导检查、重点监测等工作,公安系统各级领导班子成员和基层民警辅警2万余人奋战防控处置一线,24小时值班。在战区制中有一个重要的制度安排,那就是"主官上",各级党政主要领导干部靠前指挥,深入疫情防控第一线,实现了全面的社区下沉。在这一疫情防控模式中,"权下放"突出了战区制的有效性,只有权力下放,才会形成疫情防控的下沉,真正地发挥社区在疫情防控中的屏障作用。正是这种制度安排,使得天津能够迅速控制疫情。4.8万网格员在不到一周的时间里就排查了1300多万人,为科学防控、精准施策提供了有力支撑。

防控力量下沉在疫情防控中的重要体现就是坚持"防与治"的辩证统一,尽全力遏制疫情蔓延。在疫情防控中,控是为了人民的身体健康,防是依靠人民形成战"疫"防线。习近平总书记指出,"要紧紧扭住城乡社区防控和患者救治两个关键"②,医院救治和社区防控是防治配合、并肩作战的两条战线,"抗击疫情有两个阵地,一个是医院救死扶

---

① 参见《北京门头沟千名党员干部下沉一线"战疫"》,《北京日报》,2020年2月8日。
② 《习近平在统筹推进新冠肺炎疫情防控和经济社会发展工作部署会议上强调　毫不放松抓紧抓实抓细防控工作　统筹做好经济社会发展各项工作》,《人民日报》,2020年2月24日。

伤阵地,一个是社区防控阵地"①。社区是疫情防控第一线,也是"外防输入、内防扩散"最有效的防线,"防"的重点环节是强化社区网格化,实施地毯式排查,采取更加严格、更有针对性、更加有效的措施,防止疫情蔓延。

防与治是两条腿,必须两条腿走路,两手抓,而且两手都要硬。在2020年2月23日统筹推进新冠肺炎疫情防控和经济社会发展工作部署会议上,习近平总书记明确提出了"社区防控"和"患者救治"两个关键,提出了坚决遏制疫情扩散输出,加强力量薄弱地区防控,切实提高收治率和治愈率、降低罹患率和病亡率。②3月10日,在湖北省考察新冠肺炎疫情防控工作时,习近平总书记再一次重申了这一观点,提出了"救死扶伤阵地"和"社区防控阵地"两个阵地的思想。他明确指出:"坚持不懈做好疫情防控工作关键靠社区。要充分发挥社区在疫情防控中的重要作用。充分发挥基层党组织战斗堡垒作用和党员先锋模范作用,防控力量要向社区下沉,加强社区防控措施的落实,使所有社区成为疫情防控的坚强堡垒。"③

2020年2月10日,习近平总书记在北京调研指导新冠肺炎疫情防控工作。他明确指出:"社区是疫情联防联控的第一线,也是外防输入、内防扩散最有效的防线。把社区这道防线守住,就能有效切断疫情扩散蔓延的渠道。全国都要充分发挥社区在疫情防控中的阻击作用,把防控力量向社区下沉,加强社区各项防控措施的落实,使所有社区成为

---

①③《习近平在湖北省考察新冠肺炎疫情防控工作 看望慰问奋战在一线的医务工作者解放军指战员社区工作者公安干警基层干部下沉干部志愿者和居民群众时强调 毫不放松抓紧抓实抓细各项防控工作 坚决打赢湖北保卫战武汉保卫战》,《人民日报》,2020年3月11日。

②参见《习近平在统筹推进新冠肺炎疫情防控和经济社会发展工作部署会议上强调 毫不放松抓紧抓实抓细防控工作 统筹做好经济社会发展各项工作》,《人民日报》,2020年2月24日。

疫情防控的坚强堡垒。"①事实上，习近平总书记一直将社区作为"外防输入、内防反弹的重要防线"，要求"抓好新形势下防控常态化工作"，通过完善社区防控措施，稳妥做好疫情善后工作。在2020年4月8日给武汉东湖新城社区全体社区工作者的回信中，他对社区防控提出了希望："希望你们发扬连续作战作风，抓细抓实疫情防控各项工作，用心用情为群众服务，为彻底打赢疫情防控人民战争、总体战、阻击战再立新功。"②

防控力量下沉，也特别注重防范和化解社会矛盾，突出疫情治理的人文关怀。基层不仅是疫情防控的第一线，也是社会和谐稳定的基础，这就意味着要妥善处理疫情防控中出现的各类矛盾和问题，做好社会治安工作。同时，也要稳妥做好疫情善后工作，防范和化解社会矛盾。要完善社会矛盾纠纷多元预防调处化解综合机制，把党员干部下访和群众上访结合起来，把群众矛盾纠纷调处化解工作规范起来，让老百姓遇到问题能有地方"找个说法"，切实把矛盾解决在萌芽状态、化解在基层。③在推动疫情防控力量和资源下沉的同时，也需要考虑到人民群众的实际需求，有效保障人民群众的基本生活，更要展现人文关怀。习近平总书记在武汉考察时强调，湖北和武汉等疫情严重地区的群众自我隔离了这么长时间，有些情绪宣泄，要理解、宽容、包容，继续加大各方面工作力度。要加强心理疏导和心理干预，尤其是要加强对患者及其

---

①《习近平在北京市调研指导新型冠状病毒肺炎疫情防控工作时强调 以更坚定的信心更顽强的意志更果断的措施 坚决打赢疫情防控的人民战争总体战阻击战》，《人民日报》，2020年2月11日。

②《习近平回信勉励武汉东湖新城社区全体社区工作者》，《人民日报》，2020年4月10日。

③参见《习近平在浙江考察时强调 统筹推进疫情防控和经济社会发展工作 奋力实现今年经济社会发展目标任务》，《人民日报》，2020年4月2日。

家属、病亡者家属等的心理疏导工作。①

第五节　以改革提升制度优势与治理效能

坚持改革创新、与时俱进,善于自我完善、自我发展,使社会始终充满生机活力,是中国国家制度与国家治理的显著优势。如果说疫情是对我国治理体系和治理能力的一次大考,那么在这次大考中,我们一定要总结经验、吸取教训。要针对这次疫情应对中暴露出来的短板和不足,健全国家应急管理体系,提高处理急难险重问题的能力。从疫情防控中,我们能清晰地看到中国特色社会主义的制度优势和治理效能,同时,"固根基、强优势、补短板、强弱项",继续发挥制度优势,提升治理效能,是我们的重要任务。

健全国家公共卫生应急管理体系与国家治理体系与治理能力现代化是一致的,也是进一步发挥中国国家制度优势,持续优化疫情治理体系的重要内容。国家治理体系和治理能力现代化是一项复杂的系统工程,公共卫生应急管理体系与能力是国家治理体系与能力建设的有机组成部分,更是国家治理现代化的题中应有之义。国家治理现代化不是一蹴而就的,更没有现成的模式可以照搬,而是要从国情出发,在实践中不断探索改革,逐步完善。疫情暴露出的体制机制乃至工作方法上的问题,也是国家治理体系进一步改革完善的重要契机。疫情大考为国家治理体系现代化按下了"快进键",疫情当中危与机并存,二者辩

---

① 参见《习近平在湖北省考察新冠肺炎疫情防控工作　看望慰问奋战在一线的医务工作者解放军指战员社区工作者公安干警基层干部下沉干部志愿者和居民群众时强调　毫不放松抓紧抓实抓细各项防控工作　坚决打赢湖北保卫战武汉保卫战》,《人民日报》,2020年3月11日。

证统一,也为国家治理体系与治理能力的进一步改革完善提供了"战略窗口期"。

　　具体来说,这次新冠肺炎疫情防控,是对我们国家治理体系和治理能力的一次大考,既有经验,也有教训。要放眼长远,总结经验教训,加快补齐、增强治理体系的短板和弱项,为保障人民生命安全和身体健康筑牢制度防线。①这是在2020年2月3日中共中央政治局常委会会议上习近平总书记就提出来的明确要求。②要对公共卫生环境进行彻底排查整治,补齐公共卫生短板。在2月14日中央全面深化改革委员会第十二次会议上,这一任务要求就更加明确。那就是,"放眼长远,总结经验、吸取教训,针对这次疫情暴露出来的短板和不足,抓紧补短板、堵漏洞、强弱项,该坚持的坚持,该完善的完善,该建立的建立,该落实的落实,完善重大疫情防控体制机制,健全国家公共卫生应急管理体系"③。

　　健全国家公共卫生应急管理体系,也是落实"强化提高人民健康水平的制度保障"的重要举措。党的十九届四中全会指出,要强化提高人民健康水平的制度保障,坚持关注生命全周期、健康全过程,完善国民健康政策,让广大人民群众享有公平可及、系统连续的健康服务;深化医药卫生体制改革,健全基本医疗卫生制度,提高公共卫生服务、医疗服务、医疗保障、药品供应保障水平;加快现代医院管理制度改革。坚持以基层为重点、预防为主、防治结合、中西医并重;加强公共卫生防疫

---

　　①参见《习近平在湖北省考察新冠肺炎疫情防控工作　看望慰问奋战在一线的医务工作者解放军指战员社区工作者公安干警基层干部下沉干部志愿者和居民群众时强调　毫不放松抓紧抓实抓细各项防控工作　坚决打赢湖北保卫战武汉保卫战》,《人民日报》,2020年3月11日。

　　②参见《中共中央政治局常务委员会召开会议　研究加强新型冠状病毒感染的肺炎疫情防控工作　中共中央总书记习近平主持会议》,《人民日报》,2020年2月4日。

　　③《习近平主持召开中央全面深化改革委员会第十二次会议强调　完善重大疫情防控体制机制　健全国家公共卫生应急管理体系　李克强王沪宁韩正出席》,《人民日报》,2020年2月15日。

和重大传染病防控,健全重特大疾病医疗保险和救助制度;优化生育政策,提高人口质量;积极应对人口老龄化,加快建设居家与社区机构相协调、医养康养相结合的养老服务体系;聚焦增强人民体质,健全促进全民健身制度性举措。

一、改革完善重大疫情防控体系

我们应该看到,疫情治理秩序暴露出国家治理体系与治理能力的一些不足之处。总体而言,重大疫情预警系统启动滞后,疫情信息传递机制需要改进;不同行政区域的防控效果存在显著差异,联防联控的具体实施存在改进空间;疫情治理初期的资源调配速率和均衡程度不足,导致防控物资供需呈现"紧平衡";基层公职人员工作的规范化、法治化程度仍需进一步完善。

首先,疫情治理纵向结构中的信息沟通仍然面临挑战,需要下大力气改革。疫情(尤其是重大烈性传染病疫情)的确定,对时间响应、专业素质的要求都非常高,这就使得疫情信息的上传下达变得非常重要。比如此次疫情期间,信息的上传下达仍然有不够通畅的地方。从疫情的发生、发展,到疫苗的发放、使用,更为通畅的信息发布将会起到更好的作用,也需要得到足够充分的重视。

其次,各地隔离措施不同,执法力度不一,带来相应的一些问题。坚决果断的隔离有效地防控了病毒,这是共识。但是各地这方面的认识程度不同、要求不同,执行起来更是千差万别,也导致疫情治理的横向秩序出现问题。尽管隔离是依据法律进行的,但是各地在隔离的过程中做法不一,加上对病毒所知甚少带来的恐慌,出现了一些不规范,甚至违法的行为。一些地方为了避免输入性病例,防止疫情进入本地社群,采取了"一刀切"的封路、封村,甚至是封门的措施。有的地方擅自设卡拦截、阻断公共交通,带来非常不利的后果。防控措施层层加码，宁可错防，不能漏防，甚至出现绝对禁止外地人返程、明确拒绝武汉籍和湖北籍人员，"不准租户进入"，甚至"投票拒绝援鄂医务人员回家"等极端做法。这些都是疫情治理秩序中出现的过度防控现象，虽然不多，但影响恶劣。

最后，在疫情治理的横向结构中，社会组织在作用的发挥效果上仍然存在着行动缓慢、公信力差等为人诟病之处。民政部于2020年1月26日发布公告，明确五家慈善组织负责接收湖北省武汉市疫情防控工作募集的款物，分别是湖北省红十字会、湖北省慈善总会、湖北省青少年发展基金会、武汉市慈善总会、武汉市红十字会。疫情治理期间，红十字会在发布医疗物资缺口信息、接收募捐、整理和分配物资、疫情心理援助等方面做了大量工作。但是武汉市红十字会仅有的11名工作人员，即使全部取消年假，招募志愿者，也无法满足疫情防控中的工作需要。这种状况必然会直接影响信息披露、运行机制、应急能力等方方面面，继而引发公众对其公信力的质疑，带来连环投诉和舆情。这也对社会组织的发展提出了需要认真思考的问题。

总之，疫情治理秩序和具体工作中存在的问题，是进一步完善国家治理体系和治理能力的重要契机，正如习近平总书记所说："这次疫情是对我国治理体系和能力的一次大考，我们一定要总结经验、吸取教训。"①从此次疫情防控中总结经验、吸取教训，目标就是要完善重大疫情防控体制机制，健全国家公共卫生应急管理体系。这包括：强化公共卫生法治保障；改革完善疾病预防控制体系，推进疾控体系现代化；改革完善重大疫情防控救治体系；健全重大疾病医疗保险和救助制度；健全统一的应急物资保障体系及完善城市治理体系等具体内容。

---

①《中共中央政治局常务委员会召开会议　研究加强新型冠状病毒感染的肺炎疫情防控工作　中共中央总书记习近平主持会议》，《人民日报》，2020年2月4日。

　　改革应急管理体系,更好地发挥疫情防控的制度优势与治理效能,体现了疫情防控的改革维度。疫情危机是"危"与"机"的辩证统一。防控疫情既反映出我国治理体系和治理能力的优势,同时也暴露出许多问题,因此要变压力为动力、善于化危为机,利用问题倒逼改革,深刻认识在国家治理中存在的不足和短板,在危机和大考中检视问题、补足短板,就能转危为机。习近平总书记指出:"这次疫情是对我国治理体系和能力的一次大考,我们一定要总结经验、吸取教训。要针对这次疫情应对中暴露出来的短板和不足,健全国家应急管理体系,提高处理急难险重任务能力。"[1]2020年4月1日在浙江考察时,习近平总书记明确指出:"要立足当前、着眼长远,加强战略谋划和前瞻布局,坚持平战结合,完善重大疫情防控体制机制,健全公共卫生应急管理体系。"[2]习近平总书记特别强调,要从体制机制入手,创新和完善重大疫情防控举措,"针对这次疫情暴露出来的短板和不足,抓紧补短板、堵漏洞、强弱项,该坚持的坚持,该完善的完善,该建立的建立,该落实的落实,完善重大疫情防控体制机制,健全国家公共卫生应急管理体系"[3]。这些重要论述,不仅为打赢疫情防控的人民战争、总体战、阻击战指明了方向,也为持续改革重大疫情防控体系,做好新时代的公共卫生健康工作提供了科学指南。具体改革完善目标包括:强化公共卫生法治保障,改革完善疾病预防控制体系,改革完善重大疫情防控救治体系,健全重大疾病医疗保险和救助制度,健全统一的应急物资保障体系,改革完善城市治理体系

　　①《中共中央政治局常务委员会召开会议　研究加强新型冠状病毒感染的肺炎疫情防控工作　中共中央总书记习近平主持会议》,《人民日报》,2020年2月4日。
　　②《习近平在浙江考察时强调　统筹推进疫情防控和经济社会发展工作　奋力实现今年经济社会发展目标任务》,《人民日报》,2020年4月2日。
　　③《习近平主持召开中央全面深化改革委员会第十二次会议强调　完善重大疫情防控体制机制　健全国家公共卫生应急管理体系　李克强王沪宁韩正出席》,《人民日报》,2020年2月15日。

与治理能力,推动国家治理体系与能力的自我完善与自我革命。

第一,强化公共卫生法治保障,为公共卫生安全筑牢严密的法治防线。新中国成立以来,特别是"非典"之后,我国已经形成了包括传染病防治法、突发事件应对法等三十多部法律在内的公共卫生法律体系,在应对突发公共卫生事件中发挥了重要法律保障,在此次疫情防控中也发挥了重要作用。但是此次疫情也暴露了现有公共卫生法律体系存在的不足,对公共卫生法治保障提出了新要求,需要从立法和执法层面强化公共卫生法治保障。"坚持辩证思维和总体思维,着眼人民整体利益和长远利益,针对不同情况,坚持立改废释并举,综合运用多种方式,推动形成依法开展疫情防控、保障人民生命安全和身体健康的强大合力。"[1]

在立法层面,全面加强和完善公共卫生领域相关法律法规建设,要立改并举。要加快推进生物安全立法,要从保护人民健康、保障国家安全、维护国家长治久安的高度,把生物安全纳入国家安全体系,系统规划国家生物安全风险防控和治理体系建设,全面提高国家生物安全治理能力。要尽快推动出台生物安全法,加快构建国家生物安全法律法规体系、制度保障体系。[2]同时要全面评估现有的公共卫生法律,不断修改完善,"认真评估传染病防治法、野生动物保护法等法律法规的修改完善"[3]。在执法层面,要加强市场监管,坚决取缔和严厉打击非法野生动物市场和贸易,从源头上控制重大公共卫生风险。[4]针对"野味产业",习近平总书记明确指出要从源头上控制重大公共卫生风险,坚决

① 杨学傅:《筑牢公共卫生安全法治防线》,《人民日报》,2020年4月28日。
② 参见《习近平主持召开中央全面深化改革委员会第十二次会议强调　完善重大疫情防控体制机制　健全国家公共卫生应急管理体系》,《人民日报》,2020年2月15日。
③《习近平主持召开中央全面深化改革委员会第十二次会议强调　完善重大疫情防控体制机制　健全国家公共卫生应急管理体系》,《人民日报》,2020年2月15日。
④ 参见《中共中央政治局常务委员会召开会议　研究加强新型冠状病毒感染的肺炎疫情防控工作　中共中央总书记习近平主持会议》,《人民日报》,2020年2月4日。

革除滥食野生动物的陋习。①总之,强化公共卫生法治保障,既要看到眼前的问题,也要目光长远,建立长效机制,"有效应对新情况新问题,我们既要总结借鉴、补齐短板,也要科学预见、未雨绸缪,把实践证明行之有效的经验做法提炼上升为法律制度,加快建立依法防控的长效机制,有效维护人民健康,确保国家安全和社会稳定"②。

第二,改革完善疾病预防控制体系,推进疾控体系现代化。自2003年"非典"之后,国家在疾控体系建设方面取得了许多突破性的成就,特别是从"防疫站"模式转变为现代化的疾控体系。疫情大考之下,显示我国疾控体系在建设和实际运作层面的一些问题显露出来。2020年2月10日,习近平总书记在北京考察时,强调改革疾控体系的必要性和重要性,"这场疫情对全国各级疾控中心的应急处置能力是一次大考。这次抗击疫情斗争既展示了良好精神状态和显著制度优势,也暴露出许多不足。要把全国疾控体系建设作为一项根本性建设来抓,加强各级防控人才、科研力量、立法等建设,推进疾控体系现代化"③,习近平总书记为中国下一阶段的疾控体系建设谋划了方向。

进一步完善疾控体系,最重要的是要强化风险意识,完善公共卫生重大风险研判、评估、决策、防控协同机制,④形成全面防控公共卫生风险的合力。在体制机制建设上,疫情监控体系是疾控体系中最重要的一道防线,要建立健全重大疫情应急响应机制,建立集中统一高效的领

---

① 参见习近平:《在中央政治局常委会会议研究应对新型冠状病毒肺炎疫情工作时的讲话》,《求是》,2020年第4期。

② 杨学博:《筑牢公共卫生安全法治防线》,《人民日报》,2020年4月28日。

③《习近平在北京市调研指导新型冠状病毒肺炎疫情防控工作时强调 以更坚定的信心更顽强的意志更果断的措施 坚决打赢疫情防控的人民战争总体战阻击战》,《人民日报》,2020年2月11日。

④ 参见《习近平主持召开中央全面深化改革委员会第十二次会议强调 完善重大疫情防控体制机制 健全国家公共卫生应急管理体系》,《人民日报》,2020年2月15日。

导指挥体系,做到指令清晰、系统有序、条块畅达、执行有力,精准解决疫情第一线问题。我国是一个有着14亿多人口的大国,防范化解重大疫情和重大突发公共卫生风险,始终是我们须臾不可放松的大事。要健全国家重大疫情监控网络,完善法律法规体系,加大前沿技术攻关和尖端人才培养力度,尽快提高我国应对重大突发公共卫生事件的能力和水平。①基层防控能力建设,是疾控体系中最基础的防线,应坚决贯彻预防为主的卫生与健康工作方针,坚持常备不懈,将预防关口前移,避免小病酿成大疫。要健全公共卫生服务体系,优化医疗卫生资源投入结构,加强农村、社区等基层防控能力建设,织密织牢第一道防线。②公共卫生人才队伍是疾控体系中的中坚力量。要加强公共卫生人才队伍建设,健全执业人员培养、准入、使用、待遇保障、考核评价和激励机制。要持续加强全科医生培养、分级诊疗等制度建设,推动公共卫生服务与医疗服务高效协同、无缝衔接,健全防治结合、联防联控、群防群治工作机制。③

第三,改革完善重大疫情防控救治体系。健全重大疫情防控救治体系的总体原则是坚持"平战结合","要健全科学研究、疾病控制、临床治疗的有效协同机制,及时总结各地实践经验,形成制度化成果,完善突发重特大疫情防控规范和应急救治管理办法"④持续加强分级诊疗制度建设,对于完善重大疫情救治机制至关重要。"建立健全分级、分层、分流的传染病等重大疫情救治机制,支持一线临床技术创新,及时推广有效救治方案。"⑤加强公共卫生医疗体系建设,特别是基层公共卫

① 参见《习近平在北京考察新冠肺炎防控科研攻关工作时强调　协同推进新冠肺炎防控科研攻关　为打赢疫情防控阻击战提供科技支撑》,《人民日报》,2020年3月2日。

②③ 参见《习近平主持召开中央全面深化改革委员会第十二次会议强调　完善重大疫情防控体制机制　健全国家公共卫生应急管理体系》,《人民日报》,2020年2月15日。

④⑤《习近平主持召开中央全面深化改革委员会第十二次会议强调　完善重大疫情防控体制机制　健全国家公共卫生应急管理体系》,《人民日报》,2020年2月15日。

生能力建设,能够在重大疫情救治中发挥重要作用。"完善公共卫生医疗服务资源区域布局,建立传染病救治国家和区域医疗中心,完善从国家到省、市、县的一体化医疗服务体系。健全基层医疗卫生服务体系特别是公共卫生服务体系建设。加强基础设施建设和物资配备,加强基层医疗卫生队伍建设,满足重大疫情防控要求。"①

第四,健全重大疾病医疗保险和救助制度。重大疾病保险和救助制度是重大疫情防控和国家公共卫生应急管理体系的重要支撑。党的十九大提出了"完善统一的城乡居民基本医疗保险制度和大病保险制度"。国家医保局成立后,这项工作在原来的基础上加速推进,2018年、2019年的居民医保政策文件分别对城乡居民医保和大病保险制度建设提出了明确的工作要求,目前两项制度已经基本实现了全面统筹管理。

健全重大疾病医疗保险和救助制度包含三项基本要求。一是"先行救治"政策,实行先治疗后缴费,不能因费用问题影响疾病治疗和疫情防控。具体来说,应当完善应急医疗救助机制,在突发疫情等紧急情况下,确保医疗机构先救治、后收费,并完善医保异地即时结算制度。②二是"豁免政策",建立医疗费用豁免制度。要探索建立特殊群体、特定疾病医药费豁免制度,有针对性地免除医保支付目录、支付限额、用药量等限制性条款,减轻困难群众就医就诊后顾之忧。③三是统筹基本医疗保险基金和公共卫生服务资金使用,提高对基层医疗机构的支付比例,实现公共卫生服务和医疗服务有效衔接。④

第五,健全统一的应急物资保障体系。应急物资生产与分配是一项环环相扣的复杂的系统工程,关乎国计民生和社会长治久安。疫情

---

① 中共国家卫生健康委员会党组:《完善重大疫情防控体制机制　健全国家公共卫生应急管理体系》,《求是》,2020年第5期。

②③④ 参见《习近平主持召开中央全面深化改革委员会第十二次会议强调　完善重大疫情防控体制机制　健全国家公共卫生应急管理体系》,《人民日报》,2020年2月15日。

暴发初期,应急物资由于生产效率和分配效率较低,从而出现了"紧平衡",引发了社会较为集中的关注,这也在一定程度上反映了我国应急物资保障体系存在着短板。因此习近平总书记指出了健全应急物资保障体系的必要性和原则,"把应急物资保障作为国家应急管理体系建设的重要内容,按照集中管理、统一调拨、平时服务、灾时应急、采储结合、节约高效的原则,尽快健全相关工作机制和应急预案"①。健全应急物资保障体系应当从体制、机制和预案等多个层面着手,从长远的和系统的角度,统筹兼顾国家应急管理体系及其能力现代化。

在应急物资生产上,确保物资生产有序开展,"要系统梳理国家储备体系短板,提升储备效能,优化关键物资生产能力布局"②。强化物资生产能力,重点要使提升产能、调度机制和储备体系同时发力,"要优化重要应急物资产能保障和区域布局,做到关键时刻调得出、用得上。对短期可能出现的物资供应短缺,建立集中生产调度机制,统一组织原材料供应、安排定点生产、规范质量标准,确保应急物资保障有序有力。要健全国家储备体系,科学调整储备物资的品类、规模、结构,提升储备效能。要建立国家统一的应急物资采购供应体系,对应急救援物资实行集中管理、统一调拨、统一配送,推动应急物资供应保障网更加高效安全可控"③。在应急物资分配上,要突出重点,统一调配,既要高效,也要公平。2020年2月10日,习近平总书记在北京调研时强调,要加强防疫物资保障,重点防控部位的人员和物资都要保障到位,推动应急物资供应保障网更加高效安全可控。

第六,改革完善城市治理体系与治理能力。新冠肺炎疫情所暴露

---

①③《习近平主持召开中央全面深化改革委员会第十二次会议强调　完善重大疫情防控体制机制　健全国家公共卫生应急管理体系》,《人民日报》,2020年2月15日。

②《中共中央政治局常务委员会召开会议　研究加强新型冠状病毒感染的肺炎疫情防控工作　中共中央总书记习近平主持会议》,《人民日报》,2020年2月4日。

出的城市治理方面的问题,也是进一步完善城市治理体系与治理能力的重要契机。事实上,党的十八大以来,以习近平同志为核心的党中央高度重视城市建设和发展工作,特别是信息城市和智慧城市建设,这些方面都取得了长足的进步。包括特大城市在内的城市治理体系经受了这次疫情防控的全面检验,在展现了中国特色社会主义制度及其治理能力的强大优势的同时,也暴露出城市治理方面的一些问题与短板,特别是战时状态下的应急治理和公共卫生治理等环节,仍有进一步完善的空间。城市治理体系与治理能力建设也是推进国家治理现代化的必然要求。因此习近平总书记对城市治理的改革与完善也提出了明确要求:要着力完善城市治理体系和城乡基层治理体系,树立"全周期管理"意识,努力探索超大城市现代化治理新路子。[①]

疫情进入常态化防控阶段之后,统筹兼顾疫情防控和城市治理是当务之急。习近平总书记在浙江考察时进一步指出了城市治理现代化的新任务和新要求:"运用大数据、云计算、区块链、人工智能等前沿技术推动城市管理手段、管理模式、管理理念创新,从数字化到智能化再到智慧化,让城市更聪明一些、更智慧一些,是推动城市治理体系和治理能力现代化的必由之路,前景广阔。"[②]习近平总书记对城市治理现代化的重要论述,指明了改革方向,也为我们在新形势下深入认识推进城市治理现代化的重大意义、科学内涵和原则要求,切实做好各项城市治理的实际工作,提供了根本遵循。

---

① 参见《习近平在湖北省考察新冠肺炎疫情防控工作 看望慰问奋战在一线的医务工作者解放军指战员社区工作者公安干警基层干部下沉干部志愿者和居民群众时强调 毫不放松抓紧抓实抓细各项防控工作 坚决打赢湖北保卫战武汉保卫战》,《人民日报》,2020年3月11日。

② 《习近平在浙江考察时强调 统筹推进疫情防控和经济社会发展工作 奋力实现今年经济社会发展目标任务》,《人民日报》,2020年4月2日。

二、发挥制度优势,提升治理效能

发挥制度优势,并将制度优势转化为治理效能,是中国的疫情防控取得重大战略成果的重要原因。"历史和现实都告诉我们,只要坚持和完善中国特色社会主义制度、推进国家治理体系和治理能力现代化,善于运用制度力量应对风险挑战冲击,我们就一定能够经受住一次次压力测试,不断化危为机、浴火重生。"①正是在中国共产党的领导下,中国特色社会主义制度在各方面发挥了显著优势:密切联系群众,紧紧依靠人民战胜疫情;依法治国,保障了人民权利;参与全球治理,积极构建人类命运共同体;调动各方面积极性,集中力量办大事。同时在政府治理、社会治理等领域,党委领导、政府负责、社会协同、公众参与的治理效能不断提升。但我们也应该看到,应该进一步发挥制度优势,提升治理效能,完善重大疫情防控体制机制,健全国家公共卫生应急管理体系。

我国之所以能够快速建立疫情治理秩序,并使其高效平稳运转,根本原因是中国特色社会主义国家治理体系的制度优势在疫情防控中转化成了显著的治理效能。总的来说,党的领导、人民当家作主与依法治国三者有机复合形成的合力效应,是国家治理体系中具有高度稳定性的制度存量优势。国家治理体系机制兼具韧性与灵活性,我国在疫情防控中建立了高度动员、充分协调、平稳保障的治理秩序。同时,国家治理技术的现代化与信息化,保证了疫情治理秩序呈现精细化。

第一,党的领导、人民当家作主与依法治国的有机统一是在中国政治体制改革历史进程中逐步形成的稳定结构,是中国特色社会主义的制度优势,其本质是治理主体与治理方式的深度复合。这三者间的有机统一构成国家治理体系的内核,并逐步向外延伸,发挥合力效应。"党

---

① 习近平:《在全国抗击新冠肺炎疫情表彰大会上的讲话》,《人民日报》,2020年9月9日。

的领导、人民当家作主和依法治国的有机统一形成复合体系,并进一步向外延伸,达到政治、经济、文化、社会的'四个协调',在新时期国家治理的战略布局中,形成国家治理的复合体系,并且形成合力"①。这种稳定性的存量优势使得多元治理主体和治理方式形成协同治理的结构功能秩序,形成合力,转变为治理效能。正如习近平总书记所说,"在中国共产党的坚强领导下,充分发挥中国特色社会主义制度优势,紧紧依靠人民群众,坚定信心、同舟共济、科学防治、精准施策,我们完全有信心、有能力打赢这场疫情防控阻击战"②。

第二,高度动员、充分协调和保障平稳的制度韧性及其运转的持久性,保证了疫情治理秩序的高效、平稳、有序。党政引领、新型举国体制的防疫行动秩序,极大地提升了疫情治理的有效性。在经济发展和疫情治理之间、重点地区和非重点地区之间,多元治理主体在结构功能上实现了充分的统筹协调、一体推进。疫情治理,保障先行,疫情防控重点物资的生产供应水平不断提高,防护物资调配得到优化。"米袋子""菜篮子"责任制得到严格落实,保障了人民的基本生活需求。国务院总理李克强于2020年3月3日主持召开国务院常务会议,部署完善"六稳"工作协调机制,有效应对疫情影响促进经济社会平稳运行;确定支持交通运输、快递等物流业纾解困难加快恢复发展的措施;决定加大对地方的财政支持,提高保基本民生保工资保运转能力。③

第三,国家治理技术现代化保证了疫情治理的信息化和精细化。

① 佟德志:《中国国家治理的复合体系与合力效应》,《政治学研究》,2016年第5期。
② 《中共中央政治局常务委员会召开会议 研究新型冠状病毒感染的肺炎疫情防控工作 中共中央总书记习近平主持会议》,《人民日报》,2020年1月26日。
③ 参见《李克强主持召开国务院常务会议 部署完善"六稳"工作协调机制 有效应对疫情影响促进经济社会平稳运行 确定支持交通运输快递等物流业纾解困难加快恢复发展的措施决定加大对地方财政支持 提高保基本民生保工资保运转能力》,中国政府网,2020年3月3日。

近些年来,大数据、智慧城市和"互联网+"的建设与发展,为疫情的信息化治理提供了坚实的技术手段。5G+热成像技术运用于火车站、机场、地铁等公共交通、人群密集区域,快速完成对大量人员的测温及体温监控,识别出温度异常的个体,并将数据准确快速实时回传,筑起疫情的第一道防线。视频联网会议系统实现了高效安全地指挥调度防疫工作,视频监控系统实现了对重点人员的动态监控;网络办公、网络教学则减少人员聚集,有效避免疫情扩散风险。"融媒体"充分利用了多种形式的媒介载体,将广播、电视、报纸等传统媒介形式的优点,在人力、内容、宣传等方面与存在互补性的新兴媒体进行全面整合,将新、旧媒体形式的优势发挥到极致,实现了广泛、快速、精准传播防疫信息。政务服务一网通办、网上信访等则保障了常态治理秩序正常运转。

疫情防控的信息化实现了疫情治理的精细化。随着疫情防控取得成效,各地逐渐开始恢复正常的生产和生活秩序,疫情防控也必将进一步精细化。在常态化防控的同时,应当避免"一刀切"的粗放式管理对日常社会生产生活秩序产生负面影响,这就需要在疫情防控与保障复工复产工作及社会正常秩序之间寻找到平衡点,要能做到宽严相济,要依法防控、精细治理。"精细化防控",是寻找到各方利益的"最大公约数",既能保民生,促经济发展,又能阻止疫情的进一步扩散。实现精细化治理,离不开信息技术的保障。"大数据+网格化"实现了城乡社区疫情精细化排查、精细化监控和精细化信息反馈,形成了"汇集—分析—研判—推送—核查—反馈"的数据应用闭环。同时,网络化的社会治理体系,台账制度的有效实行,形成了立体治理,更有侧重点、更具针对性,有效遏制了疫情的扩散蔓延。

►► 第四章 疫情里看文化

　　新冠肺炎疫情防控,对世界各国政府都是一次"大考",在这场惊心动魄的抗疫大战和艰苦卓绝的历史大考中,14亿多中国人民在以习近平同志为核心的党中央坚强领导下,以敢于斗争、敢于胜利的大无畏气概,铸就起团结一心、众志成城的强大防线。中国抗击新冠肺炎疫情斗争取得重大战略成果,交出了一份人民满意、世界瞩目、可以载入史册的答卷,创造了人类同疾病斗争史上又一个英勇壮举!中国成功抗击疫情的密码,蕴含在中国共产党的坚强领导、中国强大的经济实力和独特的社会制度及强大的社会动员能力之中,也深深蕴含在独特的中国文化和中国精神之中。抗疫斗争中铸就的生命至上、举国同心、舍生忘死、尊重科学、命运与共的伟大抗疫精神,赋予中国精神新的时代内涵。它再一次确证了这样一个道理:"中华民族有着强大的文化创造力。每到重大历史关头,文化都能感国运之变化、立时代之潮头、发时代之先声,为亿万人民、为伟大祖国鼓与呼。"①抗击新冠肺炎疫情斗争的伟大实践和卓越成就,充分展现了中华文明和中国文化的深厚底蕴,极大增强了全党全国各族人民的自信心和自豪感、凝聚力和向心力,使文化自信达到了一个新高度。

◄ ◄ ···

---

① 习近平:《坚定文化自信,建设社会主义文化强国》,《求是》,2019年第12期。

第一节　抗疫斗争彰显中国文化底色

　　文化是一个国家、一个民族的精神家园,它反映着这个民族深厚的底蕴和精神气质。中华优秀传统文化博大精深,是中华五千多年文明史的结晶,是中华民族的精神纽带与命脉。中国文化既包括悠久的优秀传统文化,也包括中国共产党成立以来形成的红色革命文化以及社会主义先进文化,体现着自身独有的特性和魅力。正如习近平总书记所说,"中华文化独一无二的理念、智慧、气度、神韵,增添了中国人民和中华民族内心深处的自信和自豪"①。中国文化是取得抗击疫情斗争胜利的强大支撑力量,显示出文化的强大精神作用和深沉持久的伟力,彰显了中华民族的文化底色。

一、中国抗疫斗争的优秀传统文化支撑

　　文化的力量是无形的,更是无穷的。在五千多年悠久历史中,中华民族培育和发展出了独具特色、博大精深的中华传统文化,这一传统文化中的精华始终被我们视为瑰宝。在抗击新冠肺炎疫情的阻击战中,处处展现出中华优秀传统文化的精神气质和深厚底蕴,中华优秀传统文化发挥了毋庸置疑的积极作用。博大精深的中华优秀传统文化再现了其多方面恒久的魅力,在疫情防控中产生了极为重要的积极影响,充分展现了中华文明的深厚底蕴,彰显了中华优秀传统文化的强大力量。

　　(一)"天人合一"传统智慧的深沉影响

　　"天人合一"是视天地万物与人合为一体的思想,在中国古代文化

---

　　①《习近平在中国文联十大、中国作协九大开幕式上的讲话》,新华网,2016年11月30日。

中，人与自然的关系被表述为"天人关系"。庄子在《齐物论》中写道："天地与我并生，而万物与我为一。"在庄子的理想世界中，人与自然万物比邻而居、和睦相处，一同遵循着自然规律而生生不息。可以说，"天人合一"是中国最为重要的哲学思想之一，是儒、释、道三家学说都认同的哲学思想和精神追求，也是中国传统文化中处理人与自然关系的智慧凝结。"天人合一"的哲学思想蕴含着浓厚的"生命共同体"理念，认为人与万物是平等的，人类既不应被自然万物压迫和奴役，也不应凌驾于自然和其他生物之上。"天人合一"思想强调的是人与自然的和谐关系，倡导把人看成自然的一部分。

　　人类从远古走来，历经上万年的农业文明阶段和近三百年的工业文明阶段。工业文明时代，社会生产力获得空前发展，随着人类利用自然、改造自然能力的快速发展，人与自然的矛盾也越来越突出。先进入工业文明的发达国家的掠夺式发展造成了严重的环境污染、生态破坏及资源危机。工业文明发展为什么会引发如此严重的资源和环境问题？最根本的原因就是工业文明所追求的人类中心主义价值观：将人类视为自然万物的中心和主宰去利用自然、改造自然和征服自然。这样做的后果，印证了恩格斯所说的："我们不要过分陶醉于我们人类对自然界的胜利。对于每一次这样的胜利，自然界都对我们进行报复。"①

　　"天人合一"思想作为一种世界观和思维模式，它的意义在于赋予"人"一种不可推卸的责任。"人"应该在其生活实践中以"天人合一"思想为指导，提高自己，这样才可以对实现自我的超越，使其自身达到"与天合一"的境界，自觉地为全人类造福。"天人合一"这一传统思想为中华民族正确认识和处理人与自然的关系提供了思想智慧。中国共产党人继承这一优秀传统，非常重视生态文明建设，党的十八大把生态文明

①《马克思恩格斯选集》（第四卷），人民出版社，2012年，第383页。

建设纳入中国特色社会主义事业总体布局,使生态文明建设的战略地位更加明确。在这次抗击新冠肺炎疫情的斗争中,"天人合一"思想依然发挥着深沉的历史作用,为我们正确处理人与自然的关系提供了宝贵的思想资源。

(二)"刚健有为、自强不息"的民族品格为抗疫助力

中国历史上灾难频仍,但中华民族从来没有被压垮过,而是愈挫愈勇,不断在磨难中成长、从磨难中奋起,这其中的一个重要原因,就是精神力量的支撑,其中就包括刚健有为、自强不息的精神。中国古代流传的盘古开天、女娲补天、精卫填海、愚公移山等神话故事,孔子倡导的"发愤忘食,乐以忘忧",汉代苏武的饮雪吞毡,南宋岳飞的精忠报国等,都深刻体现出中华民族自强不息的优良传统、积极进取的人生态度、勇往直前的斗争精神。正如习近平总书记指出的:"千百年来,中国人民就以生命力的顽强、凝聚力的深厚、忍耐力的坚韧、创造力的巨大而闻名于世。"①

在这次疫情防控阻击战中,以习近平同志为核心的党中央以坚定的必胜信心、高超的斗争本领、顽强的革命意志,领导全国人民迎难而上、齐心协力,打响了一场疫情防控的人民战争、总体战、阻击战。"中华民族历史上经历过很多磨难,但从来没有被压垮过,而是愈挫愈勇,不断在磨难中成长、在磨难中奋起。"②习近平总书记的铿锵话语,以巨大的政治勇气与必胜的斗争豪情,坚定了亿万人民战胜疫魔的决心与信心。

面对疫情,各条战线的抗疫勇士临危不惧、视死如归,困难面前豁得出、关键时刻冲得上,以生命赴使命,用大爱护众生,集中体现了中

---

① 习近平:《在全国抗击新冠肺炎疫情表彰大会上的讲话》,《人民日报》,2020年9月9日。

② 习近平:《在统筹推进新冠肺炎疫情防控和经济社会发展工作部署会议上的讲话》,《人民日报》,2020年2月24日。

国人民敢于压倒一切困难而不被任何困难所压倒的顽强意志。他们中间,有把生的希望留给他人而自己错过救治的医院院长,有永远无法向妻子兑现婚礼承诺的丈夫,也有牺牲在救治岗位留下幼小孩子的妈妈……许多白衣战士敢于斗争、不惧牺牲,令人无限感佩和敬仰。这次抗疫斗争中所展现出的刚健自强、万难不屈的精神,必将在继承中得到弘扬,发挥其不可替代的作用。

(三)家国情怀凝聚起抗疫的磅礴力量

习近平总书记指出:"中国人历来抱有家国情怀。"①突如其来的疫情,让"家国"这个看似宏大的字眼显得如此真实而近切。中国能在短时间内取得疫情防控重大战略成果,除了执政党心系人民,采取科学、精准、有力的防疫举措外,还与中国人民的爱国主义和奉献牺牲的精神密不可分。

在中国人的精神世界里,国与家、集体与个人都是密不可分的整体。中国人坚持"修身齐家治国平天下"的人文理想,倡导"先天下之忧而忧,后天下之乐而乐"的责任担当,崇尚"人生自古谁无死,留取丹心照汗青"的奉献精神,笃行"苟利国家生死以,岂因祸福避趋之"的坚贞誓言。"天下兴亡,匹夫有责"早已沉淀为中华儿女的内在品格,成为中华优秀传统文化的宝贵财富。

在这次疫情防控阻击战中,在以习近平同志为核心的党中央坚强领导下,广大医务人员"舍小家为大家"、义无反顾、逆行出征、白衣执甲、不负重托,诠释了医者仁心和大爱无疆。不只是武汉人民,广大人民群众面对生死考验,面对长时间隔离带来的巨大身心压力,生死较量不畏惧、千难万险不退缩,或向险而行,或默默坚守,以各种方式为疫情防控操心出力。长城内外、大江南北,全国人民心往一处想、劲往一处

①习近平:《在全国抗击新冠肺炎疫情表彰大会上的讲话》,《人民日报》,2020年9月9日。

使,把个人冷暖、集体荣辱、国家安危融为一体,"天使白""橄榄绿""守护蓝""志愿红"迅速集结,"我是党员我先上""疫情不退我不退",誓言铿锵,丹心闪耀。14亿多中国人民同呼吸、共命运,肩并肩、心连心,展示了哪里有祖国和人民的需要,哪里就有"舍小家为大家"的真情奉献。14亿多中国人民不分男女老幼,不论岗位分工,都自觉投入抗击疫情的人民战争,团结奋进、和衷共济,凝聚起抗击疫情的磅礴力量,让整个世界再次体会到中国人举国同心的家国情怀。正如习近平总书记指出:"面对疫情,中国人民没有被吓倒,而是用明知山有虎、偏向虎山行的壮举,书写下可歌可泣、荡气回肠的壮丽篇章! 中华民族能够经历无数灾厄仍不断发展壮大,从来都不是因为有救世主,而是因为在大灾大难前有千千万万个普通人挺身而出、慷慨前行!"①伟大抗疫斗争体现出来的伟大精神汲取了五千多年中华文明中的家国情怀,继承了爱家与爱国的主旋律,是社会主义先进文化、新时代爱国主义精神的生动体现。

(四)传统中医药文化的独特价值得到充分体现

中医药文化是中国优秀传统文化的瑰宝之一。在这次抗疫中,中医药发挥了重大作用,中医药文化体现出自身独特的文化价值。习近平总书记指出:"中医药学包含着中华民族几千年的健康养生理念及其实践经验,是中华文明的一个瑰宝,凝聚着中国人民和中华民族的博大智慧。"②在这次抗疫斗争中,中医药的文化价值表现在:医者仁心、无私奉献的崇高精神,天人合一、辨证论治的哲学智慧,以人为本、标本兼治的人本精神,大医精诚、惟是惟新的创新态度,注重整体、系统施治的科学方法。

中国历史上疾疫频发,古人在同疾疫作斗争的过程中积累了丰富

---

① 习近平:《在全国抗击新冠肺炎疫情表彰大会上的讲话》,《人民日报》,2020年9月9日。
② 《习近平对中医药工作做出重要指示》,《人民日报》,2019年10月26日。

的疾疫治疗经验。据《中国疫病史鉴》记载，从西汉到清末的两千多年里，中国发生过321次疫病流行，正是中医药保护了中华民族的源远流长。新中国成立以来，中医药在防治乙脑、鼠疫、甲流、非典等传染性疾病方面发挥了重要作用。在对抗病毒感染理论和临床探索中，中医疗法得到了医学界的认可与推崇。钟南山院士等专家也提出，"应重视中医中药在防控新冠肺炎中的作用"①。这一结论充分肯定了作为中国传统文化一部分的中医药的价值。

在此次抗击新型冠状病毒肺炎疫情过程中，中国采用中西医结合的方式，促进中医药深度介入诊疗全过程，及时推广有效方药和中成药，不仅未患病人员可以在家自我预防，更在临床方面有效减少轻症向重症、重症患者向危重症的发展，提高治愈率、降低病死率。比如，中药连花清瘟和金花清感都源自张仲景的《伤寒论》麻杏石甘汤和清代《温病条辨》银翘散。2020年6月，国务院新闻办公室发布的《抗击新冠肺炎疫情的中国行动》白皮书指出，中国充分发挥中医药特色优势，坚持中西医结合、中西药并用，发挥中医药治未病、辨证施治、多靶点干预的独特优势。中医药参与救治确诊病例的比例占到92%，湖北省确诊病例中医药使用率和总有效率超过90%。②可以说，中医药抗疫功不可没，发挥了中流砥柱的重要作用！国际上多家媒体也积极评价了中医药对新冠肺炎的疗效。匈牙利前总理迈杰希·彼得赞叹说："中医药学是中国古代科学的瑰宝，对世界文明进步产生了积极影响。"新加坡《海峡时报》刊文称，传统中医药的治疗效果在此次疫情中得到认可，这不仅有助于推动中医药国际化，也是中国软实力增强的表现。③

---

① 钟南山：《应重视中医中药在防控新冠肺炎中的作用》，新华网，2020年2月18日。

② 参见中华人民共和国国务院新闻办公室：《抗击新冠肺炎疫情的中国行动》，人民出版社，2020年，第17页。

③ 参见《国际社会积极评价中医药抗疫》，《人民日报》，2020年3月24日。

　　"人民英雄"国家荣誉称号获得者、时任天津中医药大学校长张伯礼院士在第一时间奔赴武汉,他采取中西医结合疗法,中西药并用。在新冠肺炎疫情防控过程中,中医药人守正创新、传承精华,交出了一张漂亮的答卷。在江夏方舱医院,他推行中医药综合治疗:除口服汤药外,还引入太极拳、八段锦、针灸、按摩、贴敷……这一治疗理念被推广到其他方舱,有效降低了轻症转重率,为疫情防控、科学救治做出重大贡献;为发挥中医在病人康复方面的优势,他建立了武汉中医医院康复门诊,组织编写了中西医结合新冠肺炎康复指南,并搭建了武汉医护人员康复平台;大疫出良药,他从几万份中药组分中筛选出有效的中药组分,并带领团队从虎杖、马鞭草组分中提取出有效成分,研发出"宣肺败毒颗粒",成果被写入国家诊疗方案……

　　疫情期间,中国国家中医药管理局先后与意大利、德国、日本等几十个国家和地区交流中国的中医药诊疗方案、有效方药和临床经验。连花清瘟胶囊在加拿大、印度尼西亚、巴西等多个国家和地区获得上市许可。张伯礼也在几十场海外连线中,分享中国抗疫经验。

　　张伯礼说:"只要证候的实质不变,我们就能以不变应万变。对于病人怎么去诊断、治疗和康复,都有了基本的把握。"他的信心,来自于历久弥新的中医救治之道。"中医药学虽然古老,但它的理念、方法并不落后。"张伯礼坚定地认为,现代生命科学所遇到的很多困难和挑战,可以从中医药学中得到启发。[①]

　　总之,中医中药在抗疫斗争中发挥的巨大作用,充分印证了其当代价值,提升了国人对中医药和中医药文化的自信,以及对中医药文化是中华优秀传统文化的重要组成部分的认同和自豪。

　　当然,中华优秀传统文化博大精深,在抗疫斗争中发挥了重要作用

---

　　① 参见《张伯礼:将中华瑰宝化作大疫良方》,求是网,2020年12月5日。

的不止上述几个方面,其他如"老吾老以及人之老,幼吾幼以及人之幼"的人文关怀,尊老爱幼、守望相助是中华民族的传统美德。中华民族自古以来就重视家庭、重视亲情;"一方有难、八方支援"的大爱精神是中华文明在历史长河中积淀而成的伟大民族精神,守望相助、有难同当是56个民族荣辱与共的精神特质;又如"亲仁善邻、协和万邦"的文明底蕴。习近平总书记指出:"亲仁善邻、协和万邦是中华文明一贯的处世之道。"①这些优秀传统文化在抗疫斗争中再现了其恒久的魅力,在疫情防控取得重大战略成果中发挥了极为重要的积极作用。

二、革命文化在抗疫斗争中的价值凸显和再升华

革命文化是中国共产党领导中国人民在伟大革命斗争中形成的文化,它以马克思主义为指导,以"革命"为精神内核和价值取向,集中体现中国共产党人的政治觉悟、意志品质、思想道德和工作作风的一系列优良传统和革命风范,具体表现为不同历史时期、不同历史事件中形成的革命精神。"人无精神则不立,国无精神则不强。中国共产党在长期奋斗历程中形成的革命精神,已经深深融入中华民族的血脉和灵魂,成为中华民族精神的丰富滋养,是鼓舞和激励中国人民不断攻坚克难、从胜利走向胜利的强大精神动力。"②

(一)不畏艰险的斗争精神

中国革命的历史就是中国共产党领导人民在各种艰难困苦的条件下,与各种穷凶极恶的反动势力做斗争的历史,伟大的斗争精神成为革命精神的主要支柱。习近平总书记强调,要培养斗争精神,始终保持共产党人敢于斗争的风骨、气节、操守、胆魄。始终保持斗争精神是中国

---

① 习近平:《深化文明交流互鉴　共建亚洲命运共同体》,《人民日报》,2019年5月16日。
② 杜飞进:《弘扬伟大革命精神——深入学习贯彻习近平总书记视察北京香山革命纪念地重要讲话精神》,《求是》,2020年第10期。

共产党人在革命、建设、改革中取得一个又一个胜利的重要法宝。新时代,在实现中华民族伟大复兴中国梦的征程中,大力弘扬红色文化,用红色文化培养斗争精神,具有十分重要的意义。①

中国共产党的斗争精神是对优秀传统文化的继承和发扬。中华民族历来推崇"天行健,君子以自强不息"的精神,具有"泰山崩于前而色不变,麋鹿兴于左而目不瞬"的坚毅品质,"千磨万击还坚劲,任尔东西南北风"等思想和理念,它们积淀着中华民族最深层的精神追求,不论过去和现在,都有着永不褪色的民族特色和时代价值。它们历经数千年历史沧桑洗礼,已经蜕变为中华民族精神的基本内涵之一,熔铸成中华民族身上显著的民族品格和不朽的精神丰碑。不畏艰险、敢于斗争的斗争精神既是自强不息民族精神的最重要内核和最直观体现,更是中华优秀传统文化不可分割的重要组成部分。正是有了不惧艰险、敢于斗争的精神,中华民族才能历经历史上的波澜沉浮而始终保持昂扬向上的生机活力;正是有了不畏强暴、敢于斗争的精神,中国人民才能历经磨难探索寻找到今日阔步前行的民族复兴之路。

中国共产党的斗争精神在不同历史时期有着不同的表达。在新民主主义革命时期,为了推翻三座大山的压迫,中国共产党领导人民发扬大无畏革命斗争精神,无数先烈在艰苦卓绝的环境中发挥视死如归的斗争精神,抛头颅、洒热血、浴血奋战,换来了新中国的成立。在冰天雪地、弹尽粮绝的情况下坚持与日军战斗的杨靖宇,宁死不屈的刘胡兰,为扫除进攻障碍舍身炸碉堡的董存瑞……先烈们的鲜血凝结成了不朽的斗争精神。在新中国成立初期,国家一穷二白,底子薄、基础差,面对各种困难局面,中国共产党领导人民群众以"惊涛骇浪从容渡,越是艰险越向前"的坚定决心,创造了"两弹一星"、红旗渠等一个又一个奇迹,奠

---

① 参见唐宏:《用红色文化培养斗争精神》,《人民日报》,2019年6月25日。

定了社会主义事业的坚实基础。在改革开放时期,面对各种风险挑战,中国共产党领导人民开辟了一条前人没有走过的中国特色社会主义道路。可以说,斗争精神是共产党人鲜明的政治品格。党就是在不断进行斗争中成长壮大、取得胜利的,没有斗争我们党就没有今天。①

斗争精神在抗疫中再一次发挥了重要作用。新冠肺炎疫情来势凶猛,新冠病毒传播速度之快、传染力之强、潜伏程度之深、危害程度之大前所未有。疫情暴发之时正逢春运返乡高峰,医务人员不足、医疗物资匮乏与病患数量迅速增加之间的矛盾突出。防控难度、面临的风险与挑战史无前例。危难面前,中国人民临危不惧、敢于斗争,不回避、不退避,再一次激发出大无畏的斗争勇气。党中央快速部署,全国上下坚决执行,打响了一场与时间赛跑的病毒阻击战;340多支医疗队,42000多名医护人员千里驰援湖北;医务工作人员不怕牺牲、恪尽职守;解放军和武警战士、党员干部、志愿者成为"最美逆行者",奋战、坚守在抗疫斗争的最前线,这是源自民族灵魂深处的强大凝聚力,形成了战胜疫情的强大力量。

中华民族不仅强调勇于斗争,还强调善于斗争。相较于美国等某些西方国家政府的举措失当和部分公众各种违背科学常识的反智行为,中国创造了一系列行之有效的疫情防控的"中国模式"。在抗疫斗争中,我们始终坚持斗争的科学性、策略性和灵活性,依靠科学探寻病毒的特性和防治规律,试验最佳治疗方法;依靠法治指导抗疫期间的行为规范,形成了良好的社会秩序,为防止疫情的扩散提供了有效的保障;依靠集中力量办大事的制度优势形成了抗疫的合力,精准调配各种人力物力资源,提供了坚实的物质保障;放手发动群众,发挥人民群众的智慧,因地制宜探索适合本地的防控措施,取得了抗疫人民战争初步

———————————————
① 参见曹二刚:《保持斗争精神》,《解放军报》,2019年5月24日。

的战略成果。正如习近平总书记指出的："在这场同严重疫情的殊死较量中，中国人民和中华民族以敢于斗争、敢于胜利的大无畏气概，铸就了生命至上、举国同心、舍生忘死、尊重科学、命运与共的伟大抗疫精神。"①革命年代形成的伟大斗争精神不但没有在新时代丢失，反而在抗疫斗争中得到了继承和发扬，抗疫斗争的胜利反过来又为革命精神增添了新时代的特点。

（二）为国家牺牲奉献的英雄主义精神

中国共产党是一个历经苦难不断走向辉煌的政党，世界上没有其他哪个政党像中国共产党一样历经了如此多的磨难，面对如此多的挑战与风险。中国共产党之所以能够披荆斩棘走到今天，其中一个重要的原因是有无数仁人志士为了国家和信仰而牺牲与奉献。鸦片战争以后，中国遭遇了"三千年未有之大变局"，国家内忧外患、山河破碎、民不聊生。为了挽救民族危亡，一代又一代中国共产党人为了人民解放和幸福、为了国家富强和民族复兴不懈奋斗，取得了一个又一个伟大胜利，谱写了一曲又一曲壮丽诗篇。

2016年2月2日，习近平总书记在江西看望全国道德模范和英烈后人时指出："中华民族是崇尚英雄、成就英雄、英雄辈出的民族，和平年代同样需要英雄情怀。对一切为党、为国家、为人民作出奉献和牺牲的英雄模范人物，我们都要发扬他们的精神，从他们身上汲取奋发的力量，共同为推进中国特色社会主义伟大事业、实现中华民族伟大复兴的中国梦而顽强奋斗、艰苦奋斗、不懈奋斗。"②中国共产党人将传统文化里的家国情怀与革命年代的牺牲奉献精神结合起来，把建设社会主义作为国家昌盛和人民幸福的解决之道，赋予英雄主义以新时代

---

① 习近平：《在全国抗击新冠肺炎疫情表彰大会上的讲话》，《人民日报》，2020年9月9日。

② 《习近平春节前夕赴江西看望慰问广大干部群众祝全国各族人民健康快乐吉祥　祝改革发展人民生活蒸蒸日上》，《人民日报》，2016年2月4日。

的内涵,这是优秀革命文化的当代体现,并且在抗击疫情中发挥了重要作用。

中国能在短时间内战胜疫情,除了中国共产党心系人民,采取了科学、精准、有力的防疫举措外,还与中国民众的爱国主义和奉献牺牲的精神密不可分。回顾中国的历史,中华民族是一个历经磨难的民族,一直在不断与各种困难和挑战作斗争。但无论是自然灾害、外敌入侵,还是外部封锁,从没压垮过中国人民,这正是得益于中国人民不畏艰难的坚韧品格。当疫情来临时,这种品格再一次被激发,来自全国各地的医护人员快速驰援湖北与武汉,义无反顾地成为"最美逆行者"。正是抱定共克时艰的意志,14亿多中国人齐心响应国家号召,自觉居家隔离,为疫情防控尽自己的一份力。

在抗疫斗争中,全国共有近400名各行各业的英雄为抗疫献出了生命。这其中既有医务人员,也有警察、干部、志愿者,他们在疫情来临时毅然选择了为国家牺牲奉献。在牺牲的英雄中,中国共产党员占了大多数,他们用自己的实际行动践行了入党时的誓词"随时准备为党和人民牺牲一切"。

(三)顾全大局的集体主义精神

集体主义是社会主义道德的基本原则。集体主义强调集体利益高于个人利益,个人利益服从集体利益和国家利益,同时也强调集体有保护个人利益的责任,强调集体成员之间的相互帮助。疫情来临时,人民群众基于对防疫形势的理解和集体主义道德精神,共同参与形成抗疫的社会合力。在中国共产党的集中统一领导下,人民群众以切身感受和实际行动自觉推动形成包括企业、社会组织、基层社区、志愿者群体,以及家庭和个人为一体的全民抗疫大局。中国发挥集中力量办大事的制度优势,构建抗击疫情举国体制,在全国范围内高效配置资源,优化组织生产,加强医用物资和生活必需品应急保障,严厉查处各类哄抬物价和制假售假的违法行为,打赢后勤保障战,为抗击疫情奠定重要的物质基础。同时,全国人民对疫情严重导致封城的武汉等地方展示了新时代的集体主义道德精神,从全国抽调的6000名医护人员从四面八方驰援武汉,各地的医疗和生活物资源源不断地运抵武汉,各地人民以各种方式为武汉加油打气。而在之后出现疫情反弹的地方均得到了其他地方的援助与配合,全国统一服从中央的政策安排和资源调配,体现了"上下一条心,全国一盘棋"的中国制度及文化优势。海外华人和留学生积极捐款捐物,支援祖国,对于西方政客和反华媒体对中国的污蔑和丑化进行驳斥和抗议,展示了中华民族大家庭万众一心、众志成城的凝聚力。

集体主义强调集体利益高于个人利益,个人利益在必要时要为集体利益而牺牲。当疫情来临时,作为世界第二大经济体的中国很快转入战时状态。公共场所和娱乐场所暂时封闭,全国14亿多人民春节期间自觉在家隔离,举国上下坚决贯彻中央的防疫政策,人民群众积极响应配合政府的防控部署与号召,较快形成了"全民参与、群防群控"的有利局面,社会主义中国展示出了强大的集体主义精神风貌。在疫情期间,绝大多数社会民众高度自律并自觉做出自我牺牲,使社会防控部署措施得以全面顺利落实。无论是全国普遍施行的社区准入管理还是全民居家隔离、特定情况下的14天自我隔离,以及家庭和个人卫生习惯、社会交往限制,都得到全体民众的严格遵守和执行,为有效降低病毒传染率奠定了强大的社会基础。尤其是武汉人民识大体顾大局,为了全国抗疫的胜利做出了巨大牺牲,毫无怨言地配合封城,用局部的利益损失遏制了病毒的扩散,换来全国抗疫的胜利。

而相比之下,美国等一些西方国家则在抗疫中表现出其文化观念和生活方式的弊端。西方倡导自由理念,推崇个人利益至上,强调私有财产的不可侵犯。西方文化中,人们注重以自我为中心,重个人、重竞争,认为个人是人类社会的基点。每个人的生存方式及生存质量都取决于自己的能力,有个人才有社会整体。这种文化导致疫情暴发后,民众以自由、人权为借口漠视疫情,或者认为疫情再严重也没有个人的自由和人权重要。疫情防控工作只有不侵犯个人的自由才是合理可行的。相较于个人利益与个人自由,抗"疫"并非目标,如此不重视疫情防控,那么疫情防控工作的效果可以预见,而现实的防控成效也是意料之中的事情。首先是西方国家无法形成全国统一的抗疫行动,西方一些国家竞争性政党政治模式在应对外来挑战和威胁时,效率相对不高,某些党派及其领袖为了竞选不惜转嫁危机,时任美国总统特朗普甚至称新冠肺炎病毒为"中国病毒",企图转移选民的注意力,转嫁民众的愤怒,以期渡过信任危机。美国崇尚新自由主义,政府更多的是观望,缺乏强有力的政府干预。美国联邦政府和州政府、共和党执政的州和民主党执政的州各行其是,各自制定不同的抗疫政策,甚至连在公共场合是否需要戴口罩都拒绝提出统一要求。而且各州之间相互争夺医疗物资,相互指责,使得病毒扩散难以遏制。其次是个人主义思想使得国民不愿意为集体利益而做出自我牺牲。一些人认为,个人的自由就是人权,戴不戴口罩、集不集会,都属于个人自由,为维护此种人权,什么都可抛弃。在美国联邦政府和州政府提出居家隔离的要求后,不少人依然明确采取抵制态度,甚至进行聚集性街头抗议,让"集体防御机制"形同虚设。个人主义至上文化的泛滥使得疫情防控的效果大打折扣,美国遏制疫情困难重重。

总之,在伟大的中国革命中形成并在社会主义建设、改革时期得到继承和弘扬的集体主义精神,使得中国和中华民族具有较强的集体认同感和凝聚力,保障了中华民族一次次地依靠集体的力量战胜各种困难。这次在抗疫中体现出的新时代社会主义的集体主义精神爆发出了更强大的力量。

三、抗疫斗争体现社会主义先进文化的精神力量

社会主义先进文化是以马克思主义为指导,继承和弘扬中华优秀文化传统和五四运动以来形成的革命文化传统、吸收借鉴世界优秀文化成果、集中体现全国各族人民在新的历史条件下的精神追求,始终代表着当代中国发展前进方向的文化。社会主义先进文化的精髓是社会主义核心价值观,在抗击疫情这一特殊战斗中,社会主义核心价值观在国家、社会和个人层面均得到充分践行和彰显,发挥了重要作用。正如习近平总书记所说:"抗疫斗争伟大实践再次证明,社会主义核心价值观、中华优秀传统文化所具有的强大精神动力,是凝聚人心、汇聚民力的强大力量。"①

（一）社会主义核心价值观在国家层面得到充分体现

富强一直是社会主义中国追求的目标之一,强大的综合国力是有效应对各种困难的最坚实保障,所以富强不只是物质文明层面的基础,也是一种精神文明层面的价值追求。疫情暴发后,党中央立即部署展开了新中国历史上最大规模的医疗支援活动,调动全国医疗资源和力量,全力支持湖北省和武汉市医疗救治。仅2020年1月24日到3月8日一个多月的时间,中国共调集346支国家医疗队、4.26万名医务人员、900多名公共卫生人员,人民解放军也派出4000多名医务人员,支援湖北,空军调用军用运输机运送各种物资。中国还组织调动19个省份的资源以对口支援、以省包市等各种方式对湖北的其他地市进行支援。而这一切展示的均是新中国成立以来综合国力尤其是医疗卫生事业发展的成果。中国的制造业也爆发出强大的力量,从全国各地调集来的4万名工人和几千台机械设备,仅用10天就建成可容纳1000张病床的火

---

① 习近平:《在全国抗击新冠肺炎疫情表彰大会上的讲话》,《人民日报》,2020年9月9日。

神山医院,仅用12天就建成可容纳1600张病床的雷神山医院,还在短短10多天建成了16座方舱医院,提供了1.4万余张床位,累计收治患者1.2万余人,累计治愈出院8000余人、转院3500余人。在武汉封城后,为保障市民的生活,央地协同、政企联动,组织了9个省和500家应急保供企业保证各种生活物资的供应。从2020年1月27日至3月19日,全国通过各种运输方式向湖北地区一共运送卫生和生活物资92.88万吨,运送电煤、燃油等生产物资148.7万吨。在新冠患者的治疗费用方面,实行在基本医保、大病保险、医疗救助等按规定支付后,个人负担部分由财政进行补助,异地就医医保支付的费用由就医地医保部门先行垫付。截至2020年5月31日,全国确诊住院患者结算人数5.8万人次,总医疗费用13.5亿元,确诊患者人均医疗费用约2.3万元。其中,重症患者人均治疗费用超过15万元,一些危重症患者治疗费用达到几十万元甚至上百万元,全部由国家承担。可以说,这次疫情应对就是一次对国家综合实力的检验,而中国取得的抗疫成果正是新中国不断追求富强、走向富强的伟大成绩的体现。

这次抗疫成效也体现了我国人民民主与西方民主的差异。世界各国对于民主的价值观因为政治制度、文化理念和经济发展方式的不同而存在区别。但不管什么形式的民主都要看其最终产生的效果,而不是表现形式。中国社会主义核心价值观强调的民主是人民当家作主,追求的是实质的民主。此次疫情把西方国家所谓的民主的虚伪性暴露无遗。西方国家空有让选民投票的形式上的选举民主,却没有真正做到让人民当家作主。西方政客在面对疫情时敷衍塞责,其首要任务是拯救股市而不是救人,当疫情蔓延后不顾民意的反对鼓吹群体免疫。特朗普政府本来有权援引1950年的《国防生产法》强制要求美国的工厂集中和优先生产呼吸机等物资,但美国一些财团不断游说政府放弃这么做,因为那样会削减其利润率。最终,特朗普政府将政策改为要求企业"自愿服务"。于是,这些企业在"自愿的基础上"通过抬高稀缺物资价格的方式赚钱,使疫情危机更加严重。这暴露了资本家和为其服务的政府的本质,一个沉迷于利润的制度既不愿也不能够满足人民的需求。①所以西方政府在疫情中的表现说明西式民主无法做到真正的对人民负责、让人民做主。而在中国,党和政府在第一时间就组织医学专家进行研讨,成立了以医学专家为主导的工作组,虚心听取和采纳各方意见。在疫情防控中,各级政府相关部门利用信息手段开通各种平台渠道,获取民众诉求并进行回应,鼓励民众监督和举报疫情防控期间的各种违规违纪和不法行为,及时而又透明地公开各种舆情数据和抗疫物资的去向,有效保障了公民民主参与、民主监督的权利。

建设社会主义和谐社会是中国共产党提出的社会发展目标和任务,这种和睦、融洽并且各阶层齐心协力的社会状态在疫情防控中发挥了重要作用。当一个社会内部矛盾小,安定团结,社会成员的关系就融洽亲善且乐于互助。当社会秩序良好,人民群众安居乐业时,往往能在危机来临时表现出强大的凝聚力和战斗力;当社会处在相反的状态时,则会在危机来临时内部矛盾加剧,导致社会共同体的崩溃。中国构建社会主义和谐社会取得了良好的成绩,社会成员表现出对防疫政策较高的配合度,勇担社会责任甚至能做到牺牲自我。社会成员之间关系融洽,所以在疫情来临时大家能够守望相助,共渡难关,积极发扬志愿者精神和公益精神,尽自己所能帮助他人。长期良好的社会秩序和治安水平保障了疫情期间没有出现社会混乱和恶性治安案件。良好的社会氛围也使得人民群众在疫情来临时保持了良好的心态,利用在家隔离的时间陪家人、上网课、学美食,以积极乐观的态度面对疫情。

---

① See Joyce Chediac, How Wall St. & Trump Created the Ventilator Crisis, https://www.liberationnews.org/how-wall-st-trump-created-the-ventilator-crisis/.

（二）社会主义核心价值观在社会层面的彰显

平等和公正是社会主义国家的基本要求，社会成员不分性别、民族、经济收入水平、职业，在尊重和保障生命健康权上一律平等。在疫情暴发初期，中国的原则就是不惜一切代价抢救每一个生命，对所有患者一视同仁，提高治愈率、降低病死率。对于那些经济困难的患者，由国家财政进行兜底，保证每个患者都能及时检测和有效治疗。对于那些重症患者，医务人员冒着被感染的危险，积极探索治疗方案，从全国征调和增购人工膜肺（ECMO）设备，满足重症患者的治疗需求。以武汉为例，经过不惜代价的举措，武汉市重症定点医院累计收治重症病例9600多例，治愈的占比从14%提高到89%。对于老年患者和伴有其他病症的患者，实行一人一案的治疗策略，绝不放弃任何一名患者。仅湖北省就成功治愈3000余名80岁以上、7位百岁以上的患者，将多位老年重症患者从死亡线上抢救回来。[①]对于海外中国公民，国家通过各种渠道、各种措施保障华侨、留学生、中资机构人员的安全，比如派出医疗组，开设远程医疗服务平台，向留学生发放100多万份"健康包"，帮助在海外的中国公民有序回国等。中国在清明节举行全国性的哀悼活动，以国家之名和最高仪式悼念不幸逝世的同胞，缅怀在抗击疫情斗争中牺牲的烈士，为每一个逝去的生命默哀，体现了国家对人民个体尊严与生命的尊重与敬畏。而在美国则是另外一种景象，《华盛顿邮报》对美国各地公布的数据进行分析后发现，在非洲裔美国人聚居的地区，新冠肺炎罹患率大约是白人集聚地区的3倍，病死率则高达6倍。[②]老年人在美国的新冠罹患率和病死率居高不下，但美国得克萨斯州副州长丹·帕特里克

---

① 参见中华人民共和国国务院新闻办公室：《抗击新冠肺炎疫情的中国行动》，人民出版社，2020年，第49~54页。

② 参见《美国新冠疫情死亡2.8万人，为什么黑人死亡率比白人更高？》，凤凰网，2020年4月16日。

(Dan Patrick)居然表示："国家经济比老年人生命更重要。"①两相对比之下，我们可以感受到谁更能真正践行平等和公正的价值观。

　　中国与西方国家在疫情中的不同表现也体现了不同文化对自由理解的差异。中国的自由观来自于马克思主义，主张自由是对必然的认识和对客观世界的改造，真正的自由不是无所顾忌地摆脱自然法则和社会规则肆意妄为，而是不断地认识和总结规律，发挥人的主观能动性，利用规律，改造社会和自然。而且个体自由的行使不能以损害他人的、集体的和社会的权利和自由为前提。毛泽东提出："我们的目标，是想造成一个又有集中又有民主，又有纪律又有自由，又有统一意志、又有个人心情舒畅、生动活泼，那样一种政治局面。"②因此，社会主义核心价值观强调的自由是一种辩证的自由，"一方面，马克思始终着眼于每个人的个人自由，另一方面，马克思明确指出，只有在共同体中，才可能有个人自由。也就是说，马克思主义自由是个人自由与集体自由的高度有机统一"③。在疫情时期，中国的多数社会成员都能做到积极地配合国家的防疫政策，通过牺牲个体的自由来换取群体的安全，通过牺牲短期的个人自由来换取抗疫胜利后群体的自由，使得中国以最快的速度有效地控制住了疫情。而反观西方，个人自由主义的泛滥是导致疫情恶化的重要原因。美国、意大利等国出现了民众聚众抗议国家强制隔离和戴口罩的防疫政策，认为这剥夺了他们的自由；大批民众以捍卫个人自由为名，聚众狂欢，沙滩、广场等地在疫情期间依然人满为患；这种只考虑自己不考虑集体的随心所欲的自由最终危害的是整个社会共同体的利益，这种自由是建立在对他人自由的危害之上的伪善的自由。

---

　　① 瞭望智库：《美国69岁副州长：疫情之下，宁愿牺牲老年人，也不能牺牲美国经济》，搜狐网，2020年3月25日。
　　②《建国以来毛泽东文稿》（第六册），中央文献出版社，1992年，第547页。
　　③ 徐能毅：《如何认识社会主义核心价值观中的"自由"》，《红旗文稿》，2015年第2期。

依法治国是中国共产党领导人民治理国家的基本方略，法治也是社会主义核心价值观的重要内容。习近平总书记指出，坚持依法防控，要始终把人民群众生命安全和身体健康放在第一位，从立法、执法、司法、守法各环节发力，切实推进依法防控、科学防控、联防联控。法治精神在此次抗疫中发挥了重要支撑作用。法治的前提是"有法可依"，为改变部分地区滥食野生动物的陋习，杜绝非法野生动物交易，全国人大常委会快速立法，及时发布了《关于全面禁止非法野生动物交易、革除滥食野生动物陋习、切实保障人民群众生命健康安全的决定》①。各部门、各地区也纷纷出台了各项防控疫情相关律法，比如江苏的《依法防控新型冠状病毒感染肺炎疫情切实保障人民群众生命健康安全的实施意见》、天津的《关于禁止食用野生动物的决定》、广东的《广东省野生动物保护管理条例(修订草案征求意见稿)》等，为政府和社会抗击疫情提供了法律依据。随后，各级党委和政府纷纷运用法治方式进行疫情防控，在严格执法的同时严禁暴力执法、野蛮执法等损害公民权利的行为。执法机关也加大了对阻碍疫情防控行为的执法力度，依法实施疫情防控及应急处置措施，尤其是严厉打击疫情期间哄抬物价、囤积居奇等行为。疫情防控的需要使得一大批案件审理、判决工作受到影响，各执法部门也积极开展工作创新，利用各种高科技手段，保障疫情期间的法律工作不受影响，对因疫情防控产生的诉讼、案件延期审理和案件执行适用不可抗力等情形进行有序处理，保障公民的合法权益不受影响。

(三)社会主义核心价值观在个人层面的践行

爱国主义是支撑人民群众团结一心，战胜疫情的重要精神动力。习近平总书记曾指出："在中华民族几千年绵延发展的历史长河中，爱

---

① 此前《中华人民共和国野生动物保护法》经1988年11月8日七届全国人大常委会第四次会议修订通过，自1989年3月1日起施行。

国主义始终是激昂的主旋律,始终是激励我国各族人民自强不息的强大力量。"①对于普通公民来说,爱国主义是具体的、现实的,而不是空泛和虚无的,爱国没有高低贵贱和先后之分。新冠肺炎疫情的暴发给了人民群众一次最实际的践行爱国精神的机会。从最基本的不外出、不扎堆、佩戴口罩,到参加志愿活动,劝阻不文明、不卫生的行为,向灾区捐款捐物,及时纠正不实消息,澄清谣言等,种种不起眼的小事都在为战胜疫情发挥着作用,都能体现爱国主义精神。抗击疫情同时也是一次难得的爱国主义教育。中国在很短的时间内就能控制住疫情,实现复工复产,向世界展示了高效的党政效率和强大的国家动员能力,展示出中国的综合国力和社会凝聚力,展示了党和政府以人民为中心的理念,展示出无数普通劳动者在爱国主义情怀激励下成为平民英雄的感人事迹。这一切无不在强化和加深着中国人的爱国热情。

中国抗疫成绩的取得与千千万万劳动者的敬业精神是分不开的。敬业就是人们在集体的工作及学习中,严格遵守职业道德的工作与学习态度。敬业态度和职业精神是社会主义公民的基本道德要求之一,国家的发展与社会的进步都离不开劳动者的职业精神和工作能力水平,中国一向倡导公民通过做好本职工作来将个人事业发展与国家民族发展结合起来。在疫情期间,中国各行各业的劳动者们在不同的工作岗位上展示了同等崇高的敬业精神。医务工作者是抗击疫情的主力,年逾古稀的钟南山、李兰娟、张伯礼等院士、专家以各自精湛的专业涵养、丰富的医学经验为科学防疫、专业防疫做出了突出贡献,并且成为稳定民心、增强信心的英雄人物,为其他医务工作者做出了榜样。在抗疫中,"90后"甚至"00后"年轻医护人员快速成长起来,面对疫情义

---

① 习近平:《在欧美同学会成立100周年庆祝大会上的讲话》,《人民日报》,2013年10月22日。

无反顾、坚定前行。54万名湖北省和武汉市医务人员坚守在一线,4万多名军地医务人员从外地驰援湖北省和武汉市,数百万名医务人员战斗在全国各地。医务人员们"不计报酬,无论生死",共有2000多人被感染,一些人以身殉职,用生命践行了职业承诺。此外,无数公安民警、基层干部不辞劳苦,日以继夜地维持秩序、值岗巡逻,一共有130多名公安民警及辅警牺牲在工作岗位上。大量的党政干部下沉到一线和社区工作者、志愿者一起排查感染人员、监测疫情、测量体温、宣传政策、防疫消杀,为守护基层平安、斩断传播链做出了重要贡献。交通物流行业的工作人员及时保障关键医疗和生产生活物资以及人员的运送,新闻工作者坚守一线及时报道最新疫情态势,其他行业的工作人员也第一时间复工复产,保障经济社会的及时恢复。

中国公众对于疫区人民和其他受疫情影响而需要帮助的人员纷纷伸出了友善的援手。疫情暴发后,中国政府集全国之力支持疫情重灾区,把全国支援湖北和武汉抗击疫情作为打赢"湖北保卫战""武汉保卫战"的关键,第一时间组织了社会力量广泛参与各种慈善和援助活动,通过工会、共青团、妇联等人民团体和群众组织,组织动员社会成员从身边做起,从基层做起,力所能及地参与抗疫活动;同时通过各级慈善组织、红十字会还有其他社会公益组织、明星等公众人物发动政府部门、企业、社会等捐款捐物、献出爱心。截至2020年5月31日,各种渠道累计接受社会捐赠资金约389.3亿元、物资约9.9亿件,累计拨付捐款资金约328.3亿元、物资约9.4亿件,并且通过公开透明的方式对款项和物资的去向进行了公布,体现了社会主义社会诚信、友善的价值观。

第二节　抗疫实践升华伟大抗疫精神

人无精神不立,国无精神不强。中国抗疫成果的取得,没有强大经济实力,是不可想象的;同样道理,没有伟大的文化和精神力量,也是不可想象的。正如习近平总书记指出的:"精神是一个民族赖以长久生存的灵魂,唯有精神上达到一定的高度,这个民族才能在历史的洪流中屹立不倒、奋勇向前。"①抗疫斗争伟大实践再次证明,社会主义核心价值观、中华优秀传统文化所具有的强大精神动力,是凝聚人心、汇聚民力的强大力量。在这场同严重疫情的殊死较量中,中国人民和中华民族以敢于斗争、敢于胜利的大无畏气概,铸就了生命至上、举国同心、舍生忘死、尊重科学、命运与共的伟大抗疫精神,赋予中国精神新的时代内涵,我们国家必将凝聚亿万人民的磅礴力量,阔步迈向全面建设社会主义现代化国家、实现中华民族伟大复兴的新征程。

一、伟大抗疫精神的深刻内涵

习近平总书记在抗疫斗争中作出重要指示批示,发表系列重要讲话,形成了关于"抗疫精神"的重要论述。2020年2月10日,在疫情防控最吃紧的阶段,习近平总书记在北京市调研指导新冠肺炎疫情防控工作时强调:"广大医务工作者一定要坚持下去,发扬特别能吃苦、特别能战斗的精神,发挥火线上的中流砥柱作用。"②3月10日,在抗击新冠肺

---

① 习近平:《在纪念红军长征胜利80周年大会上的讲话》,《人民日报》,2016年10月22日。
② 《习近平在北京市调研指导新型冠状病毒肺炎疫情防控工作时强调以更坚定的信心更顽强的意志更果断的措施　坚决打赢疫情防控的人民战争总体战阻击战》,《人民日报》,2020年2月11日。

炎疫情的关键时刻,他在湖北省考察新冠肺炎疫情防控工作并指出:"在这场严峻斗争中,武汉人民识大体、顾大局,不畏艰险、顽强不屈,自觉服从疫情防控大局需要,主动投身疫情防控斗争,作出了重大贡献,让全国全世界看到了武汉人民的坚韧不拔、高风亮节。"①此后,习近平总书记又在不同场合对我国人民在疫情防控斗争中展现出来的伟大精神给予充分肯定。9月8日,习近平总书记在全国抗击新冠肺炎疫情表彰大会上的讲话指出:"在这场同严重疫情的殊死较量中,中国人民和中华民族以敢于斗争、敢于胜利的大无畏气概,铸就了生命至上、举国同心、舍生忘死、尊重科学、命运与共的伟大抗疫精神。"②从而凝炼出抗疫精神的科学内涵。

"生命至上,集中体现了中国人民深厚的仁爱传统和中国共产党人以人民为中心的价值追求。"③抗疫精神蕴含着生命至上、人民至上的使命精神。生命至上、人民至上就是勇于担当、无私奉献的责任意识和事不避难、义不逃责的家国担当。"应收尽收、应治尽治","千方百计救治每一位患者"。在保护人民生命安全面前,我们必须不惜一切代价,我们也能够做到不惜一切代价,因为中国共产党的根本宗旨是全心全意为人民服务,我们的国家是人民当家作主的社会主义国家。我们果断关闭离汉离鄂通道,实施史无前例的严格管控。作出这一决策,需要巨大的政治勇气,需要果敢的历史担当。一切为了保护人民生命安全。每一个生命都得到全力护佑,人的生命、人的价值、人的尊严得到了充分尊重和守护。中国共产党人用责任和行动实现着以人民为中心的价

---

①《习近平在湖北省考察新冠肺炎疫情防控工作 看望慰问奋战在一线的医务工作者解放军指战员社区工作者公安干警基层干部下沉干部志愿者和居民群众时强调 毫不放松抓紧抓实抓细各项防控工作 坚决打赢湖北保卫战武汉保卫战》,《人民日报》,2020年3月11日。

②③ 习近平:《在全国抗击新冠肺炎疫情表彰大会上的讲话》,《人民日报》,2020年9月9日。

值追求,更好地守护着万千人民群众的生命健康。

反观某些西方国家,空喊所谓民主政治口号,标榜人权、平等、自由。但疫情发生后,他们或出于政党之私利,或出于资本之利益考虑,首要的不是全力保护社会民众生命健康,而是急于"甩锅",撇清自身责任,造成疫情蔓延,错过了疫情防控的最佳时机,给广大民众生命安全和经济社会发展带来深重灾难。

"举国同心,集中体现了中国人民万众一心、同甘共苦的团结伟力。"①抗疫精神包含着举国同心、同甘共苦的团结精神。举国同心、同甘共苦就是团结一心、同舟共济的凝心聚力和患难与共、守望相助的倾力扶持。疫情面前,亿万中国人民携手同心、团结互助,"一方有难、八方支援"的团结精神被新冠病毒这一无形的敌人再度激发。从省际对湖北的对口帮扶,到民间自发开展对湖北的个人援助;从一批批医疗队奔赴湖北,到加急生产的医护产品捐赠给指定收治医院;从农业大省山东各地"搬家式"的新鲜蔬菜支援走红网络,到捡废品老人捐款、网友"云买单"等一系列暖心举动,全国人民始终心往一处想、劲往一处使,汇聚成强大的抗疫合力,绘就了团结就是力量的新时代画卷!

"舍生忘死,集中体现了中国人民敢于压倒一切困难而不被任何困难所压倒的顽强意志。"②抗疫精神内含着舍生忘死、直面困难的奋斗精神。舍生忘死、直面困难就是无所畏惧、勇往直前的拼搏意志和不屈不挠、迎难而上的顽强信念。新冠肺炎疫情蔓延迅速、形势严峻,是人类历史上面临的一场重大灾难。从重症病房争分夺秒的救治到城乡社区挨家挨户的排查,从工厂车间加班加点的生产到科研实验室夜以继日的攻关,从大量基础实验到新冠疫苗志愿者以身试"苗";从"火神山"

---

①② 习近平:《在全国抗击新冠肺炎疫情表彰大会上的讲话》,《人民日报》,2020年9月9日。

"雷神山"的神速建成,到一座座方舱医院开始收治患者,每一场"战役"都是硬仗。在这一过程中,勇敢的中国人民不妥协不服输,勇往直前,不懈战斗。中国人民敢于斗争的精神摹画出一幅新时代"战瘟神"的壮阔画卷,彰显出伟大的中国人民在面对重大挑战时的不屈身姿,伟大的中华民族在经历磨难时从容自信的非凡气度。

"尊重科学,集中体现了中国人民求真务实、开拓创新的实践品格。"①抗疫精神蕴含着尊重科学、求真务实、开拓创新的科学精神。求真务实、开拓创新就是把握规律、精准施策的战略举措,尊重生命、科学防控的严谨态度和不断开拓、勇于创新的鲜明特质。面对前所未知的新型传染性疾病,我们秉持科学精神、科学态度,把遵循科学规律贯穿到决策指挥、病患治疗、技术攻关、社会治理各方面、全过程。科学技术是人类同疾病较量最有力的武器,人类战胜大灾大疫离不开科学发展和技术创新。正是坚持科学地防、科学地控、科学地治、科学地管,在统筹疫情防控和经济社会发展中充分运用现代科技,我们才能取得抗击新冠肺炎疫情斗争重大战略成果、创造人类同疾病斗争史上又一个英勇壮举。在疫情突然来袭时,我们注重科研攻关和临床救治、防控实践相协同,第一时间研发出核酸检测试剂盒,加快有效药物筛选和疫苗研发;我们准确把握疫情形势变化,从"四早""四集中"到联防联控、群防群控,从实行分区分级差异化防控到抓好常态化疫情防控,因时因势制定重大战略策略;坚持向科学要答案、要方法,秉持科学态度、尊重科学规律、坚守科学认知、实施科学举措,展现了中国人民崇尚科学的理性态度与务实精神。

反观美国等西方国家,一味片面强调要自由、要人权,不尊重科学,表现出严重的反智倾向。《柳叶刀》主编直言:"美国的政治气氛怪异,总

---

① 习近平:《在全国抗击新冠肺炎疫情表彰大会上的讲话》,《人民日报》,2020年9月9日。

统看起来不明白科学。而从此次疫情能够看出,反科学才算是全球遭遇的最大威胁。"他还说,"目前来看,尊重科学,并依据科学,并迅速采取行动,是一些国家在此次疫情期间防控成功的关键。政治领袖得明白科学,至关重要"①。

"命运与共,集中体现了中国人民和衷共济、爱好和平的道义担当。"②抗疫精神包括命运与共、和衷共济、爱好和平的天下精神。命运与共、和衷共济、爱好和平就是相互协作、共克时艰、珍爱和平的天下情怀和人文精神。当今世界正经历百年未有之大变局,而新冠肺炎疫情在全球的蔓延又进一步加剧了大变局的演化。没有哪个国家能够独自应对像新冠肺炎疫情这样的重大挑战,也没有哪个国家能够退回到自我封闭的孤岛。在人类面临病毒这一共同敌人的时候,每个民族、每个国家的前途命运都紧紧联系在一起,同舟共济、协商合作,才是应对全球性危机和挑战的正道。作为一个负责任大国,中国始终秉持人类命运共同体理念,尽力为各方提供援助,体现了中国作为一个社会主义大国的天下情怀和责任担当,也使人类命运共同体理念在国际社会熠熠生辉;充分展示了讲信义、重情义、扬正义、守道义的大国形象,生动诠释了为世界谋大同、推动构建人类命运共同体的大国担当。

而美国等某些西方国家,或出于意识形态的考虑,或出于对中国崛起的畏惧心理,不仅对中国抗疫成果和抗疫努力视而不见,而且对中国提出的人类命运共同体理念指手画脚,甚至将疫情政治化、标签化、污名化,制造"政治病毒"。

---

① 《柳叶刀主编直言特朗普不尊重科学:反科学才是世界面临的最大威胁》,前瞻网,2020年7月22日。
② 习近平:《在全国抗击新冠肺炎疫情表彰大会上的讲话》,《人民日报》,2020年9月9日。

二、抗疫精神为中国精神注入新的时代内涵

伟大精神在波澜壮阔的历史发展过程中形成和丰富,在民族面临灾难时更能被激发,又在新时代获得新的精神资源,并使之发扬光大。习近平总书记指出:"唯有精神上站得住、站得稳,一个民族才能在历史洪流中屹立不倒、挺立潮头。同困难作斗争,是物质的角力,也是精神的对垒。伟大抗疫精神,同中华民族长期形成的特质禀赋和文化基因一脉相承,是爱国主义、集体主义、社会主义精神的传承和发展,是中国精神的生动诠释,丰富了民族精神和时代精神的内涵。"①

抗疫精神深植于中华民族精神之中,既是中华民族精神的传承,也是时代精神的彰显,为中国精神注入新内涵,丰富了中国精神的具体内容。中国精神是一种具有开放性的精神形态,是一条由无数不同历史时期形成的具体精神样态汇集而成的精神长河。一方面,各种具体精神样态都源于中国精神这一主旋律,从属于中国精神的基本范畴,各有侧重地体现了中国精神的内核要素和精神特质;另一方面,各种具体精神样态又是中国精神这一主体在不同历史时期所形成的不同部分,总是体现着别具一格的精神特质,彰显着中国精神的内在意蕴。当前,在抗疫斗争中凝聚生成的抗疫精神就成为一种具体形式,彰显了中国精神的内容要旨和精神实质,它不仅以自身的深刻内涵而载入中华民族的精神谱系,而且将进一步融汇于中华民族的血脉之中,成为推动中华民族伟大复兴的精神动因。

抗疫精神蕴含的举国同心、舍生忘死等因素是中国精神的集中展现。"武汉胜则湖北胜,湖北胜则全国胜。"②在这场同疫情的严肃斗争

---

① 习近平:《在全国抗击新冠肺炎疫情表彰大会上的讲话》,《人民日报》,2020年9月9日。
② 习近平:《在统筹推进新冠肺炎疫情防控和经济社会发展工作部署会议上的讲话》,《人民日报》,2020年2月24日。

中,武汉和湖北是主战场,是桥头堡,直接决定了整个斗争的形势走向和结果状态。武汉和湖北在全国上下共同努力下,实现了稳定局势、扭转局面的目标。这场具有鲜明时代特点和斗争特征的战役,历经了一系列的艰辛磨难与艰巨挑战,在党中央的坚强领导下,各级党组织和广大党员、干部冲锋在前、顽强拼搏,充分发挥了战斗堡垒作用和先锋模范作用。全体中国人上下一心,众志成城,各条战线的抗疫勇士临危不惧、视死如归,困难面前豁得出、关键时刻冲得上。中国人民不畏艰险、顽强不屈,自觉服从疫情防控大局需要,主动投身疫情防控斗争,做出了牺牲和奉献,让全国全世界看到中国人民坚韧不拔、高风亮节的家国情怀与坚强品质,这是新时代团结一心、顾全大局的爱国主义和不惧生死、担当责任的奋斗精神的生动诠释。

抗疫精神蕴含的生命至上、尊重科学等因素是中国精神的集中体现。新冠疫情发生以来,党中央从一开始就明确要求把人民群众的生命安全和身体健康放在第一位,采取的所有防控措施都首先考虑尽最大努力防止更多群众被感染,尽最大可能挽救更多患者生命。习近平总书记在湖北考察时指出:"在这次抗击疫情斗争中,武汉人民展现出了不怕牺牲的精神、勇于担当的精神、顾全大局的精神,还有甘于奉献的精神。这些精神都是中华民族的精神的重要体现,我们一定要好好总结、好好发扬。"①党中央全面动员、全面部署,全面加强疫情防控战略格局的形成,科学、精准、及时、有效施策,全国一盘棋,创造性推动形成抗击疫情的强大合力。党中央明确了坚决遏制疫情蔓延势头、坚决打赢疫情防控阻击战的目标任务,围绕控制传染源、切断传播途径这个关键,决策部署与推进全面防控的重大举措,为战胜疫情提供了有力指

---

① 《习近平总书记考察武汉东湖新城社区微镜头"武汉必将再一次被载入英雄史册!"》,《人民日报》,2020年3月11日。

导。无论是抢建方舱医院，还是多条技术路线研发疫苗；无论是开展大规模核酸检测、大数据追踪溯源和健康码识别，还是分区分级差异化防控、有序推进复工复产，都是对科学精神的尊崇和弘扬。在这场人民战争、总体战、阻击战中，亿万中华儿女珍爱生命、尊重科学的抗疫精神再次体现了伟大中国的民族精神。

抗疫精神蕴含的命运与共等因素是中国精神的集中彰显。世界卫生组织已宣布新冠肺炎为全球性流行病，任何一个国家都难以独善其身，只有秉持人类命运共同体理念，才是国际社会的唯一正确选择。中国的疫情防控举措和成效获得了世界各国的尊重与钦佩，国际社会普遍认为这具有世界领先水平，中国"利他主义"精神被全球大赞。在疫情防控中，中国始终本着"人类命运共同体"理念积极应对，在做出巨大牺牲的同时，既保护自己，也保护全球。面对与全人类共同的敌人——新冠病毒，中国积极向其他出现疫情扩散的国家和地区提供力所能及的援助，向世界卫生组织捐款，目的是帮助那些卫生系统薄弱的国家对抗病毒传播。众多国家领导人、国际媒体和专家学者积极评价中国的防控措施，对中国人民命运与共、万众一心、同舟共济、守望相助等家国天下的精神称赞有加。

精神是实践的产物，伟大的事业呼唤伟大的精神，艰苦卓绝的奋斗必然产生伟大的精神。在伟大抗疫斗争中孕育形成的抗疫精神，是中国精神在新时代的延续和发展，再次向世人展示了中国精神的磅礴力量。伟大抗疫精神是中国人民在中国共产党坚强领导下、依靠中国制度奋力抗疫所淬炼的精神结晶，充分展现了我国社会主义制度的显著优势。新时代弘扬伟大抗疫精神，最根本的就是要把其所蕴含的立场、观点、方法升华运用到中国特色社会主义伟大实践中，把其思想要素和精神力量渗透到新时代建设社会主义现代化强国的伟大征程中，全力推进民族复兴伟业，力争早日实现中华民族伟大复兴。

三、抗疫精神为社会发展提供持续动力

习近平总书记指出："中国人民在长期奋斗中培育、继承、发展起来的伟大民族精神,为中国发展和人类文明进步提供了强大精神动力。"①中国人民是具有伟大创造精神、伟大奋斗精神、伟大团结精神、伟大梦想精神的人民。伟大抗疫实践孕育了伟大抗疫精神,伟大抗疫精神展现了伟大的中国品格。融入中国精神洪流中的伟大抗疫精神,是新时代中华民族精神的新内容,也是新时代中国人精神面貌的新写照。在新的历史征程中,中国还会遇到各种风险和挑战,面临无数危机和困难,因此"我们要在全社会大力弘扬伟大抗疫精神,使之转化为全面建设社会主义现代化国家、实现中华民族伟大复兴的强大力量"②。

首先,我们要传承抗疫精神,为推进社会主义先进文化发展提供精神支持。伟大抗疫精神是对中国特色社会主义文化的丰富。党的十九大指出："中国特色社会主义文化,源自于中华民族五千多年文明历史所孕育的中华优秀传统文化,熔铸于党领导人民在革命、建设、改革中创造的革命文化和社会主义先进文化,植根于中国特色社会主义伟大实践。"③以伟大抗疫精神对标中国特色社会主义文化,可以看出伟大抗疫精神是民族精神的理性成长,是中国共产党红色精神谱系的继承和发展,是社会主义先进文化的集中体现。社会主义文化的先进性需要制度优越性的保障,而在抗疫过程中社会主义制度优势性的发挥,既是对社会主义精神的检验,又是社会主义文化先进性的体现。博大精深

---

① 习近平:《在第十三届全国人民代表大会第一次会议上的讲话》,人民出版社,2018年,第2页。

② 习近平:《在全国抗击新冠肺炎疫情表彰大会上的讲话》,《人民日报》,2020年9月9日。

③ 习近平:《决胜全面建成小康社会 夺取新时代中国特色社会主义伟大胜利——在中国共产党第十九次全国代表大会上的报告》,《人民日报》,2017年10月28日。

的民族精神不仅在当前的疫情防控中得到体现,而且增添了开放的胸襟和科学的精神,其在新的时代背景下得到了进一步升华。中国共产党红色精神谱系是在中国共产党政治文化引领下的先进文化,以历史唯物主义为指导,表现为战胜困难的革命英雄主义与乐观主义精神。面对疫情的必胜信念与英雄情怀就是对中国共产党红色精神谱系的传承,抗疫精神的凝铸也必将推动这一精神谱系的发展,成为促进中国特色社会主义文化繁荣发展的牢固精神支撑。

其次,我们要弘扬抗疫精神,为推动社会治理现代化提供精神力量。伟大抗疫精神是推动社会治理现代化的重要精神力量。这场疫情防控的人民战争、总体战、阻击战,再次考验和磨砺了中华民族的精神意志,展现和锤炼着中华民族的伟大精神。战"疫"惊心动魄,抗疫精神尤为宝贵。我们要弘扬伟大的抗疫精神,使之扎根于心灵、见之于行动,成风化俗,成为推动社会治理现代化的强大精神力量,在全社会大力弘扬"万众一心、众志成城"的团结精神,各级党委团结一切可以团结的力量,充分发挥人民群众主体作用,打造共治链,凝聚起加快社会治理现代化的磅礴力量;大力弘扬"迎难而上、勇当先锋"的担当精神,党员干部在危机困难面前敢于挺身而出,在防控疫情的大考面前勇挑重担,在维护社会稳定的关键时刻冲锋在前;大力弘扬"舍生忘死、日夜奋战"的奉献精神,各机构部门积极做好应对各种风险挑战的思想准备和工作准备,忘我工作、顽强拼搏,不断增强人民群众获得感、幸福感、安全感;大力弘扬"精准防控、精心救治"的科学精神,努力掌握社会治理规律,善用先进理念、专业方法、精准举措,增强社会治理效能,提升社会治理科学化水平,加快更高水平的平安中国建设;大力弘扬"一方有难、八方支援"的大爱精神,倡导人人奉献爱心,坚持守望相助,鼓励见义勇为,形成惩恶扬善、扶正祛邪的社会风尚,让全社会充满正气的力量、正义的光辉。

最后，我们要践行抗疫精神，为实现中华民族伟大复兴提供精神动力。抗疫精神的弘扬绝不能止于疫情防控，还必须与时俱进，彰显时代价值。践行抗疫精神，要与时偕行，与全面建设社会主义现代化国家结合起来，与克服新时代面临的各种风险挑战结合起来，从而不断筑牢思想根基，实现伟大梦想。弘扬伟大抗疫精神，就是要把抗疫斗争对目标的坚守、战胜困难的方法和解决问题的思路升华并运用到实现中华民族伟大复兴中国梦的具体实践中，有条不紊地推进民族复兴伟业；就是要把其思想要素和精神力量渗透到新时代中国特色社会主义建设实践中，以应对各种已知的或未知的、可测度或不可测度的危机和挑战，以其激活创造力、激发奋斗志、激励团结心、激扬梦想情，发挥精神伟力，支撑伟大实践。当前我们正处于开启"十四五"规划，全面建设社会主义现代化国家的新阶段，更需要这种伟大精神的激励和鼓舞，更需要以这种精神去推动各项任务的完成、各个目标的实现。为此，我们应当继续发扬伟大抗疫精神，抱定敢打硬仗、拼搏到底、不达目的誓不罢休的决心，求真务实、真抓实干、坚忍不拔、用钉钉子的精神扎实做好每项工作，直到最终实现民族复兴的梦想。我们要将伟大的"抗疫精神"与建设社会主义现代化强国的具体实践和面临的风险挑战结合起来，将这一伟大精神落实到为人民谋幸福、为民族谋复兴的伟大实践中去。经历这场意志大考、信念大考、能力大考而形成的伟大"抗疫精神"，将有利于强化党的全面领导，筑牢思想根基，凝聚精神纽带，为全面建设社会主义现代化国家、实现中华民族伟大复兴注入强大的精神动力。

总之，艰难困苦，玉汝于成。每一次攻坚克难，每一场重大灾难，都给我们留下了宝贵的精神财富。通过这次抗击疫情斗争，伟大的抗疫精神深深融入中华儿女的血脉。我们要坚持在伟大斗争中激发中国精神，从抗疫精神中汲取推动中国社会发展的不竭精神动力和智慧支持。

第三节　抗疫斗争增强中国文化自信

疫情防控绝不仅仅是一个单纯的医疗卫生问题,也是对中国文化的一次"大检验"。新冠肺炎疫情以凶猛势头波及全球,不同国家对于灾难的应对方式和应对策略各不相同,这种差异有多种原因,其中一个重要方面就是不同国家存在的不同社会文化背景,以及在应对灾难时所体现的不同社会治理观念。作为精神养料的中华优秀文化助推了抗疫成就的取得,是中国人民自信的"文化密码"和底气所在,也确证了文化自信是一个国家、一个民族发展中最基本、最深沉、最持久的力量,极大地增强了中国人民的价值观自信,提升了文化自信的境界。

一、提升了对中国共产党政治文化的认同度

马克思主义认为,为了保证社会主义革命取得胜利,无产阶级必须组织自己的政党。马克思主义政党不仅能够领导而且一定要领导无产阶级的一切组织。[1]每个政党都有自己独特的政党文化和价值信仰。中国共产党是由先进文化孕育而生的,又始终代表中国先进文化的前进方向。习近平总书记指出:"我们的党内政治文化,是以马克思主义为指导,以中华优秀传统文化为基础,以革命文化为源头,以社会主义先进文化为主体,充分体现中国共产党党性的文化。"[2]中国共产党作为中国特色社会主义事业的领导核心,其党内政治文化中的集中统一领导、人民至上理念和科学指导思想,构成了新时代坚定文化自信的关键

① 参见《马克思恩格斯选集》(第一卷),人民出版社,2012年,第409页。
② 《党的十九大报告辅导读本》,人民出版社,2017年,第431页。

内容和力量来源。

（一）人民对党的集中统一领导的认同更加坚定

正所谓"六合同风，九州共贯"①。中国特色社会主义最本质的特征是中国共产党的领导。党的组织、宣传、统战、政法等各个部门只有听从党的统一领导，贯彻落实党中央作出的决策部署，才能把各项事情办得更好。党政军民学，东西南北中，党作为最高的政治领导力量，是领导一切的。从旧中国的积贫积弱，到实现站起来、富起来，再到迎来强起来的伟大飞跃，最根本的一条经验就是有了中国共产党的集中统一领导，最根本的制胜密码也是在于坚持党的领导。党的十九届四中全会明确指出，"坚持党的集中统一领导，坚持党的科学理论，保持政治稳定，确保国家始终沿着社会主义方向前进"②是中国特色社会主义制度的优势所在。在抗击新冠肺炎疫情斗争中，党中央的集中统一领导是坚强的政治保证，党的领导核心作用是控制疫情的关键所在，印证了党内政治文化的功能。

正如恩格斯所说，在汪洋大海上航行的船，在紧急关头能否挽救大家的生命，就要看所有的人能否立即服从一个统一的绝对意志。③疫情发生后，党中央高度重视，审时度势，迅速部署，全面加强对抗击疫情的统一领导，先后多次召开中央政治局常委会，开展数次调研，对疫情发展不同时期的工作任务作出重要批示。农历庚子年正月初一，习近平总书记在中央政治局常委会会议讲话中强调："面对新型冠状病毒感染的肺炎疫情加快蔓延的严重形势，必须加强党中央集中统一领导"，各

---

① 《汉书·王吉传》。
② 《中共十九届四中全会在京举行》，《人民日报》，2019年11月1日。
③ 参见《马克思恩格斯选集》（第三卷），人民出版社，2012年，第276页。

级党委要"统一领导、统一指挥、统一行动"①,"坚定不移把党中央各项决策部署落到实处,贯彻落实情况要及时向党中央报告"②。面对疫情,党中央反应迅速,中央成立应对疫情工作领导小组并向湖北等疫情重灾区派出中央指导组,在中央政治局领导下,分类指导做好各地一线防控工作,在医疗救治、物资保障、追查问责等方面发挥了重要作用。在党中央的坚强领导下,举全国之力共同抗疫的"时间表""路线图"日益清晰,形成了"全面动员,全面部署,全面加强疫情防控工作"的局面。党的集中统一领导为打赢疫情防控战争提供了坚强的政治保证,坚定了全国人民战胜疫情的信心。

首先,各级党委和领导干部全力履职尽责,深得人民群众尊重和信任。中国共产党有着完善的组织体系,也有令行禁止的光荣传统,并根据自己的政治文化不断完善政治制度。中国共产党反对弄虚作假、虚报浮夸,反对隐瞒实情、报喜不报忧等,其政治行为都是从组织的角度进行文化建构的。也正是基于组织文化的特点,政治意识、大局意识、核心意识、看齐意识是中国共产党党内政治文化的主基调;而个人主义、分散主义、自由主义、本位主义等,与党内政治文化是格格不入的。习近平总书记指出:"党的全面领导、党的全部工作要靠党的坚强组织体系去实现。"③疫情发生后,习近平总书记要求各级党委和政府制定周密方案,调动各方力量开展疫情防控,采取有效措施,遏制疫情蔓延势

---

①《习近平作出重要指示 要求各级党组织和广大党员干部 团结带领广大人民群众坚决贯彻落实党中央决策部署 紧紧依靠人民群众坚决打赢疫情防控阻击战》,《人民日报》,2020年1月28日。

②《中共中央政治局 常务委员会召开会议 研究新型冠状病毒感染的肺炎疫情防控工作 中共中央总书记习近平主持会议》,《人民日报》,2020年1月26日。

③ 中共中央党史和文献研究院编:《十九大以来重要文献选编》(上),中央文献出版社,2019年,第560页。

头。①他在北京指导疫情防控工作时,要求各级党委和政府坚决贯彻党中央决策部署,把疫情防控工作抓细抓实,靠前指挥,冲到一线,集中精力,心无旁骛地把每一个环节做到位。②对于不服从调度,不敢担当、推诿扯皮、失职渎职的党政主要领导予以问责,依法惩处。③疫情防控期间,各级党委和政府按照党中央的要求,落实属地责任,全力救治患者,维持经济社会运行秩序的有序、平稳。党中央还印发《关于加强党的领导、为打赢疫情防控阻击战提供坚强政治保证的通知》,同时各地也成立了党政主要负责同志挂帅的工作领导小组。

其次,基层党组织和共产党员发挥战斗堡垒和先锋模范作用,赢得了群众的信赖和支持。党内政治文化是融入党员干部血脉的精神标识,反映着党员干部的精神追求和价值观念。党内政治文化是一种组织文化。党内政治文化当然会影响并通过每一个政党成员的思想行为反映出来,每一个政党成员也是党内政治文化的塑造者、担当者、实践者。但从严格意义上讲,党内政治文化是一种组织文化而不是个体文化。中国共产党作为马克思主义政党,是一个高度组织起来的政党,统一的思想和统一的意志让党更团结、更有战斗力。这决定了党内决不允许自行其是、各自为政,决不允许有令不行、有禁不止。党员是党组织的细胞,紧急关头,党员就是一面面旗帜,党组织就是一个个堡垒。习近平总书记强调:"以疫情防控工作成效来检验和拓展'不忘初心,牢记使命'主题教育成果,发挥基层党组织政治引领作用和党员先锋模范

---

① 参见《要把人民群众生命安全和身体健康放在第一位 坚决遏制疫情蔓延势头》,《人民日报》,2020年1月21日。

② 参见《习近平在北京市调研指导新型冠状病毒肺炎疫情防控工作时强调 以更坚定的信心更顽强的意志更果断的措施 坚决打赢疫情防控的人民战争总体战阻击战》,《人民日报》,2020年2月11日。

③ 参见习近平:《在中央政治局常委会会议研究应对新型冠状病毒肺炎疫情防控工作时的讲话》,《求是》,2020年第4期。

作用,把社区居民发动起来。"①他还进一步指出,在疫情进入关键性决战节点,领导干部要"冲得上去,危难关头豁得出来",在实际工作中保持必胜之心、责任之心、仁爱之心、谨慎之心;大力嘉奖在抗疫一线工作中表现突出的干部,对不担当不作为的严肃问责,对当逃兵的就地免职。②在党中央号召下,460多万个基层党组织、广大党员积极捐款捐物,冲锋陷阵,迅速行动。全国3900多万名党员、干部战斗在抗疫一线,1300多万名党员参加志愿服务,近400名党员、干部为保卫人民生命安全献出了宝贵生命。③许多优秀共产党员在生死线上淬炼党性,有的为抗击疫情甚至献出了宝贵生命,在斗争中书写了无限忠诚。

相比之下,由于西方政党政治文化中自由主义和利益至上思维的根深蒂固,美国的民主党和共和党却无心抗疫,一心竞选。美国疫情暴发后,时任总统特朗普领导下的联邦政府就一直在和民主党执政的一些州之间不断地"拉锯",相互指责攻击、掣肘扯皮,把疫情的责任"甩锅"给他人。结果是筹措防疫物资不力,无法为各州提供必需的医疗物资,导致感染人数不断攀升。

(二)"人民至上"理念得到高度认同

"民本思想"是中国传统文化中非常重要的思想资源。从"民为贵,社稷次之,君为轻"④到"利民为本"⑤,从"庶民者,国之本"⑥到"民者,国

---

①《习近平在北京市调研指导新型冠状病毒肺炎疫情防控工作时强调 以更坚定的信心 更顽强的意志更果断的措施 坚决打赢疫情防控的人民战争总体战阻击战》,《人民日报》,2020年2月11日。

②参见习近平:《在统筹推进新冠肺炎疫情防控和经济社会发展工作部署会议上的讲话》,《人民日报》,2020年2月24日。

③参见中华人民共和国国务院新闻办公室:《抗击新冠肺炎疫情的中国行动》,人民出版社,2020年,第75页。

④《孟子·尽心下》。

⑤《淮南子·泛论训》。

⑥《三略·上略》。

之根本也"①,从"治理之道,莫要于安民"②到"利民之事,丝发必兴"③,民本理念是中国传统政治文化中极其重要的思想资源。中国传统政治文化里一直包含了民本主义的精髓。民本主义起源于三千多年前的西周,儒家经典《尚书》强调"民惟邦本,本固邦宁",其核心观念在于民众是政治的基础,民生问题决定着民心向背,主张主政者存在的全部意义在于为民众的整体福祉而服务,否则就不具备执政的合法性与正当性。但在封建王权政体下,儒家的民本主义追求注定要落空,被裹挟为王权的附庸,人民群众处于被压迫剥削的地位从来没有得到改变。

中国共产党汲取传统文化的积极成分,恪守以人民为中心的根本政治立场,这是马克思主义政党区别于其他政党的显著标志。从本质上看,党内政治文化是一种信仰文化。政党的信仰会深刻地主导并塑造政党政治文化的精神内核,使得党内政治文化呈现出一种鲜明的信仰文化特点。中国共产党把对马克思主义的信仰,对社会主义和共产主义的信念作为自己的政治灵魂,作为精神上的"钙",体现在政治文化上就是所有党员都要把人民群众放在心中最高位置。人民群众是物质财富、精神财富的创造者,是历史变革的决定性力量。新中国成立以来,中国共产党始终坚持密切联系群众,紧紧依靠群众推动国家发展,坚持全国一盘棋,调动各方面的积极性。这也是中国人民战胜一切困难和考验的法宝。习近平总书记指出:"人民是历史的创造者,是决定党和国家前途命运的根本力量。"④中国传统文化敬天爱人,尊道贵德;中国传统伦理价值观以家庭为本位,而非西方那种以个人为本位;中国

---

① 《论根本策》。
② 《答福建巡抚耿楚侗》。
③ 《周官辨非》。
④ 习近平:《决胜全面建成小康社会　夺取新时代中国特色社会主义伟大胜利——在中国共产党第十九次全国代表大会上的报告》,人民出版社,2017年,第21页。

人重视亲情、和睦、孝敬文化渊源流长，具有整体性的生命观，早在两千多年前的儒家经典《礼记·礼运篇》中就提出："人不独亲其亲，不独子其子，使老有所终，壮有所用，幼有所长，鳏寡孤独废疾者皆有所养。"这也是中华文明的优秀基因所在。新冠肺炎疫情发生后，习近平总书记立足以人民为中心的立场，将疫情防控形象地称为"人民战争、总体战、阻击战"，这说明抗疫斗争本质上是一场"人民战争"，是一场为了人民、又紧紧依靠人民的斗争。

一是为了群众的生命安全。习近平总书记指出："生命至上，集中体现了中国人民深厚的仁爱传统和中国共产党人以人民为中心的价值追求。"[1]疫情发生以来，党中央采取的所有防控措施都首先考虑尽最大努力防止更多群众被感染，全力以赴挽救更多患者生命；努力提高收治率和治愈率，特别是重症患者救治水平，降低罹患率和病死率；维护生产生活秩序，确保肉菜蛋奶等生活必需品供应。习近平总书记多次强调，"人民至上、生命至上，保护人民生命安全和身体健康可以不惜一切代价"[2]，并专门强调提升医院人员的安全防护、生活保障、工资待遇，要求上级党政机关抽调更多干部支援基层，及时解决人民群众反映强烈的问题，如个体工商户恢复营业、高校毕业生就业、居家隔离孤寡老人、群众心理疏导[3]等问题。在全国范围调集最优秀的医生、最先进的设备、最急需的资源，全力以赴投入疫病救治，救治费用全部由国家承担。这些重大举措

---

① 习近平：《在全国抗击新冠肺炎疫情表彰大会上的讲话》，《人民日报》，2020年9月9日。

②《坚持人民至上 不断造福人民 把以人民为中心的发展思想落实到各项决策部署和实际工作之中》，《人民日报》，2020年5月23日。

③ 新冠肺炎疫情的暴发作为重大突发公共卫生事件对人们的心理造成冲击，如何从心理学角度出发，围绕疫情期间民众心理特征及如何对幸存者、丧亲者和一线医护工作者重点进行心理援助展开研究，是一项重要的任务。[参见苏斌原等：《新冠肺炎疫情不同时间进程下民众的心理应激反应特征》，《华南师范大学学报》(社会科学版)，2020年第3期；王俊秀：《信息、信任、信心：疫情防控下社会心态的核心影响因素》，《光明日报》，2020年2月7日等。]

再次鲜明昭示,人民至上是我们党最有标识度的价值选择。

二是依靠群众战胜疫情。中华优秀文化中关于集思广益、博施众利、群策群力的思想,是历代先贤薪火相传的文化智慧。所谓疫情防控是一场"人民战争",顾名思义,参与这场斗争的主体是人民群众,这就意味着想赢得这场战争就必须依靠群众,这也是中国共产党人在实践中总结出的一条宝贵经验。在疫情防控斗争中,习近平总书记指出,打赢这场人民战争,必须紧紧依靠人民群众。他既强调把社区居民发动起来,还高度重视社会各条战线形成的抗疫"合力"①,要求工会、妇联、商会、共青团、慈善机构、红十字会等人民团体和社会组织,以及其他各种社会力量汇集到疫情防控斗争中。习近平总书记强调:"广泛发动和依靠群众,同心同德、众志成城,坚决打赢疫情防控的人民战争。"②在党中央坚强领导下,全国迅速开展社会动员、发动全民参与、构建联防联控、群防群治的严密防线,14亿多中国人汇聚起坚不可摧的强大力量。广大建设者与时间赛跑,与死神竞速,以惊人的中国速度高质量建成武汉火神山医院、雷神山医院并投入使用,在最短时间内让患者得到救治。截至2020年5月31日,全国参与疫情防控的注册志愿者达到881万人,志愿服务项目超过46万个,有记录的志愿服务时间超过2.9亿小时。③这场抗击疫情的人民战争再次证明,人民群众的力量是无穷的,

①　恩格斯在1890年9月21日至22日致约瑟夫·布洛赫的信中首先提出了合力论的观点,即历史运动的过程是无数相互交错的力量,是无数力的平行四边形综复杂作用的结果[参见《马克思恩格斯选集》(第四卷),人民出版社,2012年,第605页]。抗疫斗争中每位社会群体成员单个人的意志的力量总合构成了"总合力",推动了疫情防控工作这个历史事件的结果向正面发展。习近平总书记提出的抗疫合力,可以看成是对马克思主义合力论的创新和发展。

②　《习近平在北京市调研指导新型冠状病毒肺炎疫情防控工作时强调　以更坚定的信心更顽强的意志更果断的措施坚决打赢疫情防控的人民战争总体战阻击战》,《人民日报》,2020年2月11日。

③　参见中华人民共和国国务院新闻办公室:《抗击新冠肺炎疫情的中国行动》,人民出版社,2020年,第73~74页。

"一切为了群众、一切依靠群众,从群众中来、到群众中去"的群众路线
是中国共产党战胜疫情和一切困难挑战的制胜法宝。

相比于西方国家平时以民主作秀,疫情来临时救市先于救人,导致
感染人数居高不下的情况,中国在抗疫中的表现获得了人民群众的一
致好评,人民群众对中国共产党的向心力再次得到大幅度增强。民心
是最大的政治,不管是什么政治制度,如果不能保障基本的民生,就无
法赢得民意的支持,落在实处的以人为本比空洞的民主表演更具说服
力。除此之外,中国与一些西方国家不同的抗疫措施也撕破了一些西
方国家长期鼓吹的"人权"假面具。"判断一个国家有多尊重人权,就要
看在危急面前有多尊重生命、捍卫生命。"①个人主义盛行的西方国家大
多将防疫定义为是局部化、个人化的,民众要对自己的健康负责,这样
反而可能会引发社会涟漪效应式的衍生事件。个人自由和个人权利绝
对化的西方国家,这次承受了巨大的生命损失。一些西方国家(特别是
美国),不愿意承担国际责任,只想着本国优先,美国还一度任性地退出
世界卫生组织,导致战疫节节溃败。而美国作为世界强国和医疗大国,
在抗疫措施上滞后,将抗疫置于选票之后,冷漠对待弱势群体,导致罹
患率和病死率远高于我国。由此可见,医疗水平和综合国力并不一定
是抗疫有效的绝对因素,实行怎样对待人民的政治理念才是更为重要
的因素。

(三)对科学指导思想的认同和拥护进一步坚定

事实上,病毒、细菌等微生物始终与人类共存演进,人类与各种传
染性疾病的斗争在千百年前就拉开了帷幕,人类进化发展史也是一部
与病菌和病毒的抗争史。从历史上看,如何防止疫病一直是人们心中
的不解之谜。由于认识的局限性阻碍着人类早期对疫病真相的了解,

---

① 常盛:《中国抗疫树立人权典范》,《人民日报》,2020年7月30日。

加之文化信仰的差异,这层蒙昧面纱揭开的过程显得曲折而缓慢。

　　由于对许多事物还不能作出科学的解释和判断,原始人便简单地将瘟疫归咎于不可捉摸的超自然原因,即远方的神灵和星辰。在他们眼中,"潘多拉的盒子"是灾难和祸患的暗示或影射。对此,法国著名社会学家列维-布留尔在《原始思维》中说到,原始人把"损害男人、妇女或者儿童以致牲畜的健康的疾病,只要是病,都想象成是恶魔或受辱的神的行动造成的"①,这种传统的认识可谓根深蒂固。正如丹皮尔在《科学史及其与哲学和宗教的关系》中所说,数千年前的古希腊人的思想"包含万物有灵论的观点"②,他们将灾难和祸患归结于潘多拉之盒。公元前几百年,埃及、印度等古老文明信仰巫术,人们坚信瘟疫是上帝对人类的惩罚,是罪恶行为的因果报应,上帝借助疾病来消除和净化人类罪孽,祛除瘟疫主要靠虔诚的信仰和疯狂的"猎巫行动"③。因此,宗教家广泛推崇的所谓瘟疫"自然发生"的假设大行其道。从中国古代封建王朝来看,民众对于瘟疫的认知,很大程度上停留在天人感应基础上的上天降罪、瘟神侵扰的层面。

　　近代以来,随着医学技术的进步,人们逐渐放弃了冥顽不灵的"信仰疗法",试图用生物学界的世俗方法解决威胁人类生命的各种病菌问题。但时至今日,由于宗教观念在西方社会广泛深入的影响,在面临重大传染疾病时,还有人妄想从神灵那里求得庇佑和力量。令人啼笑皆非的

---

　　① [法]列维-布留尔:《原始思维》,丁由译,商务印书馆,2017年,第257页。

　　② [英]W.C.丹皮尔:《科学史及其与哲学和宗教的关系》,李珩译,商务印书馆,2009年,第138页。

　　③ 15世纪末至17世纪,由于社会体制的崩溃及近代初期宗教信仰的改变,欧洲各地的宗教或世俗司法机关,认定有施行巫术、以害人为乐的巫师存在,进而展开大规模猎巫运动,对巫师进行镇压和追捕。这场恐怖运动的受害者以女性为主,其实质是一场宗教极端主义清除异教徒的宗教战争。(参见[英]罗宾·布里吉斯:《与巫为邻:欧洲巫术的社会和文化语境》,雷鹏、高永宏译,北京大学出版社,2005年,第312~331页。)

是,这次新冠病毒全球疫情大流行,就连身为美国副总统的彭斯也带领美国新冠病毒防控领导小组的成员一起祈祷上帝降低新冠病毒的传播速度,保佑美国消灭病毒。为此,《纽约时报》刊发评论称,在公共卫生紧急情况下,彭斯有着转向宗教的姿态,而不是去寻找经过科学验证的解决方案,所以人们为彭斯负责抗疫而感到担心,因为他在科学领域有着众所周知的黑历史。此外英国、荷兰等国家频频上演的多起因为相信5G基站辐射并传播新冠病毒而烧毁信号塔的闹剧,也让世人无法理解。

反观中国,中国共产党从成立之初,就以先进的思想理论——马克思主义学说作为自己的指导思想。党的政治文化的一个突出特点就是强烈的实践导向。它不是宗教式的文化祈祷,也不是仅仅着眼于描述政治、解释政治,而主要是对党内政治实践提供实践指引和文化支持。习近平新时代中国特色社会主义思想是马克思主义中国化的最新成果,是将马克思主义基本原理同中国实际和时代特征紧密结合的理论成果。实事求是是马克思主义的根本观点,是党的基本思想方法、工作方法、领导方法,也是党内政治文化的精髓。此次抗击新冠肺炎疫情斗争中,各级党组织正是以习近平新时代中国特色社会主义思想为理论武器,认真分析客观事实,开展防控实践工作。疫情发生后,习近平总书记多次指示各级党委和政府及有关部门"制定周密方案,组织各方力量开展防控,采取切实有效措施,坚决遏制疫情蔓延势头"[1]。科学界也迅速研制核酸检测方法与试剂,启动疫苗研发。

正是在习近平新时代中国特色社会主义思想指引下,一场疫情防控的人民战争、总体战、阻击战迅速打响。疫情防控人民战争就是全体人民总动员、齐参与,通过广泛发动群众、组织群众、凝聚群众,全面落

---

[1]《要把人民群众生命安全和身体健康放在第一位 坚决遏制疫情蔓延势头》,《人民日报》,2020年1月21日。

实联防联控的各项措施,努力构筑群防群治的严密防线,用人民群众的铜墙铁壁阻隔和斩断病毒空间传播链条;总体战就是鉴于"疫情防控不只是医药卫生问题,而是全方位的工作"①,各党政军群机关和企事业单位紧急行动、全力奋战,在全国形成全面动员、全面部署、全面加强疫情防控的工作局面;阻击战就是鉴于疫情快速蔓延的严峻形势,广大医务工作者"逆行"出征,人民解放军指战员闻令即动,广大社区工作者、公安干警、下沉干部、志愿者不惧风雨,广大群众踊跃参与,同时间赛跑、与病魔较量,坚决遏制疫情蔓延势头。经过艰苦卓绝的努力,湖北保卫战、武汉保卫战取得决定性成果,全国疫情防控阻击战取得重大战略成果。而这些成果,从根本上讲,是在习近平新时代中国特色社会主义思想指导下取得的,这极大地增强了人民对习近平新时代中国特色社会主义思想的认同和信赖。

二、对中国文化和中国精神的自豪感、自信心进一步增强

中国人民在中国共产党的领导下成功应对新冠肺炎疫情的严峻斗争,进一步增强了全体中国人民对中国优秀传统文化和中国精神的自豪感、自信心,必将为中国全面开启建设社会主义现代化国家新征程提供最基本、最深沉、最持久的支持。

(一)文化自信为社会主义现代化新征程提供精神支撑

成功应对新冠肺炎疫情,展现了中国人民的伟大力量,锤炼并升华了伟大民族精神,为民族精神注入了新的血液和新的时代元素。正如习近平总书记指出:"伟大抗疫精神,同中华民族长期形成的特质禀赋和文化基因一脉相承,是爱国主义、集体主义、社会主义精神的传承和

---

① 习近平:《在中央政治局常委会会议研究应对新型冠状病毒肺炎疫情工作时的讲话》,《求是》,2020年第4期。

发展,是中国精神的生动诠释,丰富了民族精神和时代精神的内涵。"①中国的抗疫斗争取得重大战略成果,尤其是在与世界其他国家,特别是以美国为代表的一些西方国家的比较中,中国人民的民族自豪感不断增强,中国特色社会主义的道路自信、理论自信、制度自信进一步增强,对包括中国优秀传统文化、中国革命文化和社会主义先进文化在内的中国文化的自信不断增强。

这种文化自觉和文化自信是与中国共产党百年来把马克思主义基本原理与中国实际相结合、不断推进马克思主义中国化时代化大众化的努力分不开的。众所周知,一百年来,马克思主义是中国共产党的指导思想,作为科学的思想指南,不但在思维方式上,也在价值情操上不断丰富并焕发着中国精神的生机,注入了科学、理性和进步的能量,也输入了新鲜的血液。毫无疑问,马克思主义提升了中国人的精神气质和精神境界,这既是马克思主义中国化的成果之一,也是马克思主义内在科学性和革命性的必然结果。百年来,中国共产党始终站在中国精神的前列,引领着中国精神的发展和进步,激励和鼓舞着中华民族和中国人民永不懈怠、阔步前进。正是在马克思主义的指引下,中国共产党发挥对中国精神的创造、引领和示范作用。党的十八大以来,在以习近平同志为核心的党中央领导下,中国特色社会主义进入了新时代,开启了实现中华民族伟大复兴的新征程。

党的十九届五中全会昭示着我国实现第一个百年奋斗目标之后,乘势而上开启全面建设社会主义现代化国家新征程、向第二个百年奋斗目标进军的伟大历史进程,这是以习近平同志为核心的党中央着眼于中华民族伟大复兴的战略全局和世界百年未有之大变局,深刻把握国内国际发展大势作出的重大战略决定,是我国社会主义现代化建设

---

① 习近平:《在全国抗击新冠肺炎疫情表彰大会上的讲话》,《人民日报》,2020年9月9日。

承前启后、继往开来的新的历史坐标。

在新的历史征程中，中国还会遇到各种风险和挑战，面临无数危机和困难，因此在全社会大力弘扬伟大抗疫精神，使之转化为全面建设社会主义现代化国家、实现中华民族伟大复兴的强大力量，是当代中国共产党人的历史使命。

当前，国内外疫情防控形势仍然严峻复杂，但中国已经有了抗疫斗争的丰富经验和有效做法，有党中央的坚强领导，有全国人民的全力支持，我们一定会取得抗疫的最后胜利。

（二）中医药文化自信进一步增强

前文已经对中医药文化在这次抗疫中发挥的独特而有效的作用作了论述，以张伯礼为代表的一大批中医药专家在防治新冠肺炎疫情的实践中，基于对传统中医药文化的高度自信，大胆将中医理念和中药运用到疫情防控和新冠肺炎救治中，取得了明显的效果。我们从中深刻感受到中医药理论的博大精深，感受到中华民族在漫长的历史长河中伟大创造的当代价值。这是我们坚定文化自信的重要根基，也为在当代增强传统文化自信，弘扬传统文化精髓，实现优秀传统文化的创造性转化与创新性发展提供了新的启示。

中医药学在理论层面与中华文化的同构性及其在实践层面体现的群众性，使其成为我国独特而优秀的文化资源。从这个意义上讲，发展中医药就是传承和弘扬中华优秀传统文化，而传承和弘扬中华优秀传统文化就必须发展中医药。相信疫情过后，中华医学界必将趋势而为，推进中医药的发展，充分发挥中医药"简便验廉"的优势，同时加快中医药发展的体制机制等方面改革，以进一步释放中医药的优势，为中国人民打造世界一流的健康服务体系。

三、抗疫斗争推进文化发展进步

恩格斯指出:"没有哪一次巨大的历史灾难不是以历史的进步为补偿的。"①回望人类社会发展史,我们会发现,在人类文明发展进程中,总是伴随着各种灾难、战争、疫病等,给人类造成巨大伤害,同时人类也会在经受各种磨难、战胜各种困难的过程中不断进化,人类文明、人类文化也在不断发展进步。中国抗疫斗争取得重大战略成果,不仅增强了人民群众的自豪感、自信心,而且推动了中国文化的发展进步,为建设社会主义现代化强国、实现中华民族伟大复兴提供强大的精神力量和文化力量。

(一)全体国民的生态文明意识极大提高

中华民族自古就有"天人合一""道法自然"等思想,儒家先圣孔子曾言:"钓而不纲,弋不射宿"②;道家始祖老子说:"人法地,地法天,天法道,道法自然"③;庄子继承并强化了他的理论,提出:"天地与我并生,而万物与我为一。"④这些圣贤在两千多年前就洞察并提醒世人要遵循自然法则,对万物生敬畏,对生灵怀仁慈。

人类只是世间生灵的一种,从300万年前到距今10万年之间,人们几乎完全依赖自然而生存,所谓"茹毛饮血",反映的就是当时的生存状态,人们生活在阴暗潮湿地带,经常受到病毒的侵袭,寿命非常短。后来,随着不断进化,人类逐渐以族群聚居,以猎取野生动物为食,人和动物的关系越来越密切,而病毒则乘机侵入人体生存繁衍。从此以后,疫情这个顽敌便开始对人类无休止地侵袭,曾经辉煌的古罗马文明、玛雅

---

① 《马克思恩格斯文集》(第十卷),人民出版社,2009年,第665页。
② 《论语·述而》。
③ 《道德经》。
④ 《齐物论》。

文明和印加文明就一度被它摧毁。从世界各国来看,瘟疫在人类历史上曾是最恐怖的大魔王,历史上西班牙大流感、欧洲黑死病、全球鼠疫,几乎每一次瘟疫,都造成数千万人死亡的悲剧,人们在疫情应对中发现了天花种痘术、发现了4000多种病毒,发现饭前便后洗手、不随地吐痰及坚持洗澡等文明习惯能有效切断病毒的传播途径,后来人们发现将患者隔离、出门戴口罩及护目镜等行为对预防传染病更加有效。这些文明习惯和健康措施是人类的祖先们在以生命为代价与病魔做斗争过程中得出来的经验与启示,他们的功劳值得我们永远铭记。人类在经过一次次疫情后,不断破除陋习走向文明,促进了人类社会的进步。

抗疫期间,为了全面禁止和惩治非法野生动物交易行为,革除滥食野生动物的陋习,维护生物安全和生态安全,有效防范重大公共卫生风险,切实保障人民群众生命健康安全,促进人与自然和谐共生,十三届全国人大常委会第十六次会议审议通过了《关于全面禁止非法野生动物交易、革除滥食野生动物陋习、切实保障人民群众生命健康安全的决定》,一些地方也出台了相似的地方性法规,这些法律法规的出台,得民心,顺民意,也增强了人们的生态意识,推进了生态文明建设。

曾几何时,食用野生动物已经由我们老祖宗果腹度日的无奈之举,变成了某些人追求的时髦生活方式。"四条腿的,除了板凳不吃;水里游的,除了轮船不吃;天上飞的,除了飞机不吃"。这句调侃的话生动反映了一些人无所不吃、对生灵缺乏敬畏的饮食陋习。除了炫耀自己的特权和富有之外,有些人喜欢食用野生动物,是因为相信野生动物更加美味,能够让自己更健康。然而无数的研究早已证明,野生动物的主要成分与家养动物的并无显著差别。人们最近还在野生鸟类体内检测出了较高的重金属和抗生素残留,大量摄入这些残留的物质会影响人体健康。经历了这次新型冠状病毒肺炎疫情,越来越多的公众意识到食用野生动物的风险,并能做到拒绝和劝阻家人或朋友食用野生动物。"野"

更有营养、"野"等于"鲜"等陈腐观念正在被人们破除,一些人呼吁在公民教育中树立新风尚、新道德,将不吃、不捕、不买卖野生动物的内容明确纳入知识学习体系中,防止历史悲剧重演。未来,疫病仍将是人类发展的重要影响因素,这就提醒我们要高度重视生态问题,加强生态文明建设,正确处理人与自然的关系,实现人与自然和谐共生。要让人们明白,人类和其他生物都是自然的一部分,可以说是命运与共。保护、善待野生动物,就是保护我们的生态圈,就是保护我们人类自己。禁食野生动物,倡导"舌尖上的文明",从我做起,人人有责。相信这次疫情能让更多人警醒,人们以后能更用心地保护生态,呵护人类生存的家园,对子孙后代负责。

(二)推动了文明生活方式和行为习惯的进步

新冠肺炎疫情为全国人民上了一堂卫生公德课。改革开放40多年来,我国物质文明建设成就突出,但民众在生活习俗方面仍存在许多陋习,与物质文明的快速进步形成鲜明对比。当我们静下心来认真反思这场疫情带给我们的深层次问题时,我们既感叹中国人民的伟大、中国共产党和中国政府的伟大,也感叹疫情给人们上了生动的一课,使人们认识到,每个人的健康密码恰恰掌握在自己手里,养成健康文明的生活习惯才是疫情防控的最佳"护身符"。人类的生活习惯是在一次次疫情应对中不断破除陋习走向文明、走向进步的。

人类的生活经验告诉我们,在同一环境中的病毒对所有人是"公平"的,而遭受病毒攻击的往往是身体免疫力差、给病毒留下繁殖空间和环境的人。一个人要防止被病毒侵袭,不仅要有一个健康的、免疫力强的身体,还要有一种文明健康的生活习惯。也许有些人会以为,文明习惯与疫情防控无关,依然我行我素。但他们没有想到,一个人一旦被病毒感染,病毒将通过他传递给他的家人及亲朋好友,继而传递给更多的无辜者。因此,养成文明健康的生活习惯,不仅是关系个人利益的小事,而且是事关国家、民族和人类健康生存的共同利益的大事。所有公民必须从自身做起,在全社会构筑起群防共治的卫生与健康坚强堡垒;每个人要保持自身的身体与精神健康,本着对自己负责、对家人负责、对国家负责、对人类负责的态度,从我做起、从现在做起,适量运动,规律作息;保持乐观、健康、平和的心态,勤洗手、常换衣,勤开窗、常通风,不随地吐痰;及时清理垃圾,保持环境清洁;咳嗽、打喷嚏时使用纸巾或衣袖遮掩口鼻,外出务必戴口罩,做好防护,截断病毒传播的途径。只有聚焦关键小事、养成文明健康的生活习惯,每个人在日常行为中改陋习、树良风,让良好习惯像呼吸清新的空气一样自然,才能真正构筑起隔断病毒传播屏障。

我们知道,生活方式有强大的惯性,疫情期间形成的一些好习惯来之不易。不管是战"疫"正酣时,还是疫情烟消云散后,惨痛的教训都要铭记,决不能"好了伤疤忘了疼"。要不遗余力扫除陋习恶习,持之以恒涵养文明习惯,以工程化与项目化、精细化与精准化、制度化与常态化的方式,让好习惯不断固化下来、推广出去,成风景、见风尚。要大力倡导文明就餐,使健康饮食理念入心见行;推行垃圾分类,推动形成绿色生活方式;崇尚节俭办喜事、丧事,使婚事新办、丧事简办等社会风尚更加浓厚;力行重信守诺,营造"守信光荣、失信可耻"的诚信文化;倡导文明上网,不造谣不信谣不传谣,共建清朗网络空间。

(三)命运共同体意识更加深入人心

抗疫斗争的伟大实践使我们认识到,在疫情面前,14亿多中国人是一个命运共同体。疫情是我们共同的敌人,没有哪个地方不需要疫情防控,没有哪个人能置身事外。"青山一道同云雨,明月何曾是两乡。"隔离的是空间,隔不断的是患难与共。有时候,看似无情的措施,却是有情的大爱。无论怎样,疫情都不能成为以邻为壑的借口,危机不能泯灭人间温暖。抗疫斗争还使人们认识到,同舟共济,守望相助,团结合作,共同发展,构建人类命运共同体,是人类历史长河淬炼的文明之光。新冠肺炎疫情这一公共卫生事件及抗击疫情的实践启示我们:各国共享一个地球村,人类命运紧密相连、休戚与共。战胜关乎各国人民安危的疫病,团结合作是最有力的武器。

新冠肺炎疫情发生后,中国举国上下一致行动,全力应对,吹响了保护人民生命安全和身体健康的冲锋号,打响了疫情防控的人民战争。中国政府采取积极、高效、公开、透明的举措,为维护全球和地区公共卫生安全做出了重大贡献。疫情面前,中国展现的不仅是集中力量办大事的制度优势,而且是以全人类共同利益为重的价值追求。

疫情再次提醒人们,在全球化时代,单边主义和保护主义并不符合世界各国的利益,一些国家只顾自己、不顾他人的做法并不能完全自保,唯有团结合作、并肩向前,才是最大可能保护各方自身利益与共同利益的正确选择。顺应迈向人类命运共同体的大势,采取为全球负责的行动,是新冠肺炎疫情发生以来呈现的全球普遍现象。"山川异域,风月同天""岂曰无衣,与子同袍",这样的温暖,不仅体现在几十个国家和国际组织为中国提供捐款和大量医疗防疫物资,体现在"中国加油""武汉加油"的呼声在全球共鸣,还体现在当出现对中国的歧视和污名化现象时,一些国家及时发出正义之声、当出现不实信息时及时澄清事实。暖心的行动无论大小,展现的都是为人类共同利益负责的价值追求,汇聚的都是构建人类命运共同体的正能量。

总之,中国文化在抗疫斗争中所展现的巨大力量,充分证明了在社会发展中文化的力量、精神的伟力。抗疫过程中形成的抗疫精神赋予中国精神以新的时代内涵,伟大抗疫精神必将转化为全面建设社会主义现代化国家、实现中华民族伟大复兴的强大力量,成为中华民族伟大复兴的强大动力和不竭力量源泉,鼓舞全国人民为共同理想不懈奋斗。

▶▶ 第五章　疫情里看人民

　　人民群众是历史的创造者,这是马克思主义的基本观点,也是中国共产党人始终坚持的基本准则。人民的主体地位是人民在无数认识和实践活动中、特别是在重大历史关头反复确证自身力量而得出的结论。一切为了人民、一切依靠人民,是党战胜前进道路上各种风险挑战、不断走向胜利的根本所在。这一真谛,在应对新冠肺炎疫情中又一次得到充分的彰显和印证。面对疫情,中国人民上下一心、闻令而动、顾全大局,凝聚成了抗击疫情的强大力量;人民的智慧推动了疫情防控和复工复产的双战双赢。疫情防控唤起人民伟力,党的领导凝聚人民伟力,党群同心打赢人民战争。人民决定党的工作方向,人民决定党和国家的前途命运,人民评判党的工作实绩。不断增强的安全感、幸福感、获得感筑牢了中国人民战胜一切困难的信心，不断提升的科学精神孕育着中国人民强大的创造力，团结奋斗的精神蕴藏着中国人民强大的竞争力。疫情防控人民战争、总体战、阻击战充分展示了中国人民的伟大力量与高超智慧，也再次证明了人民永远是党的坚定追随者和牢固靠山。在伟大的中国共产党领导下，中国人民必将在建设中国特色社会主义和实现中华民族伟大复兴的征途中，续写历史伟业，创造更加辉煌灿烂的美好未来！

第一节　疫情防控是一场人民战争

　　谁是历史的创造者？怎样看待人民群众和个人的历史作用？这是人类社会认识史上长期困扰人们的问题。与历史唯心主义者强调少数英雄的作用相反，历史唯物主义认为，人民群众是历史的创造者，是社会历史的主体。马克思指出："历史上的活动和思想都是'群众'的思想和活动。"①列宁认为："生气勃勃的创造性的社会主义是由人民群众自己创立的。"②毛泽东强调："人民，只有人民，才是创造世界历史的动力。"③党的十八大以后，习近平总书记反复强调："人民是历史的创造者，是决定党和国家前途命运的根本力量。……把党的群众路线贯彻到治国理政全部活动之中，把人民对美好生活的向往作为奋斗目标，依靠人民创造历史伟业。"④正因为马克思主义始终强调人民群众的历史主体地位和历史作用，它才被冠以群众史观之名。马克思主义所说的人民群众，从量上看，是社会人口中的大多数；从质上看，是一切对社会历史起推动作用的人。在不同的历史时期，"人民群众"一词有着不同的内涵。在当代中国，人民群众就是指一切拥护、参加和推动中国特色社会主义建设事业的人。中国人民在社会主义革命、建设和改革的实践中反复确证了自己的主体地位，在中国共产党的领导下实现了从"站起来""富起来"到"强起来"的历史性飞跃。在这次疫情防控阻击战中，中国人民的主体地位又一次得到印证，中国人民的主体力量再一次得以彰显。

---

①《马克思恩格斯文集》（第一卷），人民出版社，2009年，第287页。

②《列宁全集》（第33卷），人民出版社，1995年，第53页。

③《毛泽东选集》（第三卷），人民出版社，1991年，第1031页。

④《习近平谈治国理政》（第三卷），外文出版社，2020年，第135页。

一、人民构筑起遏制疫情的坚固防线

与西方一些国家戴口罩难、封城难、居家隔离难相比较,中国的疫情防控在很短的时间里就取得了显著成效,这与中国人民服从大局、自觉自愿遵守防疫要求是分不开的。

(一)人民是疫情防控战的真正主体

在近现代人类认识史上,对于什么是主体、谁是历史主体的问题,出现过很多不同的观点,强调个人主体性的自由主义是其中影响最大的一种观念。它把"我"看成天下的中心,以自我的利益、需求和目标作为唯一的和最高的准则。"我思故我在""人为自然立法""只有个人,没有社会"等"名言"都是这种"唯我独尊"的个人主体或个人本体论的典型代表。历史地看,类似观念是资产阶级在反封建、反神权、维护个人自由权利的过程中孕育产生的,在西方近代乃至整个人类历史上都起到过非常重要而积极的作用,但其单方面强调个人的"自我性"和"私人性"、忽视社会性和个体间相互关系性的做法却始终难以解决个人与社会之间关系紧张的问题。在生产日益全球化、交往日益密切、人类命运日益息息相关的现代社会,自由主义这种把个人从社会中抽离出来变成孤立存在物的做法越来越在理论上说不清、在实践中行不通。

尽管个人主义及以其为核心的自由主义的弊端不断暴露,但作为西方的主流文化传统,自由主义的个人自由至上原则在许多西方人心中根深蒂固。2020年年初新冠肺炎疫情在武汉集中暴发之时,中国政府果断作出了封城的决定,引发了一些西方人的猛烈抨击。在他们看来,封闭城市、居家隔离、佩戴口罩都是对人权和个人自由的严重侵犯。然而,随着疫情在世界各国逐渐流行,越来越多的西方人意识到,中国政府采取的严格的疫情管控措施非但不是对人权的侵犯,反而是对人权最强有力的维护。与西方一些人抽象狭隘地空谈个人自由的做法相反，中国政府始终坚持人民至上的理念，全力佑护每一个人的生命、价值和尊严，实施严格的疫情管控措施，切实维护了人民的生命安全和身体健康，[①]也只有以马克思主义为指导、始终强调人民至上的中国共产党人才可能做到这一点。

人民的主体性不是先天就有的，而是在实践基础上，在历史与现实的互动中，人们不断追求理想目标的结果。中国人民的主体地位则是其在中国共产党的带领下经过革命、建设和改革时期不断努力奋斗的结果。作为有着五千年文明史的中国人民，每个人的情感、心灵、思想、习惯、生活里无不闪耀着祖辈们的经验和智慧。这种文化基因的传承深深地潜藏于每个人的意识深处，流淌于人们的血脉之中。人们记录、传承和丰富着中华民族优秀思想文化，创造着社会文明，推动着中华文化的进步发展。虽然在近代遭受西方列强的欺凌，人民生活在水深火热之中，但在中国共产党的领导下，历经28年的革命斗争推翻了压在头上的"三座大山"，获得了民族独立与解放，建立了新中国。经过70多年的社会主义革命、建设和改革开放，中国特色社会主义进入了新时代。从近代的"挨打""挨饿"到现在的富起来、强起来，中国的经济社会发生了翻天覆地的变化。这一成就是在马克思主义理论的指导下，汇聚古今中西优秀思想文化综合创新的结果，也是中国人民在历史延续中主动作出的选择。个人只要认清形势，因势而谋、应势而动、顺势而为，就能在推动国家与社会发展的同时最大限度地实现个人价值。在这次疫情防控中，中国人民的主人翁精神和主体性再次得到了充分的发挥和展现。

---

① 参见《外交部：中美到底谁坚持"人民至上、生命至上"，一目了然》，《人民日报》，2020年6月29日。

(二)疫情面前,人人都是主角

在这次来势汹汹的疫情面前,绝大多数中国人尽了自己最大的努力,用自主自律的实际行动在快速蔓延的疫情面前共同构筑起一道坚不可摧的万里长城,也在实践中真切地领悟了"大家好才是真的好"的道理。

自主性是指人作为认识和改造世界的主体在实践活动中独立而主动地支配和约束自己的言行,以努力实现预期目标、决定自身命运的性质和精神。自主性是主体重要的和基本的特征。从主体的范围来看,它既包括单个的个体,也包括由无数个体组成的以集体面目而出现的人民群众。自主性是衡量主体心理特征的重要标尺。凡是自主性强的人,往往都能够自己作出判断,独立完成工作,达到预期目标。

中华民族素有独立自主、坚忍不拔的抗争精神。面对严酷的自然与社会环境,中国人民以"人定胜天""我命由己不由天"的豪情壮志,对各种风险挑战展开不屈不挠的斗争。古代神话传说和历史故事诉说并展现着中华民族敢于抗争、善于斗争的精神品格。近代以来,中华民族在推翻三座大山、争取民族独立和人民解放的革命斗争中,在继承中华优秀传统文化的基础上,形成了光荣的革命文化。新中国成立以后、特别是改革开放以来,又培育出以富强、民主、文明、和谐,自由、平等、公正、法治,爱国、敬业、诚信、友善为核心的社会主义先进文化,推动优秀传统文化的创造性转化和创新性发展。今天,自强不息、厚德载物的中华优秀传统文化已经与革命文化、社会主义先进文化有机融合,流淌在每个中国人的血脉之中,成为我们战胜各种艰难险阻的强大精神动力。邓小平把这种一脉相承、又不断发展的文化传统赋予了新的时代内涵,这就是"中国的事情要按照中国的情况来办,要依靠中国人自己的力量来办,独立自主、自力更生,无论过去、现在和将来都是我们的立足点"①。在此次疫情防控中,14亿多中国人化身为抗击疫情的钢铁战士,中国人民的自主意识得到了充分的展现和弘扬。

人民的自主性是我们面对疫情蔓延势头仍能保持客观理性、乐观积极、达观明智的关键所在。在疫情防控的关键期,形势复杂严峻,自主就是在谣言面前的清醒和定力,是克服困难的智慧和从容。这种自主来自执政党心系人民的坚定立场,来自各级政府的严密部署,来自无数医务工作者的日夜奋战,来自你我他的自觉自律,来自全社会守望相助的团结一致。有了这样的自主性,这场抗击疫情的战斗就注定是一场必胜之战;有了这样的自主性,我们打赢这场战争就有了源源不断的精神给养。

抗击疫情是一场群防群控的全民行动,离不开每个人的主动作为。疫情面前没有旁观者,人人都是责任人。个人的自律意识越强,疫情传播的空间就越小。只要人人自律,疫情防控阻击战就能节节胜利;只有人人自律,疫情蔓延势头才能被尽快遏制,日常生活生产才可能尽快回归正轨;而只有人人都掌握疫情防控知识、正确采取防护措施、增强防疫自觉,防控疫情的大网才能越织越密、越织越牢。

事实证明,每个中国人都是识大体、顾大局的。从党和政府要求全体居民居家隔离开始,不到三天时间,中国各个城市的大街小巷基本上都变成了一片寂静。除了巡逻执勤的工作人员外,几乎看不到任何人员随意外出。为了保证居民的日常生活,每家每户在固定时间派专人外出购物,所有家庭自觉囤够食物,最大限度减少外出次数,尽最大可能配合疫情防控工作。复工复产以后,人员流动加大,每个中国人都自觉佩戴口罩,公共场合几乎见不到摘下口罩的现象。这些在西方人难以理解、啧啧称奇的事情在中国人眼中却是极其平常的,充分体现了中

---

① 《邓小平文选》(第三卷),人民出版社,1993年,第3页。

国人高度自律的素质和品性。在党中央的集中统一领导下,全国人民服从命令听指挥,相互督促,积极支持和配合疫情防控,中国成为防控速度最快、最先控制住疫情蔓延势头、疫情后第一个恢复经济正增长的主要经济体,在疫情防控和经济增长上都走在了世界各国的前列。这样优异成绩的取得,离不开中国人民独特的禀赋和文化基因。

反观西方一些国家,因为强调个人主体性的自由主义文化传统,个人自由被无限放大,为反智主义和反理性主义大开绿灯。[①]人们重自由反科学、重个人轻集体的态度和言行给疫情防控工作带来了极大的困难,大大拉长了疫情延续时间,加重了疫情蔓延势头。在意大利,为防止疫情扩散,意大利政府宣布学校停学、工厂停工,非必要不外出的人全部居家隔离。但令人意外的是,意大利很多居民居然上街游行反对停课停工,其间自觉佩戴口罩的人寥寥无几。美国这个自称"自由灯塔"的国家,在疫情日益严重的情况下,始终有很多人拒绝承认疫情的存在,反对居家隔离,甚至到公共场合游行示威、聚众玩乐,致使疫情蔓延势头一再恶化。一系列事实和数据的对比不能不使越来越多的人真切地感受到和由衷佩服中国人民的素质与品格。

世界卫生组织总干事、高级顾问布鲁斯·艾尔沃德表示,他在跟随国际专家前往中国时,被三件事情深深打动。其中之一就是,无论在酒店还是在火车上,中国人在各类场所都保持着适当的社交距离,充分体现了中国人民的高度责任感。这种集体责任感深深地打动了他,同时,中国人把为应对疫情做出牺牲视为对国家和全球负责任的做法,更是让他非常敬佩。[②]

---

① 参见[美]苏珊·雅各比:《反智时代——谎言中的美国文化》,曹聿非译,新星出版社,2018年,第21页。

② 参见《世卫专家:最打动人的是中国人的集体责任感》,央视网,2020年9月8日。

（三）疫情面前，人人自觉自律

自主决定自律。中国人民的自律性表现和凝结成在疫情面前遵纪守法、团结奋斗、不达目的决不罢休的中国气势。在数千年的历史进程中，正是中国人民的团结精神和集体主义精神才使得中华文明生生不息、中华民族屡克劫难。在疫情防控阻击战中，这种精神和观念又一次凝聚与展现。在党中央的集中统一领导下，全国人民的主人翁意识充分迸发，手挽手与疫情展开了殊死的搏斗。无数普普通通的个人积极参加到疫情防控"战争"中，化身为疫情防控的坚强后盾。众多医护人员、军人、工人、志愿者、海外侨胞、社区居民以"一个都不能少"的精神积极参加疫情防控，"90后"和"00后"群体从曾经的懵懂少年飞速成长为疫情防控亮丽的风景线。从"封一座城、护一国人"的防控壮举，到460多万个基层党组织、9500多万名党员迅速行动起来让党旗在疫情防控斗争第一线高高飘扬，全方位的人力组织战、物资保障战、科技突击战、资源运动战，形成了抗击疫情的强大合力。

人民的自律性表现在伟大的自我牺牲精神。在新冠肺炎疫情防控阻击战中，自我牺牲的典型莫过于武汉人民。武汉是疫情防控的"棋眼"，关涉疫情防控这个"大棋局"，习近平总书记强调"湖北和武汉是重中之重，更是决胜之地"，"武汉胜则湖北胜，湖北胜则全国胜"。正因为如此，在这场战疫中，武汉人民付出最多，牺牲也最多。对于他们所经历与所奉献的，国人铭记在心，亦感同身受。随着疫情的持续发酵，武汉关闭离汉通道，广大市民开启了居家隔离的生活模式，生活面临诸多不便，但为了更好地配合疫情防控，武汉人民做出了巨大的牺牲，最终武汉保卫战取得了决定性成果。德国联邦经济发展与对外贸易协会（BWA）主席米夏埃尔·舒曼认为，武汉和其他湖北城市的人民以自我牺牲的方式阻止病毒的扩散，值得尊敬。2017年曾在武汉大学任教的爱尔兰都柏林城市大学教师西尔维亚·施罗德在《爱尔兰时报》发表署名文章,盛赞武汉人民在抗击疫情过程中表现出的自我牺牲精神和坚定信心。她说:"在过去的数周中,我所看到的武汉是一个面对逆境众志成城、决心战胜重大危机的城市,我看到了武汉人民万众一心、自我牺牲的精神,我看到了他们控制疫情的坚定决心,也看到了他们对尽快恢复正常生活的期盼。""坚强的武汉人民一定能战胜这场突如其来的危机,人们终将回到美丽的东湖畔,徜徉在长江边。"①她表示,待一切恢复正常后,她将继续向家人和爱尔兰朋友讲述武汉的故事,告诉人们这座她深爱的城市的热情好客和这座城市人民的坚强。

人民的自律性还表现在各行各业人员默默奉献、主动作为,汇聚成强大的抗疫力量。这力量来自无数医护工作者冲锋在前、舍生忘死,在防控一线筑起一道钢铁长城,各地驰援武汉和湖北的医疗队迅速集结出征。怀揣"国有召,召必回,战必胜"的豪迈气概,4万多名"白衣战士"义无反顾向着疫情"逆行",与湖北本地医护人员日夜奋战在抗疫一线,展现了救死扶伤、医者仁心的崇高精神。这力量来自哪里有需要就前往哪里的人民子弟兵。疫情面前,人民解放军闻令而动、敢打硬仗,展现了人民子弟兵忠于党、忠于人民的政治品格。这力量来自英雄的武汉人民,他们识大体、顾大局,用76个日夜的苦苦坚守为战"疫"胜利赢得了宝贵的时间。这力量来自英雄的科研工作者,他们临危受命、昼夜攻关,只为制造出对抗疫魔的疫苗。这力量来自无数在自身岗位敬业值守的普普通通的干部群众。公安民警忠于职守、不惧风雨,守护着人民群众的生命财产和社会稳定;社区工作人员下沉抗疫一线,任劳任怨,把服务和温暖送到千家万户;大小厂家加紧生产抗疫物资,承诺不加价、不断货,驰而不息地运往各地。这力量还来自广大的志愿者,他们真诚奉献,不计生死安危,用实际行动诠释着人间大爱。这力量来自每

①《德国教师:我将继续向家人讲述武汉的故事》,中国新闻网,2020年2月6日。

一个平凡的你我他……在这场没有硝烟的战斗中,每一个中国人都是中国精神的诠释者,更是担当者、行动者和贡献者。疫情防控的每一条战线,无数普通而平凡的个人汇聚成了抗击疫情的强大合力。与欧美一些国家的人们示威游行反对疫情管控的行为相比,海外媒体对中国人民众志成城、一致抗疫的行为印象深刻,感叹这种"上下一心的凝聚力令人肃然起敬"①。

　　人无精神不立,国无精神不兴。在这场疫情防控的人民战争、总体战、阻击战中,亿万中华儿女展现的生命至上、举国同心、舍生忘死、命运与共的强大意志汇聚成伟大的抗疫精神,转化为全力以赴投身疫情防控与复工复产、坚决完成脱贫攻坚任务的动力;转化为不懈努力保障人民生命安全的制度防线;也转化为全民动员、统筹一切优质资源、外防输入、内防扩散的求实求效。面对疫情防控形势的根本好转,习近平总书记在武汉考察时指出:"在这场严峻斗争中,武汉人民识大体、顾大局,不畏艰险、顽强不屈,自觉服从疫情防控大局需要,主动投身疫情防控斗争,作出了重大贡献,让全国全世界看到了武汉人民的坚韧不拔、高风亮节。正是因为有了武汉人民的牺牲和奉献,有了武汉人民的坚持和努力,才有了今天疫情防控积极向好的态势。武汉人民用自己的实际行动,展现了中国力量、中国精神,彰显了中华民族同舟共济、守望相助的家国情怀。武汉不愧为英雄的城市,武汉人民不愧为英雄的人民,必将通过打赢这次抗击新冠肺炎疫情斗争再次被载入史册! 全党全国各族人民都为你们而感动、而赞叹!"②一个前进的时代,总有一种奋发向上的精神;一个发展的民族,总有一种积极进取的意志。

---

①《抗击疫情关键时刻更见中国制度优势》,《人民日报》,2020年2月8日。
②《习近平在湖北省考察新冠肺炎疫情防控工作 看望慰问奋战在一线的医务工作者解放军指战员社区工作者公安干警基层干部下沉干部志愿者和居民群众时强调 毫不放松抓紧抓实抓细各项防控工作 坚决打赢湖北保卫战武汉保卫战》,《人民日报》,2020年3月11日。

二、人民凝聚成抗击疫情的强大力量

人民是社会历史的主体,但这种主体性的获得却不是一蹴而就的,而是有一个在实践中经受锻炼、不断成熟的过程,也有一个由潜在到显在、由盲目到自觉、由自在到自为的循序渐进的过程。马斯洛从个人主体形成的角度说,"只有当人认识到自己所具有的拓展人的力量的能力,他才能完成如下任务:成为自在自为的人,并通过充分实现人的潜在的诸能力——理性、爱、生产性劳作——而达到幸福"①。同样,人民主体性也是人民群众在认识和改造世界的过程中逐渐生成的,人民的幸福生活只能来自无数人的不懈奋斗。人民是历史这部戏剧的剧作者,也是剧中人,但人民只有在科学理论指引下,在强有力的政党带领下,才能以更积极的姿态参与历史这部戏剧的演出、深入革命和建设实践,推动自身主体意识的不断成熟,成为名副其实的历史主体。

世界不会自动满足人的需要,人只能通过认识和利用规律,满足自身需要,创造美好生活。人民作为历史的主体,是在主动认识和改造客观世界的过程中形成的。只有充分发挥主观能动性,坚定自立自强的信念,以实际行动认识和利用规律,才能战胜前进道路上的一切困难。这次疫情防控是中国人民自立自强、奋发有为的又一次充分展现。

(一)面对疫情,中国人民上下一心、守望相助

家是最小国,国是千万家,人民的团结才是一个民族强大的基础。突如其来的疫情打乱了许多人的脚步。湖北成为新冠肺炎疫情的重灾区,全国人民心系湖北,千万名来自各地的医护人员和志愿者,在第一时间请求前往湖北进行支援。延长春节假期、推迟开学时间、关闭景区、取消大型集会和商业活动……人民用行动传递着一个信念:一切必

---

① [美]马斯洛等:《人的潜能和价值》,林方等编译,华夏出版社,1987年,第108页。

须为保护生命健康让路;在生命面前,一切付出都不足为道。多少吹嘘"人权""自由"的西方国家,在中国不惜代价保护人民生命权利的行动面前都变得黯然失色,也不得不承认自身抗疫的失败。

在中国,往往越是情况危急的时刻,就越是人民团结一心的时刻,也越是完美诠释"一方有难,八方支援"的集体主义精神的时刻。对于中国人民来说,虽然每个人有着不同的身份,来自不同的地区,甚至拥有不同的风俗习惯,但这些都丝毫不能减损"中国人"三个字所包含的那份血浓于水的深厚感情和强大的民族凝聚力。"中国人"是我们共同的名字! 面对党和国家的号召,各省(自治区、直辖市)军队系统组织医护人员、志愿者深入抗疫一线,组织调派330多支医疗队,4万多名军地医护人员紧急驰援;19个省、自治区、直辖市采取"一省包一市"方式,将大量医疗设备、人员、物资运往湖北。相关企业调整生产线,工人放弃休假,加班加点生产口罩、防护服、消毒液等疫情防控物资,社会各界捐款捐物,在疫情面前展示出同舟共济、舍生忘死、争当先锋的责任担当、家国大义和民族情怀。各省、自治区、直辖市步调一致、统一行动,相继启动重大突发公共卫生事件一级响应,及时构建联防联控、群防群控体系,打造了一张严防死守的天罗地网,形成了全面动员、全面部署、全面加强的疫情防控局面。这种举国体制下同仇敌忾、共克时艰、上下一心、众志成城的举动令世人动容。

(二)面对疫情,中国人民闻令而动、雷厉风行

疫情如火,号令如山,行动如风。党中央一声令下,各条战线动如闪电、迅疾如风。广大人民闻令而动,举国上下采取了最全面、最彻底、最严格的疫情防控举措。在疫情防控主战场湖北省,英雄的人民自觉服从大局需要,与疫情顽强斗争。千万人口的武汉果断"封城",其他地区一律取消娱乐庆祝活动、延长假期、居家隔离,以牺牲正常生活和付出巨大经济损失的代价,打响了疫情防控阻击战,阻断了病毒的肆意传

播,延缓了疫情蔓延的步伐,在没有特效药的情况下,硬是通过一系列"硬核"干预措施,赢得了疫情不断好转的势头。

人民子弟兵在危难来袭时挺身而出。除夕之夜,空军1架伊尔-76飞机从西安咸阳机场紧急起飞,空军军医大学143名医护人员飞抵武汉……疫情暴发后,军队多批次增派医护人员驰援一线抗击新冠肺炎疫情。仅2020年2月12日一天,空军就出动了6架运-20、3架伊尔-76、2架运-9共3型11架运输机,分别从乌鲁木齐等7个机场起飞,向武汉紧急空运军队支援湖北医疗队队员和物资。与此同时,多架运输机从重庆江北机场、成都双流机场、天津滨海机场、张家口机场和西宁曹家堡机场起飞,也迅速完成了当地医疗人员和物资的装载运输任务。空军成体系大规模出动现役大中型运输机执行紧急空运任务,这在空军运输史上尚属首次。[①]

医务工作者闻令而动,终止春节休假,主动请战,全国各地医疗队源源不断驰援湖北,医疗战线数以万计的医务工作者火速集结,奔赴抗疫一线。19个省份集中优势资源,对口支援湖北省除武汉市以外的16个市州及县级市,帮助当地迅速建起专业的ICU病房,并自行带去人工膜肺(ECMO)、负压救护车等急需救援物资。战时状态需要非常举措。火神山、雷神山医院仅用十余天时间便奇迹般建成并开始集中收治病患,完成了看似不可能完成的任务;具有战地色彩的十余家方舱医院迅速开设,实现了从未有过的创举。一声号令,迅速集结,毫无怨言、毫不犹豫,全国各族人民紧密团结,将爱国情、强国志、报国念转化为打赢疫情防控阻击战的精神力量和自觉行动,这种作风、姿态和速度让世人惊叹。

(三)面对疫情,中国人民刚毅勇猛、顾全大局

新冠肺炎疫情发生以来,党中央确定"内防扩散、外防输入"的战

---

① 参见《环球网评:世界缘何盛赞中国战"疫"》,环球网,2020年3月18日。

略,想尽一切办法堵住病毒传染源、切断病毒传播链。为顾全大局,武汉关闭对外通道,武汉人民以"壮士断腕"的气概争分夺秒地阻断新冠病毒传播,立下坚决阻击疫情蔓延的决心。局部的奉献是为了全局的安稳,这是一种代价,但也是好下抗疫"大棋"的关键一招。

同样,为了疫情防控大局,14亿中国人行动起来,"宅"在家里,以一种特别的方式默默地贡献着自己的力量,体现了伟大的集体主义、爱国主义和社会主义精神。无论是重点地区的长时间"封城"、全国普遍施行的社区准入管理还是全民居家隔离、特定情况下的14天自我隔离,以及家庭和个人卫生习惯、社会交往限制,都得到全体民众的严格执行与配合。一系列举措为有效降低病毒传染率奠定了坚实的社会基础。

反观欧美各国,随着新冠肺炎疫情在世界的蔓延,澳大利亚、加拿大、法国、美国等国家都纷纷出现了日常生活用品抢购潮,米、面、瓶装水、手纸、消毒液,超市冷藏柜里的东西几乎抢购一空。美国很多年长者都说,一生中从没见到过这样的抢购。美国一些地区的枪支弹药销售也不断飙升,打砸抢事件层出不穷。

相比之下,疫情在中国集中暴发后,整个社会处乱不惊,市场秩序基本稳定,虽然个别地方在短时间内出现过抢购口罩、双黄连的现象,但很快就得到了控制,在疫情的中后期再也没有发生过日常生活物资抢购现象。在如此长的时间里,人们"宅"在家里,一部手机在手,生活物资应有尽有,基本生活需求得到充分的保证,物流配送从未中断,这让国外网友羡慕不已。为这一奇迹付出巨大努力的快递小哥甚至登上了美国《时代》周刊的封面,成为中国抗疫的代表。正是他们不顾安危在城市中奔波穿梭,给千千万万家庭送去了生活物资,人们才可以安心地居家隔离防疫。与他们一样在疫情期间奔跑在抗疫前线的还有无数普普通通的卡车司机,他们不辞辛苦地把来自四面八方的医疗物资、生活物资,分秒必争地运往湖北,全力支持疫情重灾区。正是广大人民群众识大体顾大局的拳拳爱国心,才让社会忙而不乱、危而不险,始终保持着井然的社会秩序,这与西方资本主义国家出现的暴力抢劫、聚众闹事形成鲜明的对比。

(四)面对疫情,中国人民舍生忘死、逆行而上

"沧海横流,方显英雄本色"。当病毒"魔鬼"袭来,一个个白衣天使、科技人员、解放军将士、党员干部迎难而上。他们同时间赛跑,与病魔较量,"逆行"的背影成了抗疫前线最美的风景。这一群群和平年代的战士,一不怕苦、二不怕死,以救死扶伤、医者仁心的职业操守,冲锋陷阵、义无反顾。在他们中间,有的身患绝症,却不下火线;有的倒下了,战友同事抹去眼泪接着上;有的家人感染病毒或身患重病,无暇顾及;有的推迟婚期上"战场";有的单车骑行找"部队";有的夫妻齐上阵。他们不惧困难的大无畏精神感动着每一个中国人。

在抗疫一线的外围,无数普普通通的个人加入"志愿者"队伍,他们主动请缨前往抗疫一线,还有许多干部职工放弃春节假期,奋战在交通运输、防疫物资加工、快递等各条战线,保障一线物资供给。从城市到乡村,从一线奋战的医护人员到广大普通民众,全民参与,人人防控,全面落实联防联控措施,构筑起群防群治的严密防线,快速形成一体联动、联防联控的局面,筑起万众一心、共克时艰的钢铁长城,同时也坚定了打赢疫情防控阻击战的必胜信心。一件件一桩桩感人事迹摆在世人面前,境外媒体也不由得赞叹:"中国抗击疫情的努力值得世界尊重。"①

中国人民最大限度地发挥了主观能动性,自立自强地展开与疫情的顽强斗争,每个人的涓涓细流汇聚成阻击疫情的汪洋大海。在这场声势浩大的人民战争中,从城市到乡村,从内陆到边疆,14亿多人民心往一处想、劲往一处使,共同与病魔展开搏击。广大人民群众响应党中

①《境外媒体:中国抗击疫情努力值得世界尊重》,参考信息网,2020年2月1日。

央号召,自觉听从疫情防控安排,行动起来、组织起来、凝聚起来,从自己做起、从点滴做起,全面落实联防联控措施,共同构筑起群防群治的严密防线。从心系疫情防控重点地区同胞的安危,到纷纷捐款捐物表达爱心,再到为打赢疫情防控阻击战做出自己力所能及的贡献,广大人民群众展现了"一方有难、八方支援"的大爱情怀,构筑起休戚与共的命运共同体,形成齐心协力、众志成城抗击疫情的强大合力。历史和事实反复证明,"人民是历史的创造者,人民是真正的英雄。波澜壮阔的中华民族发展史是中国人民书写的! 博大精深的中华文明是中国人民创造的! 历久弥新的中华民族精神是中国人民培育的! 中华民族迎来了从站起来、富起来到强起来的伟大飞跃是中国人民奋斗出来的!"①

三、人民智慧推动疫情防控和复工复产双战双赢

中国人民是具有伟大创造精神的人民。在几千年的历史长河中,中国人民始终辛勤劳作、勇于创新,诞生了老子、孔子等闻名于世的伟大思想巨匠,发明了火药、指南针、造纸术等深刻影响人类文明进程的伟大科技成果,创造了汉赋、唐诗、宋词、元曲、明清小说等伟大文艺作品,建设了万里长城、都江堰、大运河、故宫、布达拉宫等气势恢宏的伟大工程。面对肆虐全球的新冠肺炎疫情,21世纪的中国人又一次迸发出伟大的创造精神,造就了令人惊叹的人间奇迹。

(一)创新完善防疫救治举措

面对前所未有、来势汹汹的疫情天灾,中国人民以积极乐观、开拓创新的心态和脚踏实地、勇于实践的行动直面问题、克服困难,不断迸发出集体智慧,推动疫情防控形势不断向好发展。

建设专科医院分类救治病患。面对现有医疗资源不足,无法第一

①《习近平谈治国理政》(第三卷),外文出版社,2020年,第139页。

时间把疑似病例和确诊病例严格隔离、分类治疗的问题,武汉参照北京小汤山医院模式专门建设了"火神山""雷神山"两个专科医院。一直被外界称为"基建狂魔"的中国再一次展现了它的强大魔力。在医院的建筑工地上,数千名工人、数百台设备争分夺秒施工,建设者们不眠不休,与疫情赛跑、与时间赛跑,仅仅用了10天的时间就建成了拥有1000个床位、配套齐全的火神山医院;12天的时间,拥有1600张床位的雷神山医院也交付使用。试问,世界上还有其他哪个国家能有这样的速度?美国《时代》周刊、英国《每日邮报》等多家外国知名媒体相继对这两所医院进行了报道,几乎同时用"不可思议"等词语惊叹两座医院的建成。

采用方舱医院进行疫情防控,也是我国公共卫生防控与医疗领域的一个重大创新。它的创设,是此次抗击新冠肺炎疫情的关键一招,在防与治两个方面发挥了不可替代的重要作用。在武汉疫情形势还极为严峻的时期,一头是就医人数呈"井喷式"增长,大量病人在社区和社会流动;一头是医疗资源紧张,医院床位不能满足应收尽收的要求,面临着延误治疗时机、造成疫情扩散的双重压力。关键时刻,党中央果断做出建设方舱医院的决策,武汉市将一批体育场馆、会展中心等改造为十六个方舱医院,在短时间内迅速解决了床位不足的问题,大大加强了病人的收治力量,有效降低了轻症转重症的概率。

创新医疗救治方案。在全国许多新冠定点医院和武汉方舱医院,以张伯礼为代表的中医专家不断完善诊疗方案,如创立"三药三方"普遍运用于疫情临床治疗,以轻中症患者药汤剂个体化、重症患者中西医结合的治疗方法,辅之以太极、八段锦、针灸等中医治疗项目,不仅大大促进了患者的康复,而且帮助患者缓解压力、愉悦精神,取得了良好的治疗效果。[1]

---

① 参见《张伯礼:抗击疫情 挺起中医药人的脊梁》,新华网,2020年2月17日。

方舱医院及中西医结合治疗应对疫情的举措充分体现了中国人民敢于斗争、善于斗争的大无畏精神和聪明才智。随着疫情在全世界各个角落扩散，方舱医院纷纷成为许多国家效仿的榜样，为全世界快速战胜疫情提供了中国智慧。正是因为有了"人民至上""生命至上"的理念，才使得中国人有了克服千难万险、缔造世界奇迹的"魔力"。

(二)科技创新助力疫情防控

科学精神主张严谨求实，鼓励创新创造。中华优秀传统文化历来倡导"考真求实"的求真务实精神，推崇"革故鼎新"的创新创造理念。尊重规律、尊重科学，勇于探索、勇于创新，是党成功战洪水、防非典、抗地震、化危机、迎变局，创造出世所罕见的经济快速发展奇迹和社会长期稳定奇迹的重要原因。当前，国际竞争日趋激烈，新一轮科技革命与产业变革不断向纵深推进，只有始终秉持尊重科学的求真务实精神，弘扬伟大创造精神，才能更大力度地激发全民族创新活力，创造出一个又一个人间奇迹。

与西方一些人重自由不尊重科学、拒绝佩戴口罩、妨碍疫情防控的做法相反，中国人民一贯尊重知识、尊重科学，在重大疫情来袭之时，更是努力找寻和遵循客观规律开展疫情防控。疫情发生后，一系列应急科研攻关活动迅速展开，一场科学防治之战由此打响。党中央"科学判断形势、精准把握疫情"，尽最大努力、采取更科学周密的措施，坚决守护好人民群众的生命安全和身体健康。世卫组织总干事谭德塞向世界发出呼吁："这是一个需要事实而不是恐惧的时刻，是需要科学而不是谣言的时刻，是需要团结而不是羞辱的时刻。"①

从研究病毒来源和传播特点，到制定优化临床救治方案；从以创纪录般的短时间内甄别出病原体，到率先研制出核酸检测试剂；从一

---

① 钟声：《让理性战胜恐慌》，《人民日报》，2020年2月7日。

个多月内7次更新诊疗方案,到新冠疫苗开始进行临床试验;从科学分析疫情传播规律及影响因素,到运用大数据、人工智能等加强人员排查、监测……我们始终坚持向科学要方法、要答案,实施科研应急攻关,坚持科研攻关和临床救治、防控实践相结合,从而快速摸清病毒发展规律,一项项科研成果加速涌现,为快速诊疗、科学救治赢得了宝贵的时间。充分发挥社区力量,构筑起联防联控的严密防线;普及防护知识、延长春节假期、安排错峰复工复产,尽最大努力保护每个人的安全……从控制传染源、救治被感染者,到切断传播途径、保护易感人群,把握传染病防控规律,把科学精神、科学原则落实到疫情防控的方方面面,使疫情扩散蔓延势头得到了迅速的扭转。

在这次战"疫"中,中国信息化水平得到了整体提高。2003年"非典"暴发之时,中国还主要依靠电视传播信息。今天,互联网已成为信息发布的主渠道,借助智能手机和四通八达的信息网络,各种疫情信息得到了快捷而透明的传递。与美国信息发布的混乱相比较,中国在疫情发布方面的信息化水平高下立判。在疫情防控中,5G、AI算法、无人机、机器人等都发挥了重要作用。5G云端智能机器人帮助医护人员进行导诊、消毒、清洁、送药等,5G热力成像测温系统在人员出入较多的地方得到广泛应用,各个云计算厂商宣布向科研和医疗机构免费开放AI算法。通过它们,原本数小时的疑似病例基因分析缩短至半小时,为后续疫苗和其他药物的研发,打下了坚实的基础。

疫情防控是一个系统工程,需要采取联防联控、群防群治的措施。针对不同地区、不同场所、不同行业等的不同情况,政府和专门医疗机构分类制定了个人防护、家庭防护、工作场所防护、交通工具防护等科学规定,切实提高了疫情防控的科学性和有效性。例如,在抗击疫情过程中,按照"集中患者、集中专家、集中资源、集中救治"的原则,重症病人被集中到综合力量较强的定点医疗机构进行救治。在疫情监测、排查、预警等工作中,运用大数据、人工智能等新技术开展科学防控;经公民个人授权,推广个人"健康码""通信大数据行程卡"等手段作为出行、复工复学、日常生活的凭证,有针对性地加强源头控制;对车站、机场、码头等重点场所,以及汽车、火车、飞机等密闭交通工具,采取通风、消毒、体温监测等必要措施。正是因为人民群众都遵守和支持科学规律、科学方法,崇尚科学精神,才保障了各项防控举措的有力、有效。世卫组织总干事高级顾问艾尔沃德在考察中国疫情应对机制时指出,世界其他地方的人们往往会考虑"我们要如何生活""怎么来管理这场灾难"等问题,却没想到病毒有一天也会在自己的国家出现和蔓延。虽然他们也设想要在一周内找到所有病毒感染者,追踪每一位病毒接触者,确保隔离他们每一个人,保住他们的性命,但真正在大规模做这件事的只有中国。

英国《柳叶刀》杂志网站在2020年4月18日发表的题为"中国持续遏制新冠肺炎疫情"的社论中,称赞中国迅速遏制疫情的行为令人印象深刻,为其他国家树立了令人鼓舞的榜样。"其他国家能从中国学到什么?"这是《柳叶刀》提出的问题,也是追踪武汉"解封"和中国复工复学过程的外媒密切关注的重点问题。《今日美国报》网站2020年3月报道说,其他国家可以效仿的中国经验包括:积极向公众宣传、快速进行现场流行病学调查以及运用网上医疗服务。英国《每日电讯报》刊发的一篇文章说,中国科学院上海巴斯德研究所英国籍统计遗传学教授丹尼尔·法卢什在评价中国的疫情防控时连用了三个"隔离"。他评论说,在中国,检测和追踪传染源接触者的策略把感染者与其他人群隔离开来,这是最为有效的防控疫情的措施。

(三)创新驱动推进复工复产

马克思唯物主义辩证法告诉我们,任何事物都是在矛盾的对立统一中发展起来的。在化解矛盾中实现螺旋式上升是事物发展的一般规律。人类历史一再表明,顺境中隐藏着危险、逆境中暗伏着先机。保持迎难而上的信心和勇气,勇于和善于应对风险挑战,就能在推动社会发展中开辟新路。否则,不仅"危"的局面处理不了,即使遇到"机"也会丧失。这对于一个有着崇高目标追求的民族、国家和政党来说,更具有决定性的意义。

善于化危为机,是习近平总书记关于做好统筹推进新冠肺炎疫情防控和经济社会发展工作的一个明确要求。他在浙江考察时强调,"危和机总是同生并存的,克服了危即是机。随着境外疫情加速扩散蔓延,国际经贸活动受到严重影响,我国经济发展面临的挑战,同时也给我国加快科技发展、推动产业优化升级带来新的机遇"①。变压力为动力、善于化危为机,成为统筹推进疫情防控和经济社会发展工作的一条重要原则和思路。坚韧而又富于创造力的中国人民面对生活中的"麻烦",不怨天尤人,而是选择准确识变、积极面对,统筹推进疫情防控与经济发展,有力有序推动复工复产提速扩展,把眼前的困难变成"起跳前的一蹲",力争实现新的"一跃而起"。

为了保持社会稳定有序运转,把疫情对社会经济发展的冲击和影响降到最低,14亿多中国人民在积极遵守防疫规定居家隔离的同时,以各种丰富多彩的方式把疫情笼罩的"苦日子"变成活泼有趣的"小段子"。人们制造美食丰富家庭生活,创新各种活动促进亲情交流,拍摄生动有趣的视频,传递鼓劲打气的信息,相互督促遵守疫情防控规定,中国人民的革命乐观主义精神和幽默开朗的民族性格在此次疫情防控中大放异彩,为以后的复工复产积蓄能量、奠定身体和心理基础。疫情让人们的心贴得更近了,中华民族的凝聚力和向心力更加强大了。

---

① 《冲寒已觉东风暖——记习近平总书记在浙江调研疫情防控和复工复产》,人民网,2020年4月2日。

在疫情蔓延势头得到初步遏制以后，人们又开始创新生产生活方式，努力恢复生产生活秩序。在线办公、线上消费等"宅经济"迅速崛起，智能制造、无人配送、在线消费、医疗健康等新兴产业展现出巨大的成长潜力，腾讯会议、云端上课成为新的工作和学习方式，一些企业转产防疫用品，为疫情防控持续向好提供坚实的物质保障。这些都是疫情"危"中寻"机"的真实写照，也是中国人民智慧的集中体现。为了抗击疫情，中国政府加大了对相关试剂、药品、疫苗研发的支持力度，推动了生物医药、医疗设备、5G网络、工业互联网等加快发展。

在疫情防控进入常态化以后，在党中央的集中统一领导下，全国人民又开始全身心投入到经济社会发展工作中来，努力把失去的时间抢回来，克服新冠肺炎疫情带来的不利影响，想方设法恢复和发展生产，高质量向实现脱贫攻坚和经济社会发展目标推进。在全国人民的共同努力下，中国成为2020年全球唯一实现经济正增长的主要经济体。这份亮丽的成绩单要归功于中国人民在危机中抓住机遇、把坏事变成好事的性格禀赋。这种性格禀赋在历史上曾经帮助中国人无数次化解危机、砥砺向前，在21世纪，它又一次成为中国经济社会发展的精神动力。

与中国以"人民至上""生命至上"为宗旨努力统筹疫情防控和经济社会发展的做法相反，美国等某些西方国家在疫情防控中却始终以"自由"为借口、以"资本"为重。"一个成功的社会需要在私与公之间维持平衡"[①]，然而在私人利益和资本扩张面前，时任美国总统始终拒绝承认疫情的严重性，多次无视疫情防控紧张形势，强令复工复产复学，用政治手段强力干预正常的疫情防控，一再贻误抗疫时机，致使美国的新冠病毒罹患率和病死率节节攀升。英法意等欧洲资本主义国家虽然疫情没

---

① [加拿大]马克·斯坦恩：《美国独行：西方世界的末日》，姚遥译，新星出版社，2016年，第55页。

有美国严重,但疫情防控效果同样差强人意。强烈的疫情对比使西方人自己也哀叹不已。著名日裔美籍学者福山在这次疫情中不得不承认,在新自由主义的引导下,经济生产以"逐利"为目标,而不是协调民生与经济间的关系。事实证明,市场机制在疫情防控中彻底失效,新自由主义已死。①在人民最基本的生命权、健康权都难以维护的事实面前,西方资本主义国家历来引以为傲、并强力推介的"人权""民主""自由"沦为世人的笑柄。

"明者因时而变,知者随事而制。"履险如夷、化危为机不可能自动实现。中国疫情防控的胜利靠的是人民群众凝聚共识、奋力攻坚,靠的是主动应变,不断调整处理危机的对策、路径和办法。人们在应对危机逆境中不断强身健体,推动经济社会快速恢复、增强活力。疫情的影响是暂时的,中国经济社会发展整体向好的基本面并没有改变。逆境激励中国人民继续推进科技创新,着力壮大新增长点,形成发展新动能,在抢抓机遇中赢得更大的发展空间。

历史终将证明,新冠肺炎疫情是"危",更是"机"。2020年疫情防控和经济社会发展的一系列重大成果是中国人民对马克思主义群众史观最好的诠释,充分印证了中国共产党"人民至上"理念的真理性,展现了中国人民改天换地的集体智慧和伟大力量。这次疫情防控也是一次难得的道德实践,每一个中国人都从中深刻地领悟到个人与社会、个人与国家、个人与他人休戚与共、互为前提、共同发展的关系,意识到牺牲眼前局部利益服从宏观长远利益的必要性和重要性,集体主义、爱国主义、社会主义更加深入人心,很多人开始自觉地与狭隘利己的个人主义划清界限,努力以大局为重、以集体为要,开阔视野、提高境界、培养能力、超越自我。正是在这个意义上,习近平总书记由衷地赞叹:"平凡铸

---

① 参见周琪:《新冠疫情后再审视全球化下的中美关系》,《当代世界》,2020年第6期。

就伟大,英雄来自人民。每个人都了不起!"①我们完全有理由相信,经历了此次锻炼、浴火重生的中国人民将会以百倍的信心面向世界,面向未来,共同推动中华民族伟大复兴中国梦的早日实现。

第二节 人民伟力是胜利之本

中国人民抗击疫情的壮举表明,人民伟力是胜利之本。只要党始终植根于人民、增进人民福祉,始终保持同人民群众的血肉联系,时刻与人民心连心、同呼吸、共命运,任何艰难困苦都不能阻挡中国人民前进的步伐。

一、人民伟力生成的历史逻辑

人类发展的历史,就是不断与各种灾害斗争的历史。历史经验和现实需要告诉我们,为了战胜疫情、赢得大考,必须打好这场人民战争。抗击疫情之所以能够迸发出无坚不摧的人民伟力,这绝不是偶然的。我们要从党领导人民进行革命、建设、改革的伟大历程中寻找答案。综观历史,党领导人民干革命、搞建设、抓改革,都是为人民谋利益,让人民过上好日子。这次抗击疫情,同样是为人民的根本利益而斗争。

(一)人民是真正的铜墙铁壁

革命如果没有人民群众的支持和参加是绝不可能成功的,即便是成功了,也难以巩固,这是一条被实践证明了的基本规律。毛泽东曾提出一个历史之问:真正的铜墙铁壁是什么? 他的答案很明确:"是群众,是千百万真心实意地拥护革命的群众。这是真正的铜墙铁壁,什么力

---

① 《国家主席习近平发表二〇二一年新年贺词》,新华网,2020年12月31日。

量也打不破的,完全打不破的。"①回望中国共产党的百年历史,为人民谋幸福、为民族谋复兴是中国共产党始终不变的初心和使命。习近平总书记强调,"在近代以后中国社会的剧烈运动中,在中国人民反抗封建统治和外来侵略的激烈斗争中,在马克思列宁主义同中国工人运动的结合过程中,一九二一年中国共产党应运而生。从此,中国人民谋求民族独立、人民解放和国家富强、人民幸福的斗争就有了主心骨,中国人民就从精神上由被动转为主动"②。这充分说明,近代以来的中国曾长期处于半殖民地半封建社会,受到帝国主义的侵略及封建礼教、宗法制度的禁锢,人民群众的主体地位、积极性、主动性和创造性没有得到展现,人民群众始终无法掌握自己的命运。

直到俄国十月革命一声炮响,为我们送来了马克思列宁主义,中国共产党作为马克思主义与中国工人运动结合的产物,承担起了领导中国革命的历史使命。中国共产党人清醒地明白:人民群众是历史的创造者,是推动社会进步的决定力量。革命的胜利离不开人民群众精神上的真正解放、历史主动精神的持续激发。毛泽东把人民群众推动历史发展的观点,成功运用于中国革命实际,指出中国人民深受"三座大山"的压迫,要想使人民得到彻底的解放,就必须依靠人民群众的力量,推翻"三座大山"在中国的统治,因为"革命战争是群众的战争,只有动员群众才能进行战争,只有依靠群众才能进行战争"③。中国共产党成功领导了新民主主义革命,取得了革命的最终胜利。

中国共产党是以马克思列宁主义武装起来的政党,党一经成立,就把实现社会主义、共产主义写在自己的旗帜上。可以说,中国共产党自

---

①《毛泽东选集》(第一卷),人民出版社,1991年,第139页。
② 习近平:《决胜全面建成小康社会　夺取新时代中国特色社会主义伟大胜利——在中国共产党第十九次全国代表大会上的报告》,人民出版社,2017年,第13页。
③《毛泽东选集》(第一卷),人民出版社,1991年,第136页。

成立之日起，就始终如一地为了人民的福祉而奋斗，直至今日没有丝毫动摇和改变。在革命时期，毛泽东一再告诫全党："共产党人的一切言论行动，必须以合乎最广大人民群众的最大利益，为最广大人民群众所拥护为最高标准。应该使每一个同志懂得，只要我们依靠人民，坚决地相信人民群众的创造力是无穷无尽的，因而信任人民，和人民打成一片，那就任何困难也能克服，任何敌人也不能压倒我们，而只会被我们所压倒。"①经过二十八年艰苦卓绝的革命斗争，我们党紧紧依靠人民群众，发挥人民战争优势，最终取得胜利。中国革命的胜利是第二次世界大战以后最重大的政治事件，标志着我国结束了极少数剥削者统治广大劳动人民的历史，劳动人民成了新国家新社会的主人，这对国际局势和世界人民的斗争产生了深刻而久远的影响。

　　人民战争是中国革命取得成功的制胜关键。徐向前元帅在回忆大别山革命斗争时说，"红军的力量在于民众之中。有了群众的支持，红军如鱼得水，任我驰骋，这是弱小的红军能够生存发展、克敌制胜的根本原因"②。在制定中国革命战略和策略时，毛泽东始终遵循唯物史观和人民战争思想，以人民为战争的主体，充分运用人民战争的优势条件打击敌人。可见，人民群众是源头活水，只有紧紧依靠人民群众，党和人民军队才能不断发展壮大。

　　人民战争思想就是紧紧依靠广大人民群众，其核心在于战争参与者的"群众性"和战争实践的"整体性"，只有依靠人民群众克服和战胜困难，在革命中才能始终立于不败之地。正因如此，党在革命中赢得广大人民群众的支持和拥护，使敌人陷于人民战争的汪洋大海之中，最终紧紧依靠人民群众取得了革命的伟大胜利。中国革命的胜利，再次雄

---

①《毛泽东选集》（第三卷），人民出版社，1991年，第1096页。
② 孙伟：《大别山精神的深刻内涵》，《学习时报》，2020年5月8日。

辩地证明了人民群众是推动历史发展和进步的主体力量这一马克思主义基本观点。

(二)人民是社会主义建设的主体力量

新中国成立以后,确立了人民当家作主的社会主义政治制度,这是我国历史上最深刻的社会变革,为国家建设和全国各族人民大团结提供了坚强的制度保障。夺取政权要靠人民群众,巩固新生政权、进行社会主义建设同样要依靠人民群众。列宁在苏维埃政权刚刚建立时曾说:"如果我们党没有得到整个工人阶级全心全意的拥护,就是说,没有得到工人阶级中所有一切善于思考、正直、有自我牺牲精神、有威信并且能带领或吸引落后阶层的人的全心全意的拥护,那么布尔什维克别说把政权保持两年半,就是两个半月也保持不住。"①在中国共产党执掌政权后,如何继续保持党同人民群众的血肉联系成为摆在中国共产党人面前的重大课题。毛泽东在党的七届二中全会上提出的"两个务必",就是对党群关系和国家长治久安的深入思考,至今仍带给我们十分重要的启示。

马克思曾指出:"人们自己创造自己的历史,但是他们并不是随心所欲地创造,并不是在他们自己选定的条件下创造,而是在直接碰到的、既定的、从过去承继下来的条件下创造。"②新中国成立初期,面对旧中国一穷二白、积贫积弱、民生凋敝的窘境,加之战后满目疮痍的局面和美国等西方资本主义国家在外交、经济、军事上的严密封锁,如何建设新中国、发展国民经济成为摆在中国共产党人面前的紧要问题。在社会主义建设时期,虽然我们也曾走过弯路,但是党始终紧紧依靠人民群众,保持与人民群众的血肉联系,在社会主义建设过程中取得了一系列重大成就,彻底改变了一穷二白的国家面貌,为国家的后续发展奠定

---

① 《列宁全集》(第39卷),人民出版社,1986年,第4页。
② 《马克思恩格斯选集》(第一卷),人民出版社,2012年,第669页。

了坚实的基础。

社会主义建设的历史，就是一部人民群众艰苦奋斗创造辉煌的历史。在中国共产党领导下，广大人民群众以饱满的热情投入社会主义建设，充分展示出中国人民的勤劳勇敢、聪明智慧。每当党和国家遇到困难，人民群众总是自觉服从大局，以国家和集体利益为重，显现了强烈的爱国主义和民族凝聚力。经过新中国成立后近三十年的努力奋斗，中国基本上解决了两大重要问题：其一，建立了独立的相对完整的国防工业体系。在尖端武器方面有了重大突破，成功研制了"两弹一星"、核潜艇等国之重器，有力解决了国家安全问题。其二，建立了独立完整的工业体系和国民经济体系。钢铁、石油、煤炭、冶金、电力、机械、通讯等产业发展速度大大提升，农业生产水平不断提高。这些成就的取得离不开举国体制所蕴含的巨大优势和效能，更离不开全国各族人民的广泛参与、支持和人民主体性、创造性的发挥。

在条件十分困难、技术非常落后的情况下，我们在农田水利基本建设方面创造出多项人间奇迹，在教育、科学、文化、卫生、体育事业等方面取得了很多重要成就，充分体现了全国各族人民和广大党员干部团结合作、自力更生、艰苦奋斗、无私奉献的精神面貌，涌现出以焦裕禄、王进喜等为代表的模范人物。他们以敢为人先的首创精神和"敢叫日月换新天"的豪情壮志，团结广大人民群众数十年如一日地艰苦奋斗，舍小家、顾大家，取得的光辉业绩永远值得后人敬仰和铭记。

社会主义建设不是少数人的事业，要依靠广大人民群众来完成。只有人民群众全都参与进来，贡献智慧和力量，社会主义建设的美好图景才能变成现实。毛泽东指出："人民群众有无限的创造力。他们可以组织起来，向一切可以发挥自己力量的地方和部门进军，向生产的深度和广度进军,替自己创造日益增多的福利事业。"①在社会主义建设时期,广大人民群众运用马克思主义的立场、观点和方法分析社会主义建设的新情况,把对马克思主义的坚定信仰转化为建设社会主义的强大精神动力。这些成就的取得,再次充分显示出中国人民自力更生、艰苦奋斗的全新风貌,以及中国人民伟大的创造精神。

(三)人民是改革开放的推动力量

改革开放开启了中国人民由站起来到富起来的伟大征程。改革开放铸就的改革创新精神,成为当代中国人民最鲜明的精神标识。改革开放是坚持和发展中国特色社会主义的必由之路,是决定当代中国命运的关键一招,也是决定实现"两个一百年"奋斗目标、实现中华民族伟大复兴的关键一招。改革开放以来,我国实行了一系列体制机制变革和有力的政策措施,促进了各个社会阶层的健康有序流动,中国人民的面貌发生了翻天覆地的变化,人民对美好生活的向往正一步步变为现实。改革开放极大改变了中国的面貌、中华民族的面貌、中国人民的面貌、中国共产党的面貌。改革开放四十多年来取得的成就是全党全国各族人民用勤劳、智慧、勇气干出来的。

改革开放以来,广大人民群众的创造力不断涌现,整个社会的活力持续迸发出来。1978年12月召开的党的十一届三中全会,是中国共产党历史上具有深远意义的伟大转折,全会做出把工作重点转移到社会主义现代化建设上来的伟大决策。自此以后,在四十多年的改革开放历史进程中,中国共产党人始终坚持党在社会主义初级阶段的基本路线,始终把为人民谋幸福、为民族谋复兴摆在突出位置,国民经济和人民群众的生活发生了举世瞩目的巨大变化。在改革开放中,邓小平始终坚持依靠人民群众,尊重人民群众的主体地位和首创精神。其实,早

---

① 《毛泽东文集》(第六卷),人民出版社,1999年,第457页。

在党的八大上,他就指出,马克思主义向来认为,归根结底地说来,历史是人民群众创造的。工人阶级必须依靠本阶级的群众力量和全体劳动人民的群众力量,才能实现自己的历史使命——解放自己,同时解放全体劳动人民。[①]人民群众是改革开放和社会主义现代化建设的根本力量。正是由于充分发挥自身的智慧与力量,在中国共产党的领导下,全国各族人民凭借着实干、苦干的精神,凭借着拼搏、奋斗的精神,才铸就了改革开放和社会主义现代化建设的历史性成就。

伟大梦想不是等得来、喊得来的,而是拼出来、干出来的。改革开放的巨大成就是靠全党全国各族人民用勤劳和智慧千辛万苦干出来的。新时代我们进行伟大斗争、建设伟大工程、推进伟大事业、实现伟大梦想更需要长期奋斗、接力奋斗、共同奋斗。正如习近平总书记指出的,"历史是人民书写的,一切成就归功于人民。只要我们深深扎根人民、紧紧依靠人民,就可以获得无穷的力量,风雨无阻,奋勇向前"[②]。回望历史我们发现,无论何时,无论身处哪个领域,没有奋斗,就没有我们今天的一切。这是因为每一个时代的气质与风貌,都不能由观望者、徘徊者设定,而是由实干家所定义。新时代是奋斗者的时代,人人都是人民伟力发挥作用的参与者和见证者,有梦想、有机会、有奋斗,一切美好的东西都能够创造出来。

二、人民伟力生成的理论逻辑

坚持以人民为中心,鲜明体现了中国共产党人的价值追求,也生动展现了人民伟力生成的理论逻辑,昭示了人民是中国共产党的力量之源和执政之本。人民是历史的创造者,是决定党和国家前途命运的根本力

---

① 参见《邓小平文选》(第一卷),人民出版社,1994年,第217页。
② 中共中央宣传部、中央广播电视总台:《"平"语"近人:习近平总书记用典》,人民出版社,2019年,第16页。

量。这次抗击新冠肺炎疫情,党始终把人民群众生命安全和身体健康放在第一位,充分体现了党在任何时候都把人民放在心中最高位置。

(一)人民决定了党的工作方向

人民对美好生活的向往是党的奋斗目标,它充分体现了党始终坚持的人民立场。对任何政党来说,政治立场都是一个带有根本性、方向性、全局性的问题。人民立场是中国共产党的根本政治立场,全心全意为人民服务是党一切工作的根本出发点和落脚点。依靠人民创造历史伟业,要求党把群众路线贯彻到治国理政之中,始终站稳人民立场。坚定的人民立场体现了党对唯物史观的深刻把握,也是马克思主义政党区别于其他政党的根本标志。马克思、恩格斯在《共产党宣言》中明确指出:"过去的一切运动都是少数人的,或者为少数人谋利益的运动。无产阶级的运动是绝大多数人的,为绝大多数人谋利益的独立的运动。"①从历史上看,中国共产党百年来的奋斗史就是为了实现人民解放和幸福,充分肯定人民群众历史地位、发挥人民群众历史作用的历史。正因为如此,党赢得了人民群众的坚定拥护和支持,始终能够凝聚起强大的力量,这也成为中国共产党的优良传统和强大政治优势。

如何看待人民群众的作用,是历史观的一个根本问题。中国自古以来就有"民为国基""民贵君轻"的思想。虽然这些可贵的思想论及了民众的作用,但却不能说是建立在历史唯物主义基础上的。中国共产党全心全意为人民服务的根本宗旨则牢固建立在历史唯物主义基础之上,充分认识到人民群众在社会历史中的地位和作用。正如毛泽东所指出的:"全心全意为人民服务,一刻也不脱离群众;一切从人民的利益出发,而不是从个人或小集团的利益出发;向人民负责和向党的领导机

---

① 《马克思恩格斯选集》(第一卷),人民出版社,2012年,第411页。

关负责的一致性；这些就是我们的出发点。"①正因如此，共产党人除了人民的利益没有自己的特殊利益，这样就能够超越狭隘的阶级立场与阶级利益的制约，承担起推动人类解放事业和历史发展的崇高使命。把人民群众的需要与利益作为党的实践活动的出发点、目的与归宿，这样共产党人就敢于坚持真理，敢于充分肯定人民群众的历史作用，并且带领人民群众推动历史向更光明的前景前进。中国共产党人一路走来，始终如一地坚持了这一基本立场和观点。

坚持人民立场是党的性质和宗旨的集中体现。《中国共产党章程》明确规定："中国共产党是中国工人阶级的先锋队，同时是中国人民和中华民族的先锋队，是中国特色社会主义事业的领导核心，代表中国先进生产力的发展要求，代表中国先进文化的前进方向，代表中国最广大人民的根本利益。"一般来说，政党总是代表一定阶级、阶层和集团的利益的，共产党也不例外。与其他政党的本质区别在于，中国共产党在自己的章程中公开声明，党是代表最广大人民根本利益的，共产党没有也不允许有任何自身特殊的利益。党没有自己特殊的利益，这体现了共产党性质的内在规定性，从利益一致性的视角来看，党的性质和宗旨决定了党始终站在人民的一边，也正是因为始终坚持了这样的人民立场，党才能一直得到广大人民群众真心实意的拥护和支持。

（二）人民决定党和国家前途命运

"得民心者得天下，失民心者失天下"，这是一条反映政权兴衰和更替秘密的政治定律，谁与之相悖，谁就注定要退出历史舞台。历史和现实都表明，一个政权也好，一个政党也好，其前途命运最终取决于人心向背。不能赢得最广大人民的支持，就必然垮台。②这是历史发展的铁律，

①《毛泽东选集》(第三卷)，人民出版社，1991年，第1094~1095页。
②参见《江泽民文选》(第三卷)，人民出版社，2006年，第129页。

古今中外概莫能外。换句话说，任何政党的前途命运都由人民来决定，一个政党想要长期执政，就必须赢得人民的支持。中国共产党在革命、建设和改革的长期实践中形成了一切为了群众、一切依靠群众，从群众中来、到群众中去的群众路线。可以说，党的最大政治优势就是密切联系群众，党执政后最大的危险就是脱离群众。坚持党的群众路线要求必须站在人民立场上，始终保持党同人民群众的血肉联系，自觉接受人民群众的批评和监督。党能不能始终坚持人民立场、能不能始终保持同人民群众的血肉联系，这是关系党的生死存亡的根本性、原则性问题。

毋庸置疑的是，党在革命时期，做到了紧紧依靠广大人民群众，与人民群众形成了血肉联系。在执政过程中，能否始终与群众心连心，就成为决定党长期执政的关键因素。因为长期执政意味着长期执掌权力，手中权力能否得到有效的监督和制约，决定了为人民服务的实际效果。特别是进入新时代以后，党依然面临着长期执政考验、改革开放考验、市场经济考验、外部风险考验；面临着精神懈怠危险、能力不足危险、脱离群众危险、消极腐败危险。党的建设面临诸多新情况，党同群众的联系也存在不少问题，有的甚至还比较严重，特别是一些党员干部以权谋私、贪污腐败，严重损害了党的形象，异化了党群关系。这些问题的产生固然有党内党外各种深层次的原因，但究其实质都是偏离或背离了党的性质和宗旨，淡忘甚至丢掉了人民立场。

的确，功成名就时做到居安思危、保持创业初期那种励精图治的精神状态不容易，执掌政权后做到节俭内敛、敬终如始不容易，承平时期严以治吏、防腐戒奢不容易，重大变革关头顺乎潮流、顺应民心不容易。越是不容易，共产党人就越是要坚守初心和使命，以正视问题的自觉和刀刃向内的勇气进行自我革命，不断强化党在长期执政条件下实现自我净化、自我完善、自我革新、自我提高的能力。当今世界正处于百年未有之变局，各种风险和挑战还很严峻，唯有不断增强忧患意识，不断增强执政本领，党才能在日益复杂的环境中破解一道道历史性难题，交出经得起历史和人民检验的满意答卷。显而易见，新时代必须通过党要管党、从严治党使各级党员干部始终坚守人民立场，始终保持党的先进性和纯洁性，确保人民所赋予的权力始终为人民所用，这些都具有重要意义。

这次疫情防控的人民战争、总体战、阻击战，充分展现了为人民而战、靠人民而胜的道理。党的根基在人民、力量之源在人民。"民者，国之根也。"充分尊重人民主体地位、保证人民当家作主，是社会主义民主政治的核心要义，也是党一以贯之的主张。中国共产党和中国政府在抗击新冠肺炎疫情斗争中所采取的一切措施都体现了这一要求。党和政府以百姓为中心，全力回应群众的期盼，以实际行动践行了全心全意为人民服务的根本宗旨。新冠肺炎疫情发生以来，党中央高度重视，坚持以人民为中心，把人民群众的生命安全和身体健康看作最高利益，对疫情防控工作进行周密部署，提出明确要求。习近平总书记在抗击疫情之始就强调，在中国共产党的坚强领导下，充分发挥中国特色社会主义制度优势，紧紧依靠人民群众，坚定信心、同舟共济、科学防治、精准施策，最终取得疫情防控阻击战的重大战略成果。

在疫情防控进入常态化的当下，我们既要抓住大有可为的历史机遇期，也需要坚持底线思维，防范化解其他重大风险，这样才能确保不犯战略性、颠覆性错误。新时代中国共产党面临的风险主要来自政治、意识形态、经济、科技、社会、外部环境等领域。这些领域的重大风险越来越呈现出复杂性、多变性和严峻性等特征。它们考验着中国共产党的长期执政能力，也考验着中国共产党人的执政本领和担当精神。这要求我们增强忧患意识，切实提高防范和化解风险的本领，时刻将人民利益放在第一位。

习近平总书记指出，"我们要始终把人民立场作为根本立场，把为人民谋幸福作为根本使命,坚持全心全意为人民服务的根本宗旨,贯彻群众路线,尊重人民主体地位和首创精神,始终保持同人民群众的血肉联系,凝聚起众志成城的磅礴力量,团结带领人民共同创造历史伟业。这是尊重历史规律的必然选择,是共产党人不忘初心、牢记使命的自觉担当"①。坚持以人民为中心的根本立场,要将其全面落实到治国理政的具体实践中。只有在治国理政的全过程中坚持全心全意为人民服务的根本宗旨,尊重人民主体地位和首创精神,保持同人民群众的血肉联系,才能带领人民最终战胜疫情,更好增进人民福祉,在新时代重整行装再出发,继续创造更加辉煌的历史伟业。

(三)人民评判党的工作实绩

人民是党的工作的最高裁决者和最终评判者。党的执政水平和执政成效都不是由自己说了算,必须而且只能由人民来评判,最终都要看人民是否真正得到了实惠,人民生活是否真正得到了改善,人民权益是否真正得到了保障。②时代是出卷人,我们是答卷人,人民是阅卷人。"人民是阅卷人"提醒我们,党的一切工作必须把人民满意作为出发点和落脚点。既然人民群众是党真正的靠山,那么"共产党人的一切言论行动,必须以合乎最广大人民群众的最大利益,为最广大人民群众所拥护为最高标准"③。人民群众有权对党的一切工作进行评判,各级党组织和党员领导干部应自觉接受人民群众的监督。

邓小平在改革开放过程中,要求全党把"人民拥护不拥护""人民赞成不赞成""人民高兴不高兴""人民答应不答应"作为党的一切工作的出发点和落脚点。因为改革的目的是为了人民群众,改革源源不断的

---

① 《习近平谈治国理政》(第三卷),外文出版社,2020年,第136页。
② 参见中共中央宣传部:《习近平新时代中国特色社会主义思想学习纲要》,学习出版社、人民出版社,2019年,第43页。
③ 《毛泽东选集》(第三卷),人民出版社,1991年,第1096页。

动力也来自人民群众。邓小平多次告诫全党，"群众是我们力量的源泉，群众路线和群众观点是我们的传家宝。党的组织、党员和党的干部，必须同群众打成一片，绝对不能同群众相对立。如果哪个党组织严重脱离群众而不能坚决改正，那就丧失了力量的源泉，就一定要失败，就会被人民抛弃。全党同志，各级干部，特别是领导干部，必须经常记住这一点，经常用这个标准检查自己的一切言行"①。改革开放只有始终尊重群众的首创精神，充分调动群众的积极性，才可能顺利进行和不断深化。

习近平总书记指出，"检验我们一切工作的成效，最终都要看人民是否真正得到了实惠，人民生活是否真正得到了改善"②。以人民为中心，就要把人民拥护不拥护、赞成不赞成、高兴不高兴作为制定政策的依据，努力把人民群众对美好生活的向往变成现实。中国共产党作为百年大党虽然历经沧桑，但至今依然风华正茂，这其中的关键在于党始终把人民群众作为源头活水和最坚实依靠，这与一些西方国家的政党形成鲜明对比。在资本主义制度下，政党是作为特定阶级或群体利益的代表，特别是作为选举工具而存在的，因此不可能代表民众的普遍利益。"金钱决定选举"是普遍现象，"资本决定政治"更是日常现象。值得注意的是，近些年西方国家一些政党在转型过程中提出的"全民党""超阶级""中间化"等口号，非常具有迷惑性，成为欺骗选民和维持执政地位的重要手段。在这次疫情防控中，一些西方国家出于政党利益强行干预疫情防控，将防疫政治化，导致无数人因疫去世、因疫致贫的事实，充分暴露了西式自由民主制度的重大弊端。显然，西方国家所谓的政党轮流执政不过是权力的游戏，是资本政治化的手段，无论哪个政党上

---

① 《邓小平文选》(第二卷)，人民出版社，1994年，第368页。
② 《十八大以来重要文献选编》(上)，中央文献出版社，2014年，第598页。

台也无法真正代表最广泛的民意。

与西方看似宣扬"人民"、实则否定和无视人民相反,中国共产党人一路走来,始终坚信人民群众是真正的英雄,始终拜人民为师,把实现人民群众的根本利益作为自身的使命和奋斗目标。这一庄严承诺强调把人民摆在心中最高位置,以实现好、维护好、发展好最广大人民根本利益为标准,让改革发展成果更多更公平地惠及全体人民,朝着实现全体人民共同富裕的目标不断迈进。这充分表明,人民决定了党的工作方向。为了实现这一庄严承诺,党始终坚持以人民为中心,把全心全意为人民服务的根本宗旨落到实处,切实把党的群众路线贯彻到治国理政的全过程,紧紧依靠人民实现民族复兴的伟大梦想。这次疫情进一步增加了人民对党和政府无比珍贵的信心和信任,人民始终与党同心、紧密相连。正是因为有了人民群众的巨大信任和无比支持,这次疫情防控才取得了来之不易的伟大成就。

习近平总书记多次强调,"人民是我们党执政的最大底气,是我们共和国的坚实根基,是我们强党兴国的根本所在。我们党来自于人民、为人民而生、因人民而兴,必须始终与人民心心相印,与人民同甘共苦,与人民团结奋斗"[1]。坚持以人民为中心的思想是对马克思主义政党学说的丰富和发展,也充分体现了人民在党的事业中的分量和领袖的为民情怀。回顾党的百年历史,党之所以能由小到大、由弱变强,靠的就是广大人民群众的拥护和支持。可以说,人民群众的支持是党的最大靠山,也是党执政的最大底气。针对这次疫情,一方面,我们要抓紧补短板、堵漏洞、强弱项,继续加强制度创新;另一方面,我们依然要紧紧依靠人民,发挥人民群众的智慧和力量,应对各种风险挑战的冲击,不断强化制度执行,将制度优势转化为治理效能,为改革发展稳定工作注

---

① 《习近平谈治国理政》(第三卷),外文出版社,2020年,第137页。

入不竭动力。

三、人民伟力生成的实践逻辑

疫情防控是人类与自然的一场博弈。国家治理能力,政府与民众的合作状况是抗疫能否成功的关键因素。历史上各种不同的疫情大多是通过局部或者全球性的群体免疫逐渐达到人与自然平衡的,但人类却为此付出巨大代价。中国共产党坚持群众路线,坚持一切为了人民,紧紧依靠人民攻坚克难、共克时艰,这是中国取得抗击新冠肺炎疫情决定性成果的根本所在。

(一)疫情防控唤起人民伟力

历史唯物主义认为,人民群众是推动历史前进的动力,是历史的真正创造者。马克思主义经典作家在人类历史上第一次把人民群众作为社会的主体和推动历史发展的主体,因为"历史活动是群众活动,随着历史活动的深入,必将是群众队伍的扩大"①。因此,充分调动广大人民群众的积极性、主动性和创造性,是战胜任何艰难险阻的决定性因素。面对新冠肺炎疫情,全国人民在党中央的坚强领导下,上下一心,团结行动,构筑起群防群治的严密防线,展现出坚不可摧的磅礴伟力。

人民群众是防控疫情的主体,也是打赢疫情防控阻击战的决定性力量。疫情防控的艰巨性决定了必须全民参与、全员防控,集中力量打一场人民战争。每临重大灾害,中华民族总能万众一心、众志成城。可以说,人民是我们党执政的最大底气,也是战胜疫情所依靠的坚不可摧的强大力量。

抗击疫情唤起了全体人民的主人翁意识,督促他们履行好自己的社会责任,为保护自己和他人的生命健康而奋斗。疫情发生以来,党中

---

① 《马克思恩格斯文集》(第一卷),人民出版社,2009年,第287页。

央始终坚持以人民为中心,把人民群众生命安全和身体健康放在第一位。习近平总书记强调,广泛动员群众、组织群众、凝聚群众,全面落实联防联控措施,构筑群防群治的严密防线。在疫情防控中,人民群众的主体地位得以彰显,通过紧紧依靠群众,积极发动群众,人民群众在这场特殊战役中的主体作用得到了充分彰显。

正是在各方用心、人人用力的助推下,全国各地充分发挥社会治理共同体的积极作用,在疫情防控中开展地毯式摸排、网格化管理等,做到"外防输入,内防扩散",将防控措施落实到户、到人,所遇到的各种突发情况得到及时有效解决,从而有效阻断疫情传播蔓延。疫情的艰巨性和复杂性提醒我们,越是兵临城下,指挥越不能乱,调度越要统一。在这次疫情防控斗争中,在党中央统一领导下,全国动员、全民参与,联防联控、群防群治,构筑起最严密的防控体系,凝聚起坚不可摧的强大力量。广大人民群众识大体、顾大局,自觉配合疫情防控斗争大局,形成了疫情防控的基础性力量。

(二)党的领导凝聚人民伟力

中国共产党领导是中国特色社会主义最本质的特征,也是中国特色社会主义制度的最大优势。新冠肺炎疫情大考再次向世人昭示了中国共产党强大的治理能力和中国制度的优越性。在党中央领导下,全国人民团结一致,经过艰苦努力、付出牺牲,疫情防控取得了重大战略成果,最大限度地维护了中国人民的生命健康。中华民族伟大复兴,绝不是轻轻松松、敲锣打鼓就能实现的,实现伟大梦想离不开党的领导。疫情防控是一场保卫人民群众生命安全和身体健康的严峻斗争,也是进行具有许多新的历史特点的伟大斗争的具体体现。从整个疫情防控形势来看,新冠肺炎疫情具有复杂性、长期性的特点,这就要求无论在刚开始的疫情防控阶段,还是疫情防控进入常态化阶段,都必须强化底线思维和担当意识,时刻绷紧疫情防控这根弦,绝不能有丝毫的麻痹心理和懈怠状态。因此,疫情防控需要方方面面的努力与坚持,所有人齐心协力,向着共同的目标一起努力,各行各业的人们都需要用各自的方式默默奉献,共担责任。

时间就是生命,效率决定成败。疫情防控阻击战打响后,武汉紧急开工建设火神山医院和雷神山医院,提供了数千张床位,大大缓解了武汉各医疗机构收治患者的紧张状况。中央还统筹全国医疗资源,军队派出三支医疗队,于除夕夜从上海、重庆、西安三地乘坐军机出发奔赴武汉,之后,各省、自治区、直辖市源源不断地向湖北派出医疗救治队伍。我国科研人员第一时间定位了新型冠状病毒,随后推出了检测试剂,检测范围和能力不断增强,疫苗的研发也取得成功;中央从党费中划拨 10800 万元用于支持新冠肺炎疫情防控工作……凡此种种,让人们再一次体验中国效率,见证制度优势。可以说,这样高效的组织效率,也只有富于责任担当意识的中国人民在中国共产党的领导下才能实现。

这次疫情大考不是"选修课",而是一堂全国人民的"必修课"。不畏艰险的斗争精神是中华民族生生不息的精神密码,在这场看不见硝烟的战斗中,我们见证了具有斗争精神的"中国脊梁"。

正是人人有责、人人负责才创造了中国速度、中国规模、中国效率,也充分显示了中国共产党始终坚守人民立场,把人民的生命安全和身体健康放在第一位,同时也展现了在党的领导下人民群众所迸发出的磅礴伟力。医护人员、基层干部、志愿者等为战胜疫情默默奉献,他们让我们尊敬,也向我们传递必胜的信心。只要人人担起责任,新冠病毒必将败于人民战争的汪洋大海。

(三)党群同心打赢人民战争

疫情防控不只是医药卫生问题,而是全方位的工作,需要党群同心筑起抗击疫情的坚固防线,各项工作都要为打赢疫情防控阻击战提供支持。中国共产党始终重视与人民群众保持密切联系,将脱离群众视为执政的最大危险。但是,一些美国政客却恶毒攻击诋毁中国共产党和中国政府,妄图挑拨中国共产党与中国人民的关系。这种图谋是不会得逞的,因为以谎言割裂中国人民和中国共产党,实际上是对全体中国人民的挑衅。哈佛大学肯尼迪政府学院调查报告指出,中国民众对中央政府的满意度超过了93%。中国共产党的执政基础之所以稳固,其韧性源于民众广泛的支持。[1]在疫情防控过程中,中共中央印发了《关于加强党的领导、为打赢疫情防控阻击战提供坚强政治保证的通知》,为有效实现政治领导、组织动员和贯彻执行党中央决策部署奠定了基础,各级党委、政府和党员的政治行动力也得到了一次集中检验。疫情面前,共产党员挺身而出,汇聚成战斗堡垒,充分发挥了基层党组织组织群众、凝聚群众、动员群众、服务群众的作用,让党旗始终在疫情防控阵地上高高飘扬。

疫情防控阻击战是一项庞大的系统工程,需要动员全社会各方面力量,形成一股强大合力。在疫情严峻时刻,交通运输部门加强交通管理,确保疫情防控物资绿色通道畅通,给防疫前线送去更多"弹药";工信系统全国总动员,协调疫情防控物资生产企业克服困难,全力复工复产,解决防控物资供需矛盾;医保和财政部门落实与患者救助有关的补助政策,确保任何一个人不因费用问题影响治疗;电力部门实行一级应急响应,保障医疗物资生产电力充足,防疫机构用电安全可靠……从中央到地方、从城市到乡村、从党员干部到普通群众全都紧急行动起来,党中央一声令下,各地各部门协调联动,形成了联防联控的"硬核"力量,彰显了坚持全国一盘棋、集中力量办大事的制度优势。

控制病毒源头、切断病毒传播途径,是疫情防控的治本之策。为

---

[1] 参见《妖魔化中国共产党的图谋注定失败》,新华网,2020年7月29日。

此，必须短时间内有效集中各种资源和力量，坚决做到应收尽收、应治尽治。习近平总书记指出："疫情防控要坚持全国一盘棋。各级党委和政府必须坚决服从党中央统一指挥、统一协调、统一调度，做到令行禁止。"①人民战争不是搞人海战术，也不是资源的简单叠加，而是通过各个层级的政治制度架构的领导、组织和协调，发挥人民群众的智慧和力量，实现资源的优化配置。危机面前，中国的制度优越性明白无误地展现在世人面前，各级党组织、各级政府以及各人民团体、社会组织同心同向同行，汇聚成一股强大的合力，使各项救治和疫情防控工作紧锣密鼓、有条不紊地开展。正是我们紧紧依靠人民群众，充分发挥人民群众的积极性和创造力，实现各个环节的无缝对接，从而突出重点、实现突破，才使得疫情防控取得重大战略性成果。疫情防控阻击战以无可辩驳的事实表明，无论遭遇何种风险和挑战，只要紧紧依靠广大人民群众，充分发挥中国特色社会主义制度的显著优势，我们就能无往而不胜。

第三节　依靠人民续写辉煌伟业

没有一个冬天不会逾越，也没有一个春天不会来临。2020年开始的席卷全球的新冠肺炎疫情会在人类历史上留下深刻的一笔，但它绝不是人类的终结，更不是历史的绝笔。以中国为代表的优秀抗疫成果，给疫情笼罩下的灰暗世界不断注入明亮的希望之光和耀眼的胜利曙光。历史再次证明，人民、只有人民，才是击溃一切阻碍、续写辉煌历史的伟大力量。

---

① 习近平：《疫情防控要坚持全国一盘棋》，《人民日报·海外版》，2020年2月4日。

一、新时代新阶段面临的新挑战

新冠肺炎疫情给全世界带来的经济损失是惊人的。据国际金融协会（Institute of International Finance，IIF）估计，仅2020年一年，全球债务就高达19.5万亿美元，这个数据比现代历史上其他任何时候都高。我国也不例外，疫情防控付出了沉重的代价，但经过全国人民的共同努力和团结奋斗，我国成为2020年世界主要经济体中唯一实现经济正增长的国家，这充分显示了中国应对重大危机的强大能力，令世人瞩目，让国人骄傲。新冠肺炎疫情不是人类社会面临的第一个重大灾难，也绝不会是最后一个。对于中国而言，抗击新冠肺炎疫情取得了重大战略成果，但未来的挑战还有很多，我们必须有充分的思想准备，带着在抗击新冠肺炎疫情中获得的经验和信心，整装待发，时刻准备迎接新的挑战，为顺利实现我们的奋斗目标汇聚起人民的磅礴力量。

党的十九大指出，中华民族迎来了从站起来、富起来到强起来的伟大飞跃，中国特色社会主义进入了新时代。党中央对新时代社会主要矛盾做出了新的重大判断，明确我国社会的主要矛盾已经转化为人民日益增长的美好生活需要和不平衡不充分的发展之间的矛盾。针对这一主要矛盾的转化，必须清醒地看到，我们还面临不少困难和挑战：发展不平衡不充分的问题还比较突出，发展质量和效益还不够高，创新能力不够强，实体经济水平有待提高，生态环境保护任重道远；民生领域还有不少短板，城乡区域发展和收入分配差距依然较大，群众在就业、教育、医疗、居住、养老等方面面临不少难题；社会文明水平尚需提高；社会矛盾和问题交织叠加，全面依法治国任务依然繁重，国家治理体系和治理能力有待加强；意识形态领域斗争依然复杂，国家安全面临新情况；一些改革部署和重大政策措施需要进一步落实；党的建设方面还存在不少薄弱环节。这些都是妨碍人民追求美好生活的痛点、国家发展的难点,必须着力加以解决。

疫情终将过去,事业仍将继续。在我国实现第一个百年奋斗目标之后,全面建设社会主义现代化国家、迈向第二个百年奋斗目标的新征程新阶段已经拉开序幕。党的十九届五中全会坚持以人民为中心的发展思想,高瞻远瞩又切合实际地提出了以立足新发展阶段、贯彻新发展理念、构建新发展格局为主要内容的新行动纲领,明确了下一阶段的奋斗方向。到二〇三五年,我们要基本实现社会主义现代化,经济实力、科技实力、综合国力将大幅跃升,城乡居民人均收入、人民平等参与政治生活和发展的权利、国民素质和社会文明程度等都将迈上新的台阶,人民生活更加美好,人的全面发展、全体人民共同富裕取得明显的实质性进展。

潮平两岸阔,风正一帆悬! 展望未来,幸福美好的愿景清晰而诱人。人民幸福人民谋,人民国家人民建,我们豪情万丈、信心百倍。然而,我们也必须看到,我国社会建设环境的复杂性和建设任务的艰巨性。从国际上看,国际形势的不稳定性和不确定性明显增加,新冠肺炎疫情影响广泛而深远,经济全球化遭遇逆流,世界进入动荡变革期,单边主义、保护主义、霸权主义对世界和平与发展构成威胁。从国内看,我国发展不平衡不充分问题仍然突出,重点领域关键环节改革任务仍然艰巨,创新能力不适应高质量发展要求,农业基础还不稳固,城乡区域发展和收入分配差距较大,生态环保任重道远,民生保障存在短板,社会治理还有弱项。我们只有坚持党的领导,胸怀中华民族伟大复兴战略全局和世界百年未有之大变局,紧紧依靠人民,认识发展规律,保持战略定力,发扬斗争精神,树立底线思维,准确识变、科学应变、主动求变,才能在危机中育先机、于变局中开新局,乘风破浪,奋勇前行!

二、疫情考验和锻炼后的中国人民无比强大

中华民族在历史上经历过很多磨难,但从来没有被压垮过,而是不

断在磨难中成长、奋进。这场疫情同样教育了人民、锻炼了人民，进一步锤炼了千百年来形成的人民顽强的生命力、深厚的凝聚力、坚韧的忍耐力和巨大的创造力。顽强的中国人民不仅没有被压垮，反而化危为机，变得更加强大。疫情前后，中国人民在认知、信念、品格、素质、习惯等方面都发生了明显的改变，进一步表现出对党高度信任、空前团结、自律自强、奋发有为的崭新风貌。这是我国人民在逆境中的又一次顽强成长，中国特色社会主义制度下无比强大的人民力量进一步升腾壮大。它是中国迈向社会主义现代化强国的重要保证，也是推动中国和世界各国一起迈向人类社会美好未来的精神动力。

（一）不断增强的"四个自信"筑牢了中国人民战胜一切困难的信心

此次新冠肺炎疫情来势汹汹，中国武汉首当其冲，临近新年的热闹和欢愉骤然之间被按下了暂停键，对未知病毒的恐惧和对不明未来的茫然，让每一个人都心生不安。那时，我们怀念曾经无拘无束的自由生活，我们羡慕一切未被病毒染指地区的人民，灾难就这样无声无息地降临到我们的同胞头上，我们有些措手不及。在这样紧要的关头，党中央运筹帷幄、沉着应对，成为疫情防控的主心骨。千年不遇的封城令及时、果断，人民解放军除夕夜率先行动，国家级专家指导组和来自全国各地的医疗队迅速汇聚，各级党员干部结束休假、返回岗位，整个国家在短短几天内就在这看不见的敌人和中国人民之间，筑起了一道血肉长城，发起了全面攻坚战。疫情形势因此迅速发生了改变，日日攀升的感染数字缓慢下降，医疗救治从求医紧张到"应收尽收"再到"应检尽检"，医学攻关捷报频传，人民的恐慌情绪在逐渐消退，即便不幸感染也会露出乐观的笑容。

未来充满希望，希望催人奋进。在抗击新冠肺炎疫情那些艰难的日日夜夜，无数陌生人走到了一起，真诚相待、守望相助，用心和心的联结对抗生与死的考验。一个个鼓励的眼神、一次次温暖的拥抱、一遍遍勇敢的携手、一场场胜利的相贺,人间大爱、同胞深情常常让人热泪盈眶、备感幸福。每一名中国人都是幸福的,因为危难之际,14亿同胞都会站在一起,不离不弃、深情厚谊绵绵不绝。救助一名新冠肺炎患者成本不菲,重症患者甚至高达上百万,但没有人需要为此担忧,上至九十多岁的老人、下至初生的婴儿,在和病毒抗争的过程中,都被平等相待,得到不惜代价的全力救治。支撑这一切的是祖国建设所取得的辉煌成就,尤其是改革开放四十余年来的经济腾飞。这是党领导人民奋斗得来的,在人民需要的时候,毫无保留地回馈人民。生命至上,在凶险的病毒面前,一些人重获新生。人们除了感叹生命的顽强,更为生在这样伟大的国家、拥有这样伟大的党而庆幸。在党的坚强领导下,在人民筑成的血肉长城面前,不可一世的病毒低下了骄傲的头颅。

中国人民的获得感、幸福感和安全感,在与西方国家防疫的对比中得到进一步增强,"四个自信"更加坚定。此次新冠肺炎疫情持续时间之长、波及范围之广,都是历史上所罕见的,它席卷了世界上的绝大多数国家,对全球经济和世界未来格局都产生了深远的影响。在全球化发展出现逆流、世界面临百年未有之大变局的历史时刻,一场疫情就像一张统一考试的必答试卷,戏剧性地把世界各国集中在了同一考场,考生们各展拳脚、同台竞技。在这里,国家不分大小强弱,谁能够尽快控制疫情、拯救生命、恢复经济,谁就是胜利者。制度的优劣、道路的正误等,不再以抽象话语权的争夺、文人墨客的笔触和政客的攻讦来衡量,而是用人类的生命来计分,用国家对人民的担当来分档。唯有民心向背标示着历史未来的走向。

当今世界,受国际霸权主义和经济危机的双重影响,悲观情绪蔓延,犯罪行为增多,国际恐怖主义抬头。新冠肺炎疫情的袭击更是雪上加霜,给本就不太平的世界增添了更多的变数和威胁,在一些国家和地区,人民的安全感成为当前最为珍贵的奢侈品。美国多家媒体调查指出，2020年美国各地暴力案件猛增，犯罪率刷新历史纪录，这与政府治理疫情的失败有直接关系。据美国《基督教科学箴言报》报道，2020年美国犯罪率增长达到了前所未有的水平。51个不同规模的城市中，凶杀案数量上升35%，暴力和行窃案件也显著增加。芝加哥警察局总结2020年为"最血腥的一年"。该市枪支暴力案件急剧上升，全年发生769起枪击致死案。这些数据刷新了近21年来的历史纪录。该市仅2020年12月就发生了50起凶杀案。2020年也是洛杉矶最不平静的一年，这一年，该市凶杀案、枪击案和车辆盗窃案激增，其中枪击案较2019年上升近40%，凶杀案更是达到了10年来最高，洛杉矶警察局称当年的犯罪率已经完全失控。为增强安全感，很多人在疫情中购买了他们的第一只枪。俄勒冈州警局报告称，2020年当地有40万人申请了枪支背景调查。枪支经销商直呼，枪支和弹药因销量过大而短缺。而密苏里州仅在2020年6月就售出了7.7万支枪，刷新了20年来的月销售纪录。加州大学戴维斯分校研究人员指出，高涨的枪支销售量从侧面印证了人们在自我安全和健康受到威胁时不再信任政府。①与之相反，2020年的中国，在党中央坚强有力的领导下，仅用一个多月的时间就初步遏制了疫情蔓延势头，用两个月左右的时间将本土每日新增病例控制在个位数以内，用三个月左右的时间取得了武汉保卫战、湖北保卫战的决定性成果，维护了人民的生命安全和身体健康，同时也为维护地区和世界公共卫生安全做出了重要贡献。

不仅如此，2020年还是中国脱贫攻坚和全面建成小康社会的收官之年，党中央坚持统筹疫情防控和经济社会发展，守好两条战线，决胜两个战场，全国人民万众一心、众志成城，实现了全年经济逆势增长。

---

① 参见《美国犯罪率飙升，2020年暴力案件频发，2021年仍难见好》，环球网，2020年1月6日。

2020年中国经济总量首次突破100万亿元,比1978年增长约40倍,占世界经济比重从1.7%上升到17%;①5575万农村贫困人口实现了脱贫,粮食年产量连续五年稳定在一万三千亿斤以上。②严峻疫情下生命的保障和经济发展中生活的安定,带给了中国人民莫大的安全感,"中国人"这个身份成了世界人民心中的诺亚方舟,更是每一个中华儿女的平安符、护身符。

人民的幸福感除了依赖必要的物质条件外,也常常因比较而凸显。与我国生命至上、全力救治、一视同仁、仁义友爱相对比,西方一些国家的做法令人心寒。他们把疫情视作"老人清除器",在医疗资源分配中种族主义、资本逻辑占据主导地位,为了经济利益,不惜误导民众蛮干死干,置百姓于水火,视群众生命如草芥。当中国病人在重症监护室享受专家治疗组一对一呵护、在方舱医院跟随医护人员跳欢快的广场舞、在居家隔离期间天天有人无偿地问寒问暖甚至清理垃圾、在疫情迅速控制后重新开启欢聚和旅行、在各自岗位上再次创造新的价值时,我们听到的却是,在世界另一端的美国密歇根州,一位66岁老人在向智能语音助手绝望地发出40多段求救信息以后孤独死去,听闻美国最高领导人居然建议人们向体内注射消毒水自救……两相比较,中国人民在对苦苦挣扎在疫情漩涡中的西方民众表示深切的同情之余,万分庆幸自己生活在中国大地上。这里,因选择了中国特色社会主义道路而山河无恙、天清水蓝;因有中国共产党以人民为中心的发展思想而国泰民安、风调雨顺。通过中西疫情应对状况的对比,中国人民的幸福感油然而生,中国人对祖国真诚依恋和热爱。

美国作为当今世界第一强国,在这次新冠肺炎疫情中却沦为世界

---

① 参见《2020中国GDP首超100万亿元》,新华网,2021年1月18日。
② 参见《中国共产党第十九届中央委员会第五次全体会议文件汇编》,人民出版社,2020年,第4页。

上感染人数和死亡人数最多的国家,不免令人唏嘘。正如美国《大西洋月刊》刊文指出的那样:"腐败的政治阶层、僵化的官僚机构、冷酷的经济、分裂的公众……一场强烈和无处不在的新冠肺炎疫情暴露了美国已经身患严重的慢性病,却多年来得不到治疗。"①马克思早在《资本论》中就说到了其中的原因:"资本害怕没有利润或利润太少,就像自然界害怕真空一样。一旦有适当的利润,资本就胆大起来。如果有百分之十的利润,它就保证到处被使用;有百分之二十的利润,它就活跃起来;有百分之五十的利润,它就铤而走险;为了百分之一百的利润,它就敢践踏一切人间法律;有百分之三百的利润,它就敢犯任何罪行,甚至冒绞首的危险。"②资本的本性就是追逐最大利益。一切对逐利无益的行为和政策都是资本家要坚决反对和否定的对象。以美国为代表的资本主义国家之所以在此次疫情防控中举措失当,一个重要原因就在于资本主义制度对资本家的利益予以维护,而对普通劳动大众的生命予以轻视。

与之相反,在中国,习近平总书记在抗疫斗争中始终强调人民至上、生命至上,为了人民的生命安全可以不惜代价。事实证明,只有坚持马克思主义指导,尊重并坚持人民主体地位,才能使人民群众享受到充分的安全感、幸福感和获得感。

大道至简,西方刻意制造的自由、民主、人权等"模范"形象,在一场重大的公共卫生事件中彻底露出原形,它们如此不堪一击、荒诞无稽。中国因势利导、借时应势,在抗疫斗争中充分发挥制度优势、调动人民力量、展现卓越的社会治理能力,出色地遏制了疫情,取得了抗疫斗争的重大战略成果,为全世界应对此次公共卫生危机做出了突出贡献。

事实胜于雄辩,中国特色社会主义道路、中国特色社会主义理论体

---

① 《美国抗疫不力的政治制度症结》,光明网,2020年6月14日。
② 《马克思恩格斯文集》(第五卷),人民出版社,2009年,第871页。

系、中国特色社会主义制度、中国特色社会主义文化，不仅是中国人民的宝贵财富，也是对世界文明的贡献，将对人类历史的现实走向产生巨大和深远的影响。如今，挺立在历史潮头的中国人，已经不再彷徨，道路自信、理论自信、制度自信、文化自信写在了每一名中国人的脸上，更体现在当今中国人"撸起袖子加油干"的高昂士气中。在"欢迎搭乘中国发展便车"的大国担当中，有中国共产党的坚强领导，有人民群众的高昂士气，中国人民必将乘风破浪、所向披靡！

（二）不断提升的科学精神孕育着中国人民强大的创造力

新冠肺炎疫情，是人类面临的新挑战。因对其一无所知，它才有巨大的破坏力，带给人类难以承受的伤害和恐惧。马克思主义认为，对于新事物，无论其外表如何，一定要遵循认识规律，从实践出发，实事求是，不断探究并把握其规律，从而正确认识它，实现对它的驾驭。中国人民在党中央领导下，一开始就明确了科学决策、科学防疫的科学抗疫方针，习近平总书记更是强调要一手抓疫情防护、一手抓科研和物资生产，一体推进，将科学抗疫落实到实际的工作部署中去。综观中国抗击新冠肺炎疫情的整个过程，每一步都是依据对病毒的认识而采取有科学根据的对策。

当专家做出新冠肺炎病毒是一种会进行人际传播的呼吸系统疾病的判断时，人们自觉佩戴口罩并保持社交距离；当发现病毒的潜伏期可长达14~21天时，人们就严格执行高风险地区接触人群的14~21天隔离政策；当医学专家们夜以继日提高了试剂盒检测效率后，整个抗疫斗争就开始全面掌握主动权，变被动治疗为主动发现，尽可能地将罹患率降到最低。正是因为有这种严谨的科学态度、遵循严谨的科学方法，在抗疫斗争最严峻、形势最紧张的时候，科学工作者一刻也没有停下对病毒的研究工作。为了近距离掌握病毒信息，钟南山院士不顾年事已高，逆行出征；李兰娟院士抛下一切，率队长期坚守一线；陈薇院士不留退路，日夜兼程在医学攻关的国际前沿。他们不仅是和我们一样的普通人，更是可敬的国家英雄。

科学固然重要，但还需要群众来掌握，才能变成改造世界的力量。可爱的中国人民在凶险的病毒面前，不听谣言听指挥、不信神灵重科学，紧密团结在党中央周围，想方设法克服各种困难，严格执行各项防护要求，坚决把对党的信任和对科学的尊重放在个人自由前面，自律自强，顾全大局，成功使世界上人口最多的国家成为最早取得抗疫重大战略成果的国家。不仅如此，中国还是世界上率先研制出可靠疫苗的国家之一，为世卫组织提供了极具价值的中国抗疫经验和方案，为无数挣扎在疫情生死线上的人们带去了希望和力量。正是从这个意义上说，每一个中国人都了不起，他们战胜了无知和愚昧、战胜了恐慌和焦躁，组成世界抗疫战场上的坚强战队。

科学知识的力量是无穷的，没有哪一个国家可以通过践踏科学走向繁荣。然而令人倍感困惑和震惊的是，一向以科技领先引以为傲的世界头号强国——美国，在这次抗疫斗争中却屡屡爆出各种反科学的低级言论和行为，什么没病的人就不需要戴口罩、注射消毒水可以抵御新冠病毒、你不认为病毒存在它就真的不存在、病毒感染者可以在15秒后自动痊愈等，让人啼笑皆非。更为可怕的是，这些明显有违常识的主张竟然还会有大批民众追捧，最终造成美国感染人数和死亡人数长期居高不下，数十万人失去生命，无数家庭支离破碎。这究竟是为什么？其中的原因除了美国的个人主义文化因素外，还有一个很重要的原因是来自其制度。作为建立在劳动雇佣关系基础上的资本主义私有制国家，资本控制工人是资本家剥削和占有工人剩余价值的前提。这种控制关系依靠资本主义私有制奠定了基础，还要通过分离工人和知识才能得到巩固，尤其是世界已经进入知识经济时代以后更是如此。

资本主义的发展史，也是一个不断从工人身上剥离知识和技术以实现控制工人目的的历史。先是固定分工使工人的知识碎片化，然后是机器的使用使工人无知化，最后是现代化机器生产体系的自动化和智能化使工人彻底沦为机器的附属品，成为离开资本家的雇用就什么都不是的乞丐，资本因此获得了对工人的完全控制。即便人类文明发展到了当今时代，各种现代化生产技术日新月异，为了竞争，资本不得不更多依靠核心技术工人，他们因而依赖收买手段在工人群体中制造分化来隔绝大多数工人与知识的联系。那些可替代性较强的普通工人，资本家只需要通过改善福利，或者制造一些虚假的参与，就可以轻易换得他们的忠诚和劳动积极性。所以美国普通民众在此次抗疫过程中所表现出来的一些令人匪夷所思的行为，其实并不是偶然的，是其所在国家的国家制度本身要求他们成为那个样子。[①]

相反，在社会主义国家，人民是国家的主人，是国家建设的主体，因而也必须是先进知识和技术的主人，是运用先进科学技术的主体。我们长期致力于提高广大人民群众的文化水平和知识技能水平，不断提高我国劳动者的素质和能力，并在这个方面持续加大投入。科学一旦掌握群众，就会转化成巨大的现实生产力。中国在正在到来的世界新一轮科技革命中有望实现弯道超车，从跟跑、并跑转为领跑。我国在5G、高铁、探月等领域走在世界前列，正是这种长期坚持对人民群众进行知识赋能的结果。

中国人民对科学的尊崇，以及理论与知识的结合，在当今还体现在巨大的创造力上。创新在中国已经成为一种自觉、一种时尚。相关数据显示，一些传统产业通过实施智能制造试点示范项目，建设具有较高水平的数字化车间或智能工厂，有效提升了生产效率。这些示范项目

---

① 参见[美]苏珊·雅各比：《反智主义——谎言中的美国文化》，曹聿非译，新星出版社，2018年，第36页。

改造前后的对比显示，生产效率平均提升37.6%、能源利用率平均提升16.1%、运营成本平均降低21.2%、产品研制周期平均缩短30.8%、产品不良率平均降低25.6%。可见，数字化转型可使我国制造业的优势与网络化、智能化相叠加，有利于提高生产制造的灵活度与精细性，实现柔性化、绿色化、智能化生产，这是转变我国制造业发展方式、推动制造业高质量发展的重要途径。①崇尚科学、大胆创新、立足本来、吸收外来、面向未来，爱科学的中国人民必将在新的发展中如虎添翼、阔步前行。

（三）团结奋斗的精神蕴藏着中国人民强大的竞争力

如果说党领导人民构筑了中国此次抗击新冠肺炎疫情的铜墙铁壁，那么"团结"就是镌刻其上的最鲜明的标识。无论是全国各地医疗队日夜兼程驰援武汉，还是数百台挖掘机在专科医院建设工地"同场共舞"；无论是从国家到地方各级医疗科研机构协同攻关，还是各行各业坚守岗位、相互支援；无论是一声令下瞬间寂静的城市，还是兵临城下无数人热血的请战；无论进、退、守、候，14亿中国人都整齐划一、相携相助，其高度的团结、自律，可谓令人叹为观止。

反观一些西方国家，在内耗中错失良机，在分裂中瓦解斗志，最终深陷疫情泥潭难以自拔，给社会带来严重动荡。事实上，西方资本主义国家，尤其是美国，近些年来出现价值观混乱、党争加剧、社会分裂、民众对立的现象，而且有愈演愈烈的趋势，表面上看是政治斗争，实际的根源却在经济。众所周知，以人工智能、大数据应用等为主要内容的新一轮科技革命，将在生产领域进一步大幅缩减活劳动的参与和使社会生产效率得到巨大提高。这一发展趋势对于掌握生产资料的社会主义劳动者而言，意味着劳动解放和自由全面发展的崭新前景；而对于依靠剥削工人剩余价值为生的资本家而言，就是价值源泉的枯竭，意味着平

---

① 参见《传统产业数字化转型的主要趋向、挑战及对策》，人民网，2020年2月4日。

均利润率的下降或消失,这是资本家们绝对不能接受的。于是他们就陷入了一个高技术和高利润相互矛盾的怪圈:不掌握先进科技,单个资本家就会丧失竞争优势,丢掉诱人的超额利润;都去追逐先进技术,就会导致活劳动水平降低,平均利润率下降,结果是谁都赚不到钱。马克思的资本积累理论早已深刻揭露出了资本主义的这一内在矛盾,指出伴随资本积累的扩大,资本有机构成随之不断提高,最终将造成社会财富在资本一极积累,而贫困在工人的另一极积累。随之而来的社会两极分化,必将引发经济危机和严重的社会政治危机。仔细观察就会发现,近些年美国出现的所谓分化和分裂,正是伴随新一轮科技革命的兴起而兴起、发展而发展的。正是这种对新技术既爱又怕的矛盾心理,才使资产阶级内部分化出极端保守主义和激进主义两种派别,并且各执一词,相争不断。但资产阶级追逐利润的本质是不变的,不管他们内部怎样分裂,在遏制新技术发展方面,尤其是在像中国这样的发展中国家希望通过新技术弯道超车进而威胁当今世界的资本霸权时,他们就有了共同的立场和“共识”。然而无论怎样,资本主义社会的分裂是必然的,新冠肺炎疫情不过是个放大镜,把原本模糊、尚可粉饰的东西骤然以骇人的样貌呈现出来而已。

中国是当今世界最大的发展中国家,仍然奋斗在实现社会主义现代化的征程上。在当今复杂的国际形势下,作为发展势头强劲的社会主义国家,面临的风险和挑战不言而喻。与其惴惴,不如奋起!唯有日夜兼程、奋发图强,才能战胜打压、跑赢时代,实现我们伟大的中国梦。那么,靠什么来战胜实力雄厚的资本主义国家和它们随时可能发起的围攻?此次抗击疫情的斗争已经揭示了答案,那就是依靠人民、依靠团结。人民团结是资本主义的短板,却是我们最强大的竞争力!

我国是世界上人口最多的国家,全体人民团结起来就是世界上最大的市场、最具潜力的经济发动机、最具影响的政治发声器、最具效率的文化传播台、最具希望的社会试验田。所以我们要清醒地意识到我们所处的环境和风险,也要更加清醒地意识到我们拥有的力量和武器。全体中国人民在党的领导下团结起来,就是当今世界上最令人敬畏的伟大力量。

三、人民永远是党的坚定追随者和牢固靠山

中国人民是擅于把不可能变为可能,善于创造人类奇迹的伟大人民,历史已经无数次证明了这一点。在此次抗击新冠肺炎疫情的全球战役中,中国人民的优异表现再一次向全世界展现了中华民族具有永远不能被低估和小觑的雄魄伟力。在旧中国,人民也曾被践踏和分化,也曾茫然和绝望,但鲁迅先生笔下那些围观侵略者杀戮同胞的"目光呆滞、神情愚钝"的中国人,早已湮灭在历史的尘埃中了,取而代之的是当今乐观自信、意气风发的中国人民。之所以会有这么大的转变,就是因为有了中国共产党的领导,建立了人民当家作主的国家,有了为不断满足人民美好生活需要而持续奋进的动力。所以说伟大的人民离不开伟大的政党,中国共产党就是带领广大中国人民从胜利走向胜利、从国家富强走向民族复兴的灵魂和保证。

世界上没有任何一个政党可以脱离民众而存在,政党的英文单词party本身就包含有"部分"之意,意味着一个政党一定是代表着某一部分群众利益的政治组织,离开人民的意志和支持,政党也就失去了存在的价值和意义。伴随社会的进步,人民的利益诉求日益多元化,世界各国政党组织发展迅猛,逐渐成为了政治舞台的主角。政党政治是现代政治区别于传统政治的重要标志,也是当代世界最具共性的政治运作形式之一,这在客观上也造成了各国政党之间的横向比较。一般而言,政党及其所体现的政党制度没有优劣之分,只要是适合国情的,能够推动社会生产力进步的,都是合理的。然而在此次新冠肺炎疫情期间,世界各

国共答一份试卷、群众用生命进行评分,还是让人们看到了政党政治的另一面,看到了各国政党在捍卫人民利益这个根本层面上的本质差别,因而也对各国政党在相应国家的地位和影响力形成或是机遇或是挑战的深远影响。有人说此次新冠肺炎疫情是对各国政党(尤其是执政党)的一次大考,的确如此。令我们感到欣慰和自豪的是,中国共产党在这次"大考"中交出了一份人民满意、世界瞩目、可以载入史册的优异答卷,其用忠诚践行为民服务的宗旨赢得了广大中国人民的信任和依赖,也赢得了世界人民的赞赏和尊敬,极大提高了中国共产党的政治声誉和政治影响力。

反观西方资本主义国家的执政党,一方面在选举中渲染人民话语,另一方面在施政政策中公然维护资本家的利益;一方面强调尊重生命,另一方面却漠视数十万生命消逝而依然故我;一方面高呼让国家"伟大",另一方面却纵容自己的支持者暴力冲击国会。对于这种令人惊讶的两面派表现,有人说西方的政党政治是以选举为核心的,不同于东方大国的政党以治理为主要任务,因而会出现民主制度的瑕疵;也有人说这是由于近些年来西方一些政党结构发生了变化,碎片化持续加强,等级式结构转向了民主化形式,主流政党政治转向身份政治,因而出现了一些混乱;还有人说东方大国的政党是国家制度的组织者和建设者,容易动员和集中全社会的力量应对紧急事件,而西方国家的政党却难以在新冠肺炎疫情这样的重大公共卫生事件中承担有效的组织任务。这些说法固然有一定的道理,但它们都只是表象,执政党本身是否真正代表最大多数社会成员的利益,是否顺应民心所向,才是中国共产党与西方政党最根本的区别。

中国与西方国家在疫情防控方面的对比表明,以让人民过上美好生活为奋斗目标的中国共产党是中国特色社会主义事业的领导核心,代表中国先进生产力的发展要求,代表中国先进文化的前进方向,代表中国最广大人民的根本利益。中国共产党始终坚持发展为了人民、发展依靠人民、发展成果由人民共享的原则,真正做到了除了人民利益之外没有任何私利。因而,中国共产党赢得了人民的拥护和爱戴,成为广大人民群众自觉追随的主心骨和当家人,在革命、建设和改革过程中,与人民结成了密不可分的鱼水关系。也正是有了中国共产党的领导,中国人民才取得了疫情防控的重大战略成果。

黄沙百战穿金甲,不破楼兰终不还。一场突如其来的新冠肺炎疫情,让全世界看到了中国人民的团结奋斗、自律自强,看到了中国人民的不怕困难、开拓创新,看到了中国人民的乐观向上、积极有为。疫情防控阻击战的胜利,不仅再次印证了人民群众是真正的英雄和当之无愧的历史主体,也再次证明了中国共产党坚持马克思主义群众史观、践行群众路线的真理性。没有中国人民,中国共产党就失去了牢固的靠山,就不会取得社会主义革命、建设和改革的伟大成就;没有中国共产党,中国人民就失去了主心骨,实现美好生活的愿望就可能遥遥无期。当前,面对"两个一百年"的战略目标,面对当前国内外两个大局的复杂局面,唯有把党和人民紧密结合起来,才可能战胜前进道路上的一切艰难险阻,最终实现中华民族的伟大复兴。长风破浪会有时,直挂云帆济沧海。在伟大的中国共产党领导下,伟大的中国人民必将创造出更加辉煌灿烂的美好未来!

第六章　疫情里看英雄

　　英雄是民族最闪亮的坐标,是国家光辉历史的记忆,是社会价值导向的重要标记。英雄属于时代,也属于人民。习近平总书记在全国抗击新冠肺炎疫情表彰大会上强调指出,"世上没有从天而降的英雄,只有挺身而出的凡人"①。在这场抗击新冠肺炎疫情没有硝烟的人民战争、总体战、阻击战中,许许多多的英雄在党和人民最需要的地方冲锋陷阵、顽强拼搏,平凡人的英雄壮举,书写出许多可歌可泣的动人篇章,彰显出万众一心、共克时艰的中国精神和中国力量。习近平总书记强调,"战胜这次疫情,给我们力量和信心的是中国人民","人民才是真正的

---

① 习近平:《在全国抗击新冠肺炎疫情表彰大会上的讲话》,《人民日报》,2020年9月9日。

英雄"。①中国抗疫斗争伟大实践也再次证明,任何困难都难不倒英雄的中国人民。

伟大的时代呼唤伟大的精神,崇高的事业需要榜样引领。今天的抗疫斗争,淬炼和锻造出新的英雄品质,铸就了生命至上、举国同心、舍生忘死、尊重科学、命运与共的伟大抗疫精神,让中国精神更加璀璨光芒,凝聚起一个民族的精神伟力。一个有希望的民族不能没有英雄,一个有前途的国家不能没有先锋。中华民族是崇尚英雄、成就英雄、英雄辈出的民族。今天,我们比历史上任何时期都更接近中华民族伟大复兴的目标,要实现我们的目标,更加需要英雄和榜样。我们要以伟大的抗疫精神为指引,积极培树营造英雄文化,学习弘扬抗疫英雄的品格,像英雄模范那样去坚守,像英雄模范那样去奋斗,让新时代的英雄身上体现的伟大抗疫精神转化为激发我们全面建设社会主义现代化国家、实现中华民族伟大复兴的强大势能。

---

① 《习近平同波兰总统杜达通电话》,《人民日报》,2020年3月25日。

第一节　抗疫英雄是新时代最可爱的人

英雄出自平凡,平凡造就伟大。抗疫斗争中涌现出的英雄,无不以平凡工作为依托、以平凡劳动为根基,却在平凡的岗位上做出了不平凡的事。疫情来袭时,他们不计个人得失,舍小家顾大家,将小我融入人民、融入社会、融入祖国这个"大我",在各自平凡的岗位上,做出了不平凡的业绩。每个时代都会产生英雄,每个时代都因英雄而出彩。抗疫英雄们表现了新时代中国人民的精气神,彰显了新时代的英雄主义,成为新时代当之无愧的英雄模范。对一切为党、为国家、为人民做出奉献和牺牲的英雄模范人物,我们都要学习他们的品质,从他们身上汲取奋发前进的力量。

一、抗疫中涌现的各行各业英雄

马克思主义认为,历史是人民创造的,但也并不否定领袖、英雄人物在历史上所起的作用。一些杰出的历史人物,往往会在经济、政治、思想、文化等方面产生重大影响。英雄是指在一定历史阶段对社会发展起重大推动作用,并在一定历史条件下给予历史进程以重大影响的人物。如在政治方面,英雄不仅是历史任务的发起者,而且是完成历史任务的组织者和领导者,他们能够制定出较正确的战略和策略,领导本阶级和群众在斗争中取得胜利,因而深受群众的拥护和爱戴。英雄因其超常能力、卓越行为、重要贡献和精神品质成为人们学习效法的榜样。"在发生学意义上,英雄产生于历史长河与时代变革的交汇点;就其主体性地位而言,英雄处于人民群众与英雄群体的交汇点;就其认识论规约而言,英雄处于科学认识与合理定位的交汇点;就其价值性追寻而言,英雄处于平凡世界与追寻卓越的交汇点。"①中华民族是崇尚英雄、成就英雄、英雄辈出的民族,中华民族的历史就是一部镌刻人民英雄、书写英雄人民的历史。英雄来自人民群众,是人民群众当中的杰出代表。中华人民共和国的英雄群体,是在人民群众的社会实践中涌现出来的先进英雄人物的集合体,是中华民族的杰出人物和杰出代表。既有毛泽东、邓小平等一大批伟人英雄,又有在共和国各个时期,在各自工作岗位上艰苦创业和奉献社会的一大批英雄模范人物,即群众英雄。在中国共产党领导下,不同时期英雄人物的具体行为表现各不相同,但他们都用智慧和汗水,甚至鲜血和生命,为国家富强、民族振兴、人民幸福书写了可歌可泣的壮丽篇章,奏出了时代最强音,他们都具有矢志不渝的爱国情怀、全心全意为人民服务的不懈追求和大无畏的牺牲精神,他们在英雄品质上具有高度的一致性。

每个时代都有英雄,每个时代都因英雄而出彩。中国特色社会主义进入新时代,伟大梦想的召唤比历史上任何时期更加鼓舞人心,奋斗的脚步比历史上任何时期更加坚实有力,我们迎来了从站起来到富起来、强起来的伟大飞跃,比历史上任何时期都更接近、更有信心和能力实现中华民族伟大复兴的目标。但是中华民族伟大复兴绝不是轻轻松松、敲锣打鼓就能实现的,前进征程上必然面临各种各样的风险挑战,必然要进行具有许多新的历史特点的伟大斗争,新时代呼唤更多英雄模范。

新冠肺炎疫情是对中国共产党治理能力与治理效能的大考,是对中国特色社会主义制度优越性和全国人民精神面貌的大考。在祖国辽阔的大地上,在各行各业的岗位中,无数赤胆忠心的英雄人物正在涌

---

① 欧阳康:《历史进步视野中的英雄与新时代文明形态构建》,《武汉科技大学学报》(社会科学版),2019年第6期。

现,无数可歌可泣的英雄故事正在发生。今天,我们已经远离了战火硝烟岁月,我们面临具有新的历史特点的伟大斗争,英雄的内涵在不断拓宽,英雄的精神在不断丰富。新时代的人民英雄是"平常时候看得出来,关键时刻站得出来,危急关头豁得出来"的新时代的守护者、创造者。在这场没有硝烟的战"疫"中,中华大地上涌现出了许许多多英雄的群体和个人,他们以实际行动凝聚起历史进步的重要力量,展现出忠诚、执着、朴实的鲜明品格,体现着中国共产党人的使命担当,在新时代的群英谱中写下了浓墨重彩的一笔。

英雄从来不是抽象的,而是具体的。共和国勋章获得者、著名呼吸病学专家、中国抗击"非典"的领军人物钟南山,人民英雄称号获得者张伯礼、张定宇、陈薇,他们无疑是英雄群体中最耀眼的群星,发挥了"火线上的中流砥柱作用"。八十多岁的钟南山院士,以其战士的勇敢无畏、学者的铮铮风骨和悬壶济世的仁心仁术,亲赴武汉疫情最前线,展现了新时代医务工作者的良好形象,他敢医敢言、勇于担当,提出的防控策略和防治措施挽救了无数生命,在新冠肺炎疫情防控中做出巨大贡献,成为全国人民心中抗疫楷模。作为目前国内感染病学科唯一的女院士,李兰娟巾帼不让须眉,挺身一线,战功卓著,在武汉战"疫"六十多天,这位七十多岁的老人,每天只睡三个小时。中国工程院院士、天津中医药大学校长张伯礼,当年在抗击"非典"前线做出的"国有危难时,医生即战士,宁负自己,不负人民"的承诺始终未变。大年初三,七十多岁的张伯礼再次选择逆向而行、直奔武汉,他不惧危险,深入医院、社区,马不停蹄地会诊病患、调查疫情、调制处方,他指导中医药全程介入新冠肺炎救治,主持研究制定的中西医结合疗法成为中国方案的亮点,为推动中医药事业传承创新发展做出重大贡献,让世界看到了历久弥新的传统中医药在抗击重大疫情面前的特色优势。拖着病痛身体的武汉市金银潭医院院长张定宇,将自己生命的光彩焕发在抗疫一线,作为渐冻症患者,疫情期间他仍义无反顾、冲锋在前、救死扶伤,为打赢湖北保卫战、武汉保卫战做出重大贡献。军事科学院军事医学研究院生物工程研究所所长、研究员陈薇,在新冠肺炎疫情发生后,她闻令即动,紧急奔赴武汉执行科研攻关和防控指导任务,在基础研究、疫苗、防护药物研发方面取得重大成果,为疫情防控做出重大贡献。中共党员、主任医师、教授,湖北省中西医结合医院呼吸内科主任张继先,忠诚医生责任,是湖北省疫情上报第一人。中国工程院院士、呼吸病学与危重症医学专家王辰大胆提出建设方舱医院的设想。上海市医疗救治专家组组长、复旦大学附属华山医院感染科主任张文宏敢医敢言,具有医生的素养、国士的担当。武汉大学人民医院护士单霞为了节约穿防化服的时间,在奔赴一线工作前就将自己的长发剃光,她说头发可以再长,而现在最重要的是要保护那些需要保护的人。18年前,在抗击"非典"一线,处于疫情风暴中心的天津武警医院在"红区"党总支书记陆伟的带领下,交出过一份漂亮"答卷"——医护人员零感染;18年后,面对突如其来的新冠肺炎疫情,作为天津市首批医疗救治队临时党总支书记、领队,天津市肿瘤医院党委书记陆伟再次不辱使命,他带领的138名队员冲向武汉战"疫"一线。山东大学齐鲁医院护士张静静"愿以吾辈之青春,守护盛世之中华",壮烈殉职。英雄们用不平凡的付出传递希望,汇集起了疫情防控阻击战的磅礴力量,点亮了战胜疫情的希望之光。

所有抗疫英雄的杰出代表,都有一个共同的特点,那就是国有难召必至,危难时刻、关键岗位,展现出不计得失、不惧风险、不怕辛苦的高尚品格,成就了守护人民健康安全的不平凡业绩。他们的优秀品质,成为中华儿女众志成城、不畏艰险、愈挫愈勇的民族品格的生动展示。

二、抗疫英雄铸就中华民族压不垮的脊梁

一位英雄就是一个标杆,一群英雄就是一片高原,榜样的力量是无

穷的、永恒的。英雄最有穿透力,榜样最有感召力。"人民是历史的创造者,人民是真正的英雄。"[①]突如其来的疫情让无数抗疫英雄走进人们的视野,他们的事迹和精神像一道道直抵人心的光束穿越时空,成为激励民族前行的强大力量。抗疫英雄们用自己的行动践行着伟大民族精神,奋力书写新时代的英雄史诗,他们把个人价值追求与党和人民的事业紧紧联系在一起,融入国家富强、民族振兴的历史进程,发挥着"时代先锋"与"民族脊梁"的历史作用。

(一)抗疫英雄树起新时代的行动标杆

英雄人物是民族的精英、时代的先锋,是为理想活着的人,是历史进步的推动者。英雄人物对历史进程有加速解决历史任务,推动社会发展进步的重大促进作用。新时代是奋斗者的时代。艰辛、长期、曲折的奋斗历程,需要英雄模范。英雄是先进思想的奋力践行者,是社会主义核心价值观的对象化体现,是新时代推动社会不断进步的标杆,持久发挥着表率引领、激励人心的作用。特别是英雄模范的崇德向善情怀和奋发进取精神,作为一种凝聚人心的力量,能对人们的思想、观念、行为起积极、正面的标杆和引导作用。抗疫英雄们冲锋在前、顽强拼搏,英勇无畏、敢为人先,其事迹、精神永驻人心、铭刻史册,所彰显的伟大精神力量,已经成为中华民族精神谱系的又一新坐标,体现着当代中国精神,凝结着中国人民共同的价值追求,滋润着民族素养,高扬着社会正气,将永远作为一种共克时艰的"硬核"力量,极大地激发全国人民众志成城、团结战"疫"的磅礴伟力。

(二)抗疫英雄发挥了救治患者的急先锋、主力军作用

人民重若千钧,生命重于泰山,人的生命重于一切。党和政府在此次疫情防控中始终把保证人民群众的生命安全和身体健康放在最高位

---

① 习近平:《在第十三届全国人民代表大会第一次会议上的讲话》,《求是》,2020年第10期。

置,彰显了深厚的人文关怀。抗疫成为一场生命和健康保卫战,成为举国上下共同参与的人道主义大行动。抗疫一线的英雄们始终把人民群众生命安全和身体健康放在第一位,坚持以人民为中心,坚持人民至上、生命至上,用生命守护和拯救同胞,他们总是"尽最大可能挽救更多患者生命","最大限度提高治愈率、降低病亡率",所有的防控措施首先考虑的是尽最大努力来挽救人民群众的生命。我国抗疫只用一个多月的时间,初步遏制了疫情蔓延势头,用两个月左右的时间,将本土每日新增病例控制在个位数以内,用三个月左右的时间,取得了武汉保卫战、湖北保卫战的决定性成果,取得了维护人民群众的生命安全和身体健康的重大战略成果。这些成绩的取得,离不开以习近平同志为核心的党中央的英明领导,离不开全国人民的万众一心、众志成城。当然,也离不开英雄们的无私奉献。在疫情防控的各条战线,特别是广大医护人员成为战"疫"的急先锋、中坚力量和主力军,他们为了救治生命,夜以继日,连续作战,与病魔斗争,用无私奉献甚至生命筑起防疫的钢铁长城。各行各业的劳动者,为了社会有序运转坚守岗位,用英勇奋斗为人们点亮希望、带来温暖,他们都是当之无愧的抗疫中坚力量,都是中华民族在新时代最闪亮的英雄。

民族危难之际总有一批又一批的英雄人物挺身而出、英勇斗争,以实际行动凝聚起历史进步的重要力量。许许多多可歌可泣的抗疫英雄,成为中国人民的硬核力量,成为宣示中国制度优势的中坚力量,成为代表着道德高度的民族脊梁。是他们以实际行动诠释敬佑生命的人间大爱,是他们用实际行动擦亮对祖国和人民的赤子之心,用担当时代大任的宽肩膀、真本领铸就对党、国家、人民的无限忠诚,诠释了"模范榜样"的本真含义。

习近平总书记在统筹推进新冠肺炎疫情防控和经济社会发展工作部署会议上指出:"中华民族历史上经历过很多磨难,但从来没有被压垮过,而是愈挫愈勇,不断在磨难中成长、从磨难中奋起。"①正是无数的人民英雄在中华民族历史发展的长河中为中国精神增添光辉,在一次次磨难中生成、续写、发展出新的精神气质,这些为全国各族人民凝心聚力、抗击疫情汇聚起强大精神伟力,凝聚起中华民族生生不息的磅礴力量。

(三)抗疫英雄以实际行动践行人类命运共同体理念

人类命运共同体理念不仅包含共享发展成果,更意味着要共担责任,共渡难关。推动构建人类命运共同体的理念,在疫情全球暴发后更显示出其特殊而重大的实践意义。英雄的中国人民与世界各国人民休戚与共,团结协作,共战病毒,共克时艰,谱写了携手构建人类命运共同体的新篇章。全球已经有200余个国家与地区有新冠肺炎确诊病例,遭受新冠肺炎疫情威胁,非传统安全威胁尤其是大规模传染性疾病流行,成为今天乃至未来人类面临的最直接、最主要的威胁之一,没有一个国家是"旁观者"。抗疫一线的英雄们,始终坚持人类是一个命运共同体。战胜关乎各国人民安危的疫病,团结合作是最有力的武器,坚持同国际社会携手合作。英雄们经受抗疫大考而迸发出的强大正能量,正是中国力量的展现。中国采取了最严格、最全面的防控举措,有效遏制了疫情在国内的快速传播,以实际行动诠释构建人类命运共同体的庄严承诺,这也印证了人类命运共同体是面对全球的现实需要。中华民族素有天下大同的理想追求,视天下为己任,追求普天同乐的理想境界,抗疫英雄们不仅希望中国人民过得好,也希望各国人民都过得好,这是中国精神的重要体现,这种精神在今天集中体现为人类命运共同体理念。在疫情防控斗争中,从分享防疫信息和经验到开展药物疫苗

---

①《习近平在统筹推进新冠肺炎疫情防控和经济社会发展工作部署会议上的讲话》,《人民日报》,2020年2月24日。

研发国际合作，从为其他国家提供医疗物资援助到派出医疗专家组分赴有关国家帮助抗疫，从支持国际组织发挥应有作用到提出打造人类卫生健康共同体，英雄们始终秉持人类命运共同体理念，高度重视疫情防控国际合作，努力凝聚起战胜疫情的强大合力。抗疫英雄们见证了中国精神、中国力量、中国效率，在战胜艰难险阻过程中做出了突出贡献。

疫情发生后，中国第一时间同世界卫生组织和国际社会加强沟通协调，对近百个国家提供医疗物资援助，并向32个国家派出34支医疗专家组，携带检测和防疫防控装备以及药品等对当地展开援助，还以视频连线的方式向200多个国家和地区介绍诊疗经验。不遗余力捐献物资，外派医护人员并分享经验方法，彰显出中国对全球公共卫生事业尽责的大国担当。中国医疗专家团队"讲信义、重情义、扬正义、树道义"，成为维护国际公平与正义、推进各国合作共赢、促进共同发展的中坚力量，以"中国温度"温暖着整个世界。总之，抗疫一线英雄们为全球抗疫斗争做出了中国贡献，是对人类命运共同体理念的实践，是用中国精神涵养中国力量、中国担当、中国气度，展现出负责任大国的良好形象。

三、抗疫英雄产生的社会文化条件

中国抗疫英雄的涌现及其特定场景下的英雄行为，绝非产生于偶然，更不是一时的冲动之举。抗疫英雄的产生，是基于多种因素综合作用和砥砺激发生成的结果。既有英雄个体自身的主观修养和内在优秀品质，也有着特定的历史文化渊源和现实制度基础，多重因素的叠加使得抗疫英雄在新时代不断得以涌现。

（一）中华优秀传统文化的熏陶和培塑

从文化的实质效用来看，根本在于"人化"和"化人"。[1]从英雄的生成环境来看，特殊文化的熏陶、教化和激励，会源源不断激发和催生出英雄。中华优秀传统文化，自古以来注重忠义孝悌、礼义廉耻和家国情怀，特别是突出强调人是整体性的存在，个体要融入整体之中，这对塑造集体主义英雄价值观带来深远影响。英雄文化凝结着共同的信仰信念、目标追求和高尚的道德情操，对英雄的培育塑造是整体的、全面的，英雄的生命力和影响力也是旷日持久的。英雄文化是中华优秀传统文化的重要内容，英雄文化对培育和塑造英雄人格具有重要影响。

英雄文化根植于中华优秀传统文化。作为民族国家共有的价值认同、情感认同和历史认同，英雄文化凝聚着人心和文明，能源源不断地激发民族自豪感和国家荣誉感，这些使得民族情感和国家意志得以深刻彰显。习近平总书记强调指出："文明特别是思想文化是一个国家、一个民族的灵魂。无论哪一个国家、哪一个民族，如果不珍惜自己的思想文化，丢掉了思想文化这个灵魂，这个国家这个民族是立不起来的。"[2]中华文化博大精深，特有的文化品格，厚重的文化底蕴，浓郁的文化气息，丰富的文化内涵，这些对涵养和孕育英雄文化提供了丰厚的土壤和养料。特别是中华优秀传统文化所蕴含的崇仁爱、重民本、守诚信、讲辩证、尚和合、求大同的思想，基于大爱仁德、公平正义、扬善济困、见义勇为、孝老爱亲的道德感召和美德传承，这些对人们形成特有的文化理念和思维方式带来深远影响，并在日常生活实践中塑造着人们的行为。正是基于对中华优秀传统文化的颂扬和传承，英雄文化才

① 参见孙伟平、张明仓：《"人化"与"化人"——现代视野中的新文化》，黑龙江教育出版社，2010年，第7页。
② 习近平：《在纪念孔子诞辰2565周年国际学术研讨会暨国际儒学联合会第五届会员大会开幕会上的讲话》，人民出版社，2014年，第9页。

得以绵延不绝,英雄人物总能层出不穷,英雄精神不断传承光大。因此,英雄文化是中华优秀传统文化的结晶和重要组成部分。对英雄文化的传承,特别是从厚重的英雄谱系中不断汲取养料,不断弘扬英雄精神,能不断培养造就出新时代的英雄人物。

英雄文化砥砺激发英雄精神,催生奋进向上的力量。英雄文化的传承,是民族基因最重要的传承;英雄文化的弘扬,是民族精神力量最有力的迸发。[1]作为民族精神的象征,英雄是最闪亮的坐标,有了这一精神坐标,如同黑暗中点燃希望之光,在危难时刻有了中流砥柱。正是基于英雄文化的培植和锻造,英雄精神成为历久弥新和永不褪色的精神符号。中华民族向来是崇尚英雄、敬重英雄、英雄辈出的民族,英雄文化厚植出的英雄精神,深刻诠释出来的是崇高精神追求、忠贞不屈的豪迈气节、勇于拼搏的血性担当、无私无畏的坚守付出,这些精气神又不断转化成为凝聚正义力量、激发无畏勇气的动力源,是当下文明时代不可或缺的精神力量。2019年9月29日,国家表彰了8名"共和国勋章"和28名国家荣誉称号的英雄模范。2020年9月8日,在全国抗击新冠肺炎疫情表彰大会上,习近平总书记亲自为"共和国勋章"获得者钟南山,"人民英雄"国家荣誉称号获得者张伯礼、张定宇、陈薇颁授勋章奖章,并提出要大力弘扬伟大抗疫精神。抗疫伟大斗争实践表明,中华儿女血脉里所蕴含的英雄无我的精气神,能激发出绵长强大的动力,凝聚起源源不断的奋斗力量,彰显出中华民族可贵的价值追求。新时代通过对英雄文化的传承和弘扬,英雄精神不断激发,并有效发挥着"铸魂""聚气""赋能"的重要作用,成为激励我们前行的强大力量。

(二)社会主义核心价值观的培育和弘扬

社会主义核心价值观凝结着全体中国人民共同的价值追求。习近

---

① 参见慈爱民:《让英雄文化成为伟大时代的主旋律》,《求是》,2018年第24期。

平总书记指出，要"用社会主义核心价值观凝魂聚力，更好构筑中国精神、中国价值、中国力量，为中国特色社会主义事业提供源源不断的精神动力和道德滋养"①。崇尚英雄，既是道德行为，又是文化现象，体现着一定的价值认同和价值取向。近年来，社会主义核心价值观深深影响着民众的思想观念和价值取向，引领着社会的发展方向，这对英雄主义、英雄文化、英雄人格的培育和塑造发挥着重要引领作用，对塑造和弘扬英雄精神具有重要影响。

以核心价值观凝聚社会正能量，培树学习英雄模范的价值导向。党的十八大以来，我们党把培育和弘扬社会主义核心价值观作为基础性工作来抓，通过印发《关于培育和践行社会主义核心价值观的意见》，提出大力宣传先进典型，评选表彰道德模范，形成学习先进、争当先进的浓厚风气。通过印发《培育和践行社会主义核心价值观行动方案》，在加强法规导向、深化推广普及、注重典型示范等方面提出了明确具体的要求。这些为凝聚人心、弘扬正能量，争做时代楷模、学做英雄模范，带来鲜明的价值导向，让英雄的价值和精神在新时代得以发扬光大。

以核心价值观增进认知认同，推动形成弘扬尊崇英雄、学做英雄的行动自觉。社会主义核心价值观是和谐社会的"压舱石"和"定盘星"，承载着一个民族、一个国家的精神追求，体现着一个社会评判是非曲直的价值标准。近年来，通过持续深化社会主义核心价值观宣传教育，切实增进认知认同、树立鲜明导向、强化示范带动，引导人们把社会主义核心价值观作为明德修身、立德树人的根本遵循，使之成为人们的道德规范和行为准则。通过多措并举的宣传教育，让核心价值观与人们的现实生活相融相通，切实让人们在精神生活和道德实践层面达成理性

---

① 习近平：《更好构筑中国精神、中国价值、中国力量 为中国特色社会主义事业提供精神动力和道德滋养》，《人民日报》，2015年10月14日。

共识，真正在实践层面推动形成对先进典型、英雄模范的示范引领效应，通过潜移默化、日积月累的带动引领，让英雄模范和先进人物不断走近社会大众身边，让这些英雄模范变得可亲、可敬、可学。与此同时，通过将社会主义核心价值观嵌入群众日常生活，在贯穿、结合、融入上下功夫，在落细、落小、落实上下功夫，让时代楷模、最美人物、英雄道德模范切实发挥强大的示范效应，不断激发全社会崇德向善的正能量。这些有力举措和实际行动，既有效推动社会主义核心价值观内化于心、外化于行，也为先进典型和英雄模范的不断涌现培育了良田沃土；这些有益于人们崇尚英雄、学做英雄达成一致的价值共识，可以有效转化为捍卫英雄、学做英雄的行动力。

（三）英雄榜样的历史传承和崇尚英雄的社会氛围

英雄既是一种深厚的人文精神资源，更是一种强大而持久的精神力量。习近平总书记曾在多个场合表达对英雄的崇敬，号召全社会崇尚英雄、捍卫英雄、学习英雄、关爱英雄。近年来，从中央到地方，通过对英雄事迹的传颂，对英雄精神的传承，以英雄为榜样，树立正确的英雄观，这些对形成尊重英雄的自觉、形成崇尚英雄的氛围具有重要导向作用。

加强英雄文化建设，积极传承和培树英雄模范。习近平总书记指出，在我国社会主义革命、建设、改革的非凡历程中，一代又一代奋斗者顽强拼搏，涌现出无数感天动地的英雄模范。他们用智慧和汗水、甚至鲜血和生命，为国家富强、民族振兴、人民幸福书写了可歌可泣的壮丽篇章。各个历史时期的英雄模范都值得我们敬仰和学习。①今天，对英雄的最好缅怀，就是尊重和敬畏英雄，传承和铭记英雄，让英雄的壮举

---

① 参见《习近平对"最美奋斗者"评选表彰和学习宣传活动作出重要指示》，《人民日报》，2019年9月26日。

和品质成为时代的示范标杆。近年来,通过坚持以马克思主义英雄观为指导,不断增强英雄文化建设的时代感和实效性,积极培树英雄模范,坚决抵制唱衰英雄、侮辱英雄的错误行径,抵制和克服历史虚无主义,运用多种方式积极塑造英雄的光辉形象,以此引导人民树立正确的历史观、民族观、国家观、文化观,让传承和捍卫英雄、致敬和关爱英雄成为时代新风尚。

营造氛围让崇尚英雄成为全民价值共识。只有传颂、敬慕、崇尚英雄,才会传承、捍卫、争做英雄。党的十八大以来,以习近平同志为核心的党中央,多次号召崇尚英雄、践行英雄精神,通过表彰先进,强化示范引领,积极营造全社会崇尚英雄、争做先锋的良好氛围。2015 年,习近平总书记在颁发抗日战争胜利 70 周年纪念章时强调要"崇尚英雄,捍卫英雄,学习英雄,关爱英雄";2018 年,习近平总书记在全国宣传思想工作会议上指出要"营造崇尚英雄、学习英雄、捍卫英雄、关爱英雄的浓厚氛围";2019 年,习近平总书记向国家勋章和国家荣誉称号获得者分别授予"共和国勋章"和国家荣誉称号,并在大会上强调"崇尚英雄才会产生英雄,争做英雄才能英雄辈出"。此外,党和国家领导人在烈士纪念日向人民英雄敬献花篮,以及在国庆 70 年大阅兵中向共和国英雄纪念碑致敬,这些都在社会上产生了致敬英雄、崇尚英雄的示范效应。通过最高规格褒奖英雄模范,积极捍卫英雄价值,崇尚英雄典范,捍卫英雄名誉,特别是通过加强主流舆论阵地建设,规范网络空间秩序,加强红色历史文化和英雄精神的教育引导,这些显著成效,让尊崇英雄成为新时代全民的基本价值共识。

多渠道浸润涵育,让学做英雄蔚然成风。捍卫和弘扬英雄精神,构筑新时代英雄丰碑,需要借助多渠道、多载体、多形式,加大对英雄模范的宣传和普及,从而营造学习英雄、争做英雄的良好氛围。近年来,一些主流媒体积极利用报纸、电影、电视剧等载体的主旋律作用,加大对英雄人物的挖掘和推送宣传,如制作英模的公益短片,开发诸如《国家记忆》《致敬英烈》《闪亮的名字》《寻找英雄》等介绍英模的品牌节目,拍摄《我和我的祖国》等影视片,充分利用重大时间节点,进行选题策划,营造致敬英雄、学做英雄的舆论氛围,建构大众关于英雄精神的集体记忆。再如,充分利用高铁、地铁、公交车等公共交通工具的车载电视和广播来传播英雄精神;共享以突出英雄精神为主题的网络资源,进行传播;开发党员学习微平台等手机终端,进行英雄精神的传播;编排和推广有关描述英雄精神的曲目、舞蹈、音乐剧等,让广大群众在寓教于乐中知晓更多的有关英雄人物的故事、事迹等,熟知英雄精神的基本特征。[1]此外,通过把崇尚英雄的刚性约束贯彻到法规制度和政策机制之中,从制度化、法治化层面予以褒奖英模、尊崇英雄、保护英雄,让崇尚英雄日渐成为人们的自觉行动。与此同时,通过不断健全制度体系,切实增强英雄的尊严感、荣誉感、幸福感和获得感。正如习近平总书记所强调:"该保障的要保障好,该落实的政策必须落实,不能让英雄流血又流泪。"[2]各种媒介渠道和载体平台积极宣传英雄,以建章立制为抓手,多措并举,切实保护英雄、推崇英雄,真正为英雄正名,不断激发人们勇于担当担责,把崇敬英雄、爱护英雄、珍视英雄的精神情怀转化成为学做英雄、争做英雄的行动自觉。

第二节　抗疫英雄对世人的启迪

"苟利国家生死以,岂因祸福避趋之。"新冠肺炎疫情肆虐期间,各

---

① 参见唐勇:《捍卫与传承:英雄精神的当代价值及实现路径》,《思想教育研究》,2019年第2期。

② 习近平:《不能让英雄流血又流泪》,中国军视网,2018年3月14日。

行各业都涌现出了无数赤胆忠心、精忠报国的英雄人物。面对疫情,他们奋不顾身、顽强拼搏,他们不畏艰险、冲锋在前,他们舍生忘死、披肝沥胆,他们用行动、责任和担当展现了中国精神、中国力量和中国形象,铸就了中华民族压不垮的脊梁,书写了新时代战"疫"的壮丽画卷。没有人生而英雄,只是选择无畏。抗疫斗争中,每一个不畏艰难、逆行而上、冲锋在前的人都是英雄,都是新时代最可爱的人。

一、英雄来自人民

(一)英雄出自平凡

人民是历史的书写者,是真正的英雄。习近平总书记指出:"人民既是历史的创造者、也是历史的见证者,既是历史的'剧中人'、也是历史的'剧作者'。"① "人民不仅见证着、分享了国家发展的巨大成就,更参与着、推动了国家民族的浩荡前行。"②在今天,实现我们的奋斗目标,开创我们的美好未来,必须紧紧依靠人民、始终为了人民。伟大寓于平凡,英雄始于普通,没有人生来就是伟人或英雄。我们倡导的英雄观是唯物史观的群众英雄观、人民英雄观,而不是唯心史观的个人英雄主义,历史上一切英雄豪杰的历史作用,都是由于顺应了人民群众的需要,才得以彰显出来。马克思在称赞巴黎公社革命中人民的英勇行为时说道:"巴黎全体人民——男人、妇女和儿童——在凡尔赛军队开进城内以后还战斗了一个星期的那种自我牺牲的英雄气概,反映出他们事业的伟大。"③这种英雄气概就是对人民英雄的肯定。因为无产阶级事业是为大多数人、为广大人民群众谋幸福的事业,它也必将依靠无产阶级和广大人民群众去实现。列宁也在赞扬工人中的英雄时说道:"工

①《习近平谈治国理政》(第二卷),外文出版社,2017年,第314页。
② 本报评论部:《人民是我们党执政的最大底气》,《人民日报》,2019年7月25日。
③《马克思恩格斯选集》(第三卷),人民出版社,2012年,第119页。

人强烈的求知欲和追求社会主义的热情却日益增长,工人中间的真正英雄人物也不断出现。"①工人们"显示了无产阶级的人民的英雄主义的奇迹"②,"为了社会主义的胜利而自觉地承受牺牲的劳动群众的英雄主义"③。我们坚信历史活动是群众的事业,千千万万普通人最伟大;坚信英雄来自人民,人民是历史的创造者,是决定党和国家前途命运的根本力量。我们坚持把依靠人民群众的智慧和力量作为我们推进事业的根本工作路线。

70多年来特别是改革开放40多年来,中国在实现国家富强、民族振兴、人民幸福的伟大征程上壮丽行进,充分证明伟大出自平凡,人民是历史的创造者、人民是铸就人间奇迹的真正英雄。这次抗击新冠肺炎疫情阻击战涌现的英雄,同样来自人民,他们作为人民的一员——医生、士兵、机关干部、社区工作者、农民……在抗疫阻击战中做出了不平凡的事迹,成为新时代最可爱的人。习近平总书记把我们这次抗击新冠肺炎疫情称为人民战争、总体战、阻击战,人民战争就是依靠人民、为了人民。这次抗击疫情阻击战中涌现的许许多多的英雄,正是马克思主义人民英雄观、群众英雄观的再一次明证,走好新时代的长征路,我们同样依靠人民,也必将在为了伟大的事业而奋斗中产生更多的英雄。

(二)平凡造就伟大

一个国家的非凡成就,总是由点点滴滴的平凡构成,正是点点滴滴的平凡汇成推动国家发展进步的伟大力量。平凡的生活可以造就不平凡的人生,平凡与伟大、英雄没有不可逾越的鸿沟,英雄不是身处云端或神坛,他们也是有血有肉有亲情的普通人。在现实生活中,能够创造惊天地、泣鬼神之伟业者毕竟有限,更多的是平凡人。中国的今天,是

---

① 《列宁全集》(第4卷),人民出版社,1984年,第246页。
② 《列宁全集》(第29卷),人民出版社,1988年,第20页。
③ 《列宁全集》(第37卷),人民出版社,1986年,第1页。

无数平凡人从奋斗中得来的。我们取得的一切成就，都离不开无数平凡人的积极性主动性创造性的充分发挥，都离不开无数平凡人的磅礴力量的凝聚激发。新时代属于每一个中国人，每一个人都是新时代的见证者、开创者、建设者，实现中华民族伟大复兴中国梦是亿万人民群众的事业，"亿万人胼手胝足的奋斗，成为一代又一代中国人的集体记忆；无数人奋力向前的脚步，汇成了中国70年发展的康庄大道。大海，是涓涓细流一点一滴汇成的；史诗，是亿万人民一笔一画书写的"①。

　　伟大寓于平凡，英雄始于普通。英雄的壮举无论多么惊天动地、轰轰烈烈，无不始于平凡，成于非凡。每一个平凡的人都可能参与历史奇迹的创造，把每一件平凡事、普通事、简单事做得不平凡、不普通、不简单就是伟大的人生。中国改革开放取得的巨大成功既得益于党的正确领导、得益于科学理论的指引，也有赖于千千万万平凡人的努力。平凡的人也可以拥有不平凡的人生，在夺取中国革命、建设和改革伟大胜利的壮阔征程中，留下了千千万万平凡人的奋斗足迹。人民是改革开放伟大奇迹的创造者，是推动改革开放的力量源泉。改革开放在认识和实践上的每一次突破和深化、改革开放中每一个新生事物的产生和发展、每一个经验的取得和积累，都来自亿万人民的实践和创造。凤阳县小岗村18位普通的农民拉开了中国农村改革序幕，千千万万普通的劳动者创造了深圳奇迹，都是平凡的人做出了不平凡的事情。在这次抗疫人民战争、总体战、阻击战中，无数平凡英雄挺身而出，在各自岗位上拼尽全力，打了一场波澜壮阔的人民战争，形成抗击疫情的不凡力量。人们看到在战"疫"一线，从年迈的老专家到"00"后的青年先锋，从部队官兵到建筑工人，夜以继日不辞辛劳，阻击病毒不停歇，谱写出平凡人生的壮丽华章。医务工作者白衣执甲、逆行出征，为了人民健康奋力拼

---

　　① 本报评论部：《人民是我们党执政的最大底气》，《人民日报》，2019年7月25日。

搏、坚韧顽强;社区工作者、公安民警、海关关员、基层干部、下沉社区干部不辞辛苦、日夜值守;快递小哥、环卫工人、道路运输从业人员、新闻工作者、志愿者等各行各业工作者不惧风雨、敬业坚守;广大民众扛起责任、众志成城,所有这些都充分说明平凡是生活的本色,把每一项平凡工作做好就是不平凡,平凡的工作也可以创造不平凡的成就。

伟大与英雄都不是凭空而来的,英雄是在革命、建设、改革实践中形成和炼就的,是在火热的、生动的乃至艰苦的、复杂的实践中形成的,是自觉追求不平凡的结果。英雄模范们正是几十年如一日埋头苦干,在平凡的事业中做出了不平凡的业绩而名垂青史。在革命、建设和改革过程中涌现无数革命先烈与时代先锋,很多是扎根在基层的默默无闻的党员干部和工作在各行各业一线的共产党员,他们将事迹和贡献永远写在共和国史册上。习近平总书记指出:"在我国社会主义革命、建设、改革的非凡历程中,一代又一代奋斗者顽强拼搏、不懈奋斗,涌现出无数感天动地的英雄模范。他们用智慧和汗水、甚至鲜血和生命,为国家富强、民族振兴、人民幸福书写了可歌可泣的壮丽篇章。各个历史时期的英雄模范都值得我们敬仰和学习。"[①] 平凡中蕴藏伟大,有限中孕育无限。英雄模范并非高不可攀,从平凡走向伟大的路就在脚下。英雄无不以平凡工作为依托、以平凡劳动为根基。在这次抗疫斗争中,960万平方公里的广袤土地上涌现的许许多多英雄,大多都是现实生活中的普通人,既没有经历惊涛骇浪的传奇人生,也没有创造惊天动地的宏图伟业,但面对突如其来的疫情,他们在平凡岗位上书写出不平凡的故事,从一线医务人员到各个方面参与防控的人员,从环卫工人、快递小哥到生产防疫物资的工人,他们大多数是平凡人、普通人,但他们都

---

① 《习近平对"最美奋斗者"评选表彰和学习宣传活动作出重要指示》,《人民日报》,2019年9月26日。

用自己的辛勤劳动为疫情防控和经济社会发展贡献了力量,正是他们在危难面前的勇敢、担当、奉献、大无畏的精神,表现出忠诚、执着、朴实的鲜明品格,成为抗疫精神的书写者、实践者,正是这些平凡英雄用自己的实际行动展现了中国力量、中国精神、中国效率。

平凡造就伟大,离不开坚定的理想信念。"完成非凡之事,要有非凡之精神和行动。"①理想之光不灭,信念之光不灭,才有了铸就不平凡的精神伟力。只要始终把真理的力量、理想和信仰的力量不断转化为人格的力量,再普通的职业,也会因崇高理想信念的照耀而耀眼,再平凡的事业也会因矢志不渝、百折不挠、坚守一心为民的理想信念而辉煌。只要有坚定的理想信念、不懈的奋斗精神,就有了一往无前、矢志不渝的精神动力,就会脚踏实地把每件平凡的事做好,就会用行动诠释信仰,把非凡英雄精神体现在平凡工作岗位上,平凡的人就可以获得不平凡的人生,平凡的工作就可以创造不平凡的成就。在这次战"疫"中,人民的英雄、英雄的人民,无不将非凡的英雄精神体现在平凡的工作岗位上。

平凡造就伟大,需要将个人命运与人民、国家、民族的前途命运紧密相连。"人们只有为同时代人的完美、为他们的幸福而工作,才能使自己也达到完美。"②一个人不管在哪一个领域,要做出一番事业,首先要把自己的年华、精力、热情和聪明才智充分地、有效地、及时地融入人类进步事业,做到心中有党、心怀祖国,做到对党和国家、对人民绝对忠诚,把自己的人生和理想同祖国的前途、民族的命运紧密联系在一起。任何平凡的人只要为国为民奉献的志向坚定不移,视事业为生命,不计个人得失,不求名利地位,无私献出青春年华、聪明才智和热血汗水,不计个人得失,舍小家顾大家,将小我融入社会、融入祖国、融入人民这个

---

① 《习近平谈治国理政》(第三卷),外文出版社,2020年,第147页。
② 《马克思恩格斯全集》(第40卷),人民出版社,1982年,第7页。

"大我"，都可以在追求卓越中创造不平凡的业绩，都可以在为国家、民族、社会、他人利益做出重要贡献的过程中成为英雄。

二、时代呼唤英雄

（一）每个时代都会产生英雄，每个时代都因英雄而出彩

一个有希望的民族不能没有英雄，一个有前途的国家不能没有先锋。英雄是每个时代都需要的，和平年代照样可以英雄辈出。英雄人物是时代发展的需要，也为时代增添光彩，为人们树立着前进、奋斗的标杆，鼓舞和激励着更多人奋勇向前。比如，老一辈无产阶级革命家以及在长期的革命、建设、改革实践中涌现的英雄模范人物，无不展现出令人仰慕的精神品格和道德风范。今天，无论是攻关核心技术还是推动转型升级、实现高质量发展，我们仍需要征服"雪山""草地"、跨越"娄山关""腊子口"的英雄，需要用爱国情怀和英雄精神汇聚起磅礴力量。英雄是民族奋斗和时代精华的个体或群体表征，无论是全心全意为人民服务的普通战士张思德，还是"宁可少活二十年，拼命也要拿下大油田"的王进喜；无论是践行"一不怕苦、二不怕死"革命精神的普通战士王杰，还是胸怀世界的航天英雄，他们一个个都影响着我们时代的发展。每个前进的时代都有英雄，每个向上的民族都需要英雄精神的滋养。在这场抗击疫情的斗争中，抗疫英雄们显示了中国特色社会主义新时代中国人民的精气神，他们为新时代增添着光彩，是新时代的骄傲，也鼓舞着更多的人为国家、民族，为社会和他人做出应有贡献。特别是那些新时代"最美逆行者"让我们看到英雄的智慧、勇气、力量充分涌流，让我们再次感受到了英雄是何等重要和伟大。

（二）新时代必将是英雄大有可为的时代

国家与民族发展的进程中，需要这个国家和民族的人民共同团结奋斗。英雄大有作为，符合时代发展大潮流、契合历史发展大逻辑。我

们正处在伟大的变革时代,新时代的伟大事业需要在继往开来中不断推进。党在带领人民建设社会主义现代化强国和实现民族复兴的伟大征程中,需要一代又一代人接续奋斗。宏图已经绘就,号角已经吹响。中华民族伟大复兴不是轻轻松松就能实现的,前进的道路上既有难得的历史机遇,也有诸多重大风险考验,甚至会遇到难以想象的惊涛骇浪,党和人民的事业,无不需要英雄的人民与人民的英雄。党的所有理论和实践都紧紧围绕实现国家富强、民族振兴、人民幸福的价值追求这个崇高奋斗目标展开。中国梦的实现历程是一种为共同理想而努力奋斗的实际运动,是把党绘就的宏伟蓝图一步一步变为美好现实的过程。在建设社会主义现代化强国、实现中华民族伟大复兴中国梦的征程中,我们依然离不开千千万万平凡人的奉献。中国特色社会主义制度为每一个人的健康成长、全面发展、有所作为搭建了广阔舞台、创造了良好条件,营造了人人努力成才、人人皆可成才、人人尽展其才的良好环境。

面对疫情的突然来袭,以习近平同志为核心的党中央带领14亿中国人民,以"生命至上"凝聚万众一心,以举国之力对迎战重大疫情,以"人类命运共同体"共克时艰,无数普通人在履行各自主责主业上出成果,切实做到不辱时代使命。只要有志气有闯劲,把每一项平凡工作做好,普通劳动者也可以凭借自己的执着与奉献,实现个人价值和社会价值的统一,在宽广舞台上展示自己的人生价值。爱国、奉献,从来都不是空洞的口号,而是实实在在的不平凡的具体行动。随着中国人民过上更有品质、更有意义和更加文明的精神生活,人们的精神世界得到提升和丰富,人民的精神力量日益增强,每一个平凡岗位都能成为展示时代精神的窗口,每一个平凡人都能把爱国之情、报国之志融入祖国改革发展的伟大事业之中,融入人民创造历史的伟大奋斗之中,以时不我待的紧迫感、舍我其谁的责任感,把日常的每一项工作做好。站在"两个一百年"奋斗目标历史交汇点上,在全面建设社会主义现代化国家的今天,实现中华民族伟大复兴的中国梦,更期待平凡工作岗位上的人们,立足岗位、爱岗敬业、勇挑重担、敢为人先、守正创新,把每一件平凡的工作做精做细,努力把复杂的事情做出条理来,把简单的劳动做出精彩来,把单调的工作做出极致来。

三、奉献铸就英雄

(一)人生价值在于自我价值和社会价值的统一

价值是一个事物对于其他事物的有用性,是客体属性满足主体需要的现实效用。人的每个行动都是一次价值判断的结果,有什么样的价值取向,就会产生与之相应的行为方式。一个人对自己的人生抱有怎样的价值认知,也就决定了他如何看待并度过自己的人生。因此,关于人生价值的追问,成为具有终极关怀意味的永恒话题。

人生价值是指人的生命及其实践活动对于社会和个人所具有的作用和意义。其中,人的生命及其实践活动对于其个人生存和发展所具有的作用与意义构成人的自我价值,主要表现为对自身物质和精神需要的满足程度。人的生命及其实践活动对社会、他人所产生的作用和意义构成人的社会价值,主要表现为对国家、民族、社会发展、他人幸福等的满足程度。显然,自我价值和社会价值共同构成人生价值,两者既相互区别又相互依存。

一方面,自我价值是社会价值的前提。"全部人类历史的第一个前提无疑是有生命的个人的存在"①,这是人们"创造历史"的前提,为了能够保持生命体的生活,"首先就需要吃喝住穿以及其他一些东西",这甚至是人们从几千年前"就必须每日每时从事的历史活动,是一切历史的

———————————

① 《马克思恩格斯文集》(第一卷),人民出版社,2009年,第519页。

基本条件"。①个体正是在满足自我发展需要,努力实现自我价值的同时,对所处的社会产生影响,创造着社会价值,这也是人类发展、社会进步的个体因素和个人基本动因。在这次抗击疫情的战役中,我们看到无数国人主动佩戴口罩,积极居家隔离,这既是对自我生命的保护,也在无形中构筑起防控疫情、阻断病毒传播的有力防线,为战胜疫情贡献着个体力量。

另一方面,社会价值是实现个体价值的保障。"现实中的个人,也就是说,这些个人是从事活动的,进行物质生产的,因而是在一定的物质的、不受他们任意支配的界限、前提和条件下活动着的"②,正是这种"界限、前提"决定了人自我价值的确立和实现不是任意的,个体物质和精神的需要必须在社会中才能得到满足,同时个体物质和精神需要以怎样的方式和在多大程度上得到满足也是由社会决定的。个体如果想保有实现自我价值的主动性,就必须不断对社会产生影响,通过创造社会价值来推动社会为自我价值的实现创造条件。在这次全球抗击疫情的过程中,中西方社会差异再次暴露出不同社会制度下人的价值差异。新冠肺炎疫情暴发后,党中央始终将人民的生命安全和身体健康放在首位,不计成本,不问付出,不放弃任何一个人。根据《抗击新冠肺炎疫情的中国行动》白皮书的数据,截至2020年5月31日,全国各级财政共安排疫情防控资金1624亿元。重症患者人均治疗费用超过15万元,一些危重症患者治疗费用几十万元甚至上百万元,全部由国家承担。反观西方,据《纽约时报》统计,截至2020年7月7日,全美有1.4万家养老院出现新冠肺炎病例,共报告超过29.6万例确诊病例和超过5.5万例死亡病例,分别占全美确诊病例总数的10%和死亡病例总数的42%。美

---

① 《马克思恩格斯文集》(第一卷),人民出版社,2009年,第531页。
② 同上,第524页。

国右翼媒体《每日连线》新闻网主编本·夏皮罗曾在访谈节目中宣称："如果一个81岁老奶奶死在养老院,这虽然很悲惨,但美国人的预期寿命就是80岁。"得克萨斯州副州长丹·帕特里克也曾表示,支持以老年人的生命为代价"冒险重启美国经济"。时至今日美国每日确诊病例居高不下,确诊病例总数在全球遥遥领先,令许多人唏嘘不已。而目前中国抗疫阻击战已经取得重大战略成果,这些成就的取得,为我们作为中国人、为生活在这个伟大的国度而感到自豪和骄傲。即便是那些疫情期间正在中国工作、学习的许多外国人也觉得很庆幸,身感安全感强于他们自己的国家。这次疫情大考,考出了社会制度的优劣,考出了人民的价值在不同社会、不同国家的"天平"上的真正位置。中国共产党团结带领人民不断坚持和发展中国特色社会主义,中国特色社会主义制度和国家治理体系的显著优势,是党带领人民创造出来的,广大人民群众只有投身于这一伟大实践中,才能实现自我价值。

(二)社会价值是评价人生价值的重要尺度

"人的本质不是单个人所固有的抽象物,在其现实性上,它是一切社会关系的总和。"①现实的个人不仅是自然存在物,更是社会存在物,社会属性将人和动物真正区别开来,是人之为人的本质属性。正是这一本质属性,决定了现实的个人不可能脱离社会关系孤立地存在,也决定了个体人生价值评判的重要尺度是其社会价值,即考察个人的活动和结果是否满足了以及在何种程度上满足了社会发展的需要。当然将社会价值作为人的价值评价尺度,并非把个人仅仅看成社会的工具而贬低和抹杀个人的主体性,相反,个人是通过对社会的奉献来显示自己的人生意义。②

---

① 《马克思恩格斯选集》(第一卷),人民出版社,1995年,第60页。
② 参见武中哲、张登国:《青年干部的当代使命与人生价值》,《中国青年社会科学》,2016年第4期。

青年时的马克思在《青年在选择职业时的思考》中说道:"在选择职业时,我们应该遵循的主要指针是人类的幸福和我们自身的完美。不应认为,这两种利益是敌对的,互相冲突的,一种利益必须消灭另一种的;人类的天性本来就是这样的:人们只有为同时代的人的完美、为他们的幸福而工作,才能使自己也达到完美。"青年时的马克思的人生价值观就已经把个人价值和他人、同时代人的利益、社会价值紧紧联系起来了。在这场与新冠肺炎病魔较量的人民战争、总体战、阻击战中,无论是敢拼敢闯的人民子弟兵,还是最美逆行的"白衣天使";无论是安全防护的守卫者,还是物资运输的志愿者;无论是任劳任怨的环卫工人,还是不惧风雨的社区工作者,不问地域,不分职业,大家用坚韧奋斗、敬业奉献,构筑起防控疫情的钢铁长城,他们的付出是我国取得抗疫重大战略成果的力量源泉。他们中有我们熟知的,如钟南山、张伯礼,也有我们不曾知道名字的,但是无论是谁,他们都是当之无愧的抗疫英雄。"一切民族英雄,都是中华民族的脊梁,他们的事迹和精神都是激励我们前行的强大力量。"①无数抗疫英雄把国家、民族、社会、他人利益放在首位,舍小家、为大家,为了抗击疫情,置个人生死于度外,他们不仅筑起了现实社会中的抗疫防线,更以其忘我奉献、敢于担当为整个社会竖起精神丰碑,筑牢社会精神高地。"历史把那些为共同目标工作因而自己变得高尚的人称为最伟大的人物;经验赞美那些为大多数人带来幸福的人是最幸福的人。"②回望历史,那些铭刻在人类精神丰碑中的英雄,无一不是将小我融入大我,以对国家、民族、社会和他人的价值奉献诠释了自我价值,升华了人生意义。

---

① 习近平:《在颁发"中国人民抗日战争胜利70周年"纪念章仪式上的讲话》,《人民日报》,2015年9月3日。

②《马克思恩格斯全集》(第1卷),人民出版社,1995年,第459页。

（三）对人类共同利益的价值追求是社会价值的重要体现

马克思指出："资产阶级，由于开拓了世界市场，使一切国家的生产和消费都成为世界性的了"①，人类历史正式进入世界历史时期。"过去那种地方的和民族的自给自足和闭关自守状态，被各民族的各方面的互相往来和各方面的互相依赖所代替了"②，全球范围的交往更深入、更广泛、更频繁、更紧密。因此，如果说对于个人而言，社会价值是评价人生价值的重要尺度的话，那么社会价值除了国家和民族利益的视角，人类共同利益也是人的社会价值的重要内容，这在全球化联系日益紧密的今天，显得尤为重要。

病毒没有国界，这次新冠肺炎疫情让全球更加深刻地体会到全人类是一个紧密联结的利益共同体。在中国疫情防控形势最艰难的时候，国际社会给予了中国和中国人民宝贵的支持和帮助。《抗击新冠肺炎疫情的中国行动》白皮书的数据显示，截至2020年5月31日，全球170多个国家领导人、50个国际和地区组织负责人以及300多个外国政党和政治组织向中国领导人来函致电、发表声明表示慰问支持。77个国家、12个国际组织、84个国家的地方政府、企业、民间机构、人士向中国提供了物资捐赠。中国感谢国际社会给予的宝贵理解和支持。当疫情在全球蔓延，中国积极投身疫情防控的国际合作，积极践行人类命运共同体理念。《抗击新冠肺炎疫情的中国行动》白皮书的数据显示，截至2020年5月31日，中国共向27个国家派出29支医疗专家组，已经或正在向150个国家和4个国际组织提供抗疫援助；指导长期派驻在56个国家的援外医疗队协助驻在国开展疫情防控工作，向驻在国民众和华侨华人提供技术咨询和健康教育，举办线上线下培训400余场；地方政府、企业和民间机构、个人通过各种渠道，向150多个国家、地区和国际

---

①②《马克思恩格斯文集》（第1卷），人民出版社，2009年，第35页。

组织捐赠抗疫物资。这些数字的背后，是一个个鲜活的身影，一位位抗疫英雄的无私付出，也彰显了中国人民在中国共产党的领导下，始终秉承的命运与共的价值主张，展示了大爱无疆、守望相助的世界情怀。中国从来不以自我为中心，而是始终把自己放进世界的参照系，从全人类命运与共的高度去看待，为维护全球公共卫生安全做出重要贡献。中国以其对人类共同利益的价值追求，彰显了大国担当，生动践行了构建人类命运共同体的理念。中国抗疫英雄把自己无私无畏的大爱注入了许许多多国家人民的心田，得到了各国人民的称赞，书写了为人类利益而奋斗的光辉篇章，体现了更为宽广、可贵的人生价值追求。

世界正处于何去何从的分岔口，如果固守自己国家和民族的狭隘利益，选择自我隔绝的道路，追求独自解决问题，不仅无益于自身的长期发展，也会影响到整个世界的发展。而唯有从时代背景出发，获得一种世界性的视野和时代性的意识，[①]积极开展国际合作，共同应对全球挑战，才是真正对人民负责、对世界负责、对历史负责的态度。而要实现这些，人类命运共同体理应成为世界共同的价值选择。中国抗疫英雄对于这一时代命题，提交了令人赞叹的完美答卷。

四、中国抗疫英雄彰显新时代英雄主义

英雄是国家的脊梁、民族的砥柱，一个没有自己英雄的国家、民族是悲哀的，是很难自强自立于世界民族之林的。放眼浩瀚的历史长河，英雄寄托了人们的情感、理想和追求，纪念英雄是人类的良知，也是国际社会建立在价值正义基础上的共识。从古至今，凡是为国家、为民族奉献牺牲做出巨大贡献的杰出英雄人物，往往成为凝聚民族情感与国

---

① 参见庞立生：《全球抗疫彰显人类命运共同体理念的世界意义》，《光明日报》，2020年5月7日。

家意志,提振民族精神、推动社会发展的坚实依托,这些杰出的英雄人物受到本国人民的传颂和推崇,甚至跨越国界,成为全人类的共同偶像。几乎每种优秀文化都塑造了各自独特的英雄,都展现了不同文化背景下独特的英雄主义,几乎每个优秀民族,都积淀起厚重的英雄文化诗史,都孕育了令人自豪的英雄文化。英雄文化代表着民族文化价值取向,英雄主义往往成为主流价值观念之一。同时,讲述英雄故事也成为文化"母题"之一。英雄文化是一个国家、一个民族对其英雄共同的历史认同、价值认同、情感认同,是凝聚民族感情与国家意志不可或缺的历史文化土壤与内生力量。英雄文化能唤起更多的勇士、培育更多的英雄、催生更大的能量。尽管中西方英雄主义隶属于不同的文化体系,受到不同文化的影响,随着时代的发展,形成了不尽相同的价值理念,导致形成的英雄主义也各不相同,但英雄文化都是民族精神的结晶,都是民族文化中最壮丽、最动人、最璀璨夺目的瑰宝。

英雄主义文化作为反映着意识形态的文化现象,无疑具有鲜明的民族和国家特色,也具有强烈的历史感和时代感,在阶级社会又具有阶级性。马克思主义坚持从社会物质生活、客观历史条件和人民实践主体作用看待英雄。马克思指出:"人们自己创造自己的历史,但是他们并不是随心所欲地创造,并不是在他们自己选定的条件下创造,而是在直接碰到的、既定的、从过去承继下来的条件下创造。"[1]马克思主义视域下的英雄主义是人民英雄主义、集体英雄主义,在重视人民群众的集体智慧和力量、肯定人民群众是历史的创造者时,坚信英雄是从人民群众中涌现出来的杰出代表,强调把个人的作用摆在集体和人民群众之中,肯定英雄人物在历史发展中的关键和重要作用。中华民族是崇尚英雄、成就英雄、英雄辈出的民族,中国的英雄主义作为一种精神与文

---

①《马克思恩格斯文集》(第二卷),人民出版社,2009年,第669页。

化的基因,已经成为中华民族优秀传统文化的重要内容,一直流贯和奔腾在中华民族几千年的血脉之中,女娲补天、夸父逐日、精卫填海、大禹治水、愚公移山等神话传说,代表着我们民族庄严豪迈的精神追求,闪耀着盖世英雄的风采,展现了中华民族为征服自然适应自然、为求生存而不屈不挠的精神和面对艰难困苦而大无畏的英雄气概。

党在领导人民革命和建设中,形成的革命英雄主义丰富了马克思主义的人民英雄主义、集体英雄主义。毛泽东为人民英雄纪念碑书写的"人民英雄永垂不朽",既是党对革命前辈和英烈的最好纪念,也是坚持马克思主义人民英雄观的宣示。朱德也曾指出:"革命的英雄主义,是视革命的利益高于一切,对革命事业有高度的责任心和积极性,以革命之忧为忧,以革命之乐为乐,赤胆忠心,终身为革命事业奋斗,而不是斤斤于作个人打算;为了革命的利益和需要,不仅可以牺牲自己的某些利益,而且可以毫不犹豫地贡献出自己的生命。革命是群众的事业,因而革命的英雄主义,必然是群众的英雄主义。"[1]中华民族上下五千年的璀璨文明孕育无数英雄,中华民族的英雄们不屈不挠地与自然灾害斗争、与外来侵略斗争、与分裂势力斗争、与剥削阶级的压迫斗争,历经长期奋斗,铸就了中华民族深厚、雄壮的英雄文化。英雄是一个国家和民族的精神脊梁,但英雄不是孤零零的个人和事件,而是彼此关联、相互支撑的群体和事业。始终贯穿于中国气派的英雄群像中的是中国精神文化之中源远流长的以爱国主义为核心的民族精神,爱国、为民、坚韧、不屈已经成为中华民族英雄文化中的核心要素。

社会主义中国倡导的英雄主义是人民英雄主义、集体英雄主义,遵循的是集体主义基本道德原则。社会主义的英雄主义不再是远离我们的传奇和神话,而是成长于日常生活中的普通人的精神表达,是散发出

---

[1]《朱德选集》,人民出版社,1983年,第117页。

时代光芒的集体主义的英雄主义。这与西方倡导的以唯心主义、个人主义为基础的个人英雄主义有着本质的区别。德国哲学家黑格尔虽然认为伟大人物、盖世英雄受制于自己的时代，但能够使自己的个人目的与历史必然性协调起来，从而在自己的实际奋斗行动中实现历史重托。"正如时代本身为这些巨人创造一样，时代本身也创造了这些巨人。正如这一民族本身是这些英雄实现其业绩的工具一样，反过来，这些英雄也是自己的时代和自己的民族精神工具。"①黑格尔有时代造就英雄的思想，但在根本上，他把民族的存在和发展看作是英雄实现其功绩的工具，这就把英雄凌驾于人民之上，否认了英雄来自人民和人民群众在历史发展中的决定性作用，是唯心主义历史观、英雄观。英国文学家、思想家托马斯·卡莱尔也认为："我们所见到的世界上存在的一切成就，本是来到世上的伟人的内在思想转化为外部物质的结果，也是他们思想的实际体现和具体化。可以恰当地认为，整个世界历史的精华，就是伟人的历史。"②卡莱尔列举和描述了六类英雄，即神明、先知、诗人、教士、文人、帝王，他对文人英雄倍加推崇。卡莱尔把客观存在看作伟人内在思想转化的结果，这是其唯心主义、个人英雄主义的体现。个人英雄主义产生的深层社会根源是生产资料私有制和剥削阶级的存在，其肯定英雄行为的结果最根本的是为少数人和剥削阶级服务的。而集体英雄主义、人民英雄主义代表先进阶级和劳动人民的利益，充满为社会主义、共产主义事业奋斗到底的革命精神，把为最广大人民利益服务作为根本价值追求。

百年来，党团结带领人民进行的伟大社会革命和自我革命，在极端

---

① [苏联]米·费·奥甫相尼科夫：《黑格尔哲学》，侯鸿勋、李金山译，生活·读书·新知三联书店，1979年，第297~298页。
② [英]托马斯·卡莱尔：《论历史上的英雄、英雄崇拜和英雄业绩》，周祖达译，商务印书馆，2010年，第1页。

困境中发展壮大,在濒临绝境中突出重围,在困顿逆境中毅然奋起,其间涌现了无数的英雄,孕育了包括邱少云、雷锋、麦贤得等"最可爱的人"军人群体;孕育了包括"铁人"王进喜、农村先进模范代表申纪兰等工农大众英雄;孕育了包括钱学森、黄大年等为代表的科学家、知识分子群体;孕育了包括焦裕禄、孔繁森等为民服务、鞠躬尽瘁的好干部群体。他们前赴后继,为争取民族独立、实现国家富强、促进世界和平而英勇献身;他们牺牲小我,服从大局,以鲜血浇灌理想,用生命捍卫信仰,构筑起一座座不朽的精神丰碑;他们视集体利益高于一切,在革命斗争中舍己为公,不怕牺牲,敢于为真理冲锋陷阵,把个人的成绩和荣誉归功于人民群众和集体,书写了中国革命、建设、改革进程中新的英雄文化。我国新民主主义革命和社会主义革命时期形成的革命英雄主义是集体英雄主义的具体体现,社会主义建设和改革时期的英雄模范谱写了集体英雄主义新篇章。习近平总书记指出:"近代以来,一切为中华民族独立和解放而牺牲的人们,一切为中华民族摆脱外来殖民统治和侵略而英勇斗争的人们,一切为中华民族掌握自己命运、开创国家发展新路的人们,都是民族英雄,都是国家荣光。中国人民将永远铭记他们建立的不朽功勋!"①这是对中华民族英雄的历史作用和贡献的充分肯定与褒奖。

英雄和英雄主义是推动人类进步的巨大力量,在这场抗疫伟大斗争中,中国抗疫英雄大力传承和发扬先辈英雄们身上的家国情怀和民族气节,高扬中国人民在长期奋斗中培育、继承、发展起来的伟大民族精神和时代精神,再次奏响新时代英雄主义凯歌,是生命至上、举国同心、舍生忘死、尊重科学、命运与共伟大抗疫精神的生动体现。新时代

---

① 习近平:《在颁发"中国人民抗日战争胜利70周年"纪念章仪式上的讲话》,《人民日报》,2015年9月3日。

全党全国各族人民勠力同心、众志成城、共克时艰,进行了一场史诗般的抗疫人民战争、总体战和阻击战,再次考验和磨砺了中华民族的精神意志,展现和锤炼了中华民族的英雄主义精神。中国的抗疫英雄们展示的是"国而忘家、公而忘私"的集体主义情怀,是"精忠报国、舍生取义"的爱国精神,是"一方有难、八方支援"的大爱理念,是"不破楼兰终不还"的斗争精神。他们不负这个伟大的时代所给予的重托,以坚毅、智慧和勇气保卫人民的健康和生命。他们是一个巨大、伟大的英雄群体,近400名党员、干部为保卫人民生命安全献出了宝贵生命,用生命书写了英雄事迹。也正是这个伟大的英雄群体,在不到一个月的时间里治愈了16155位被新冠病毒感染的病人,有效地阻止了新冠病毒疫情在更大范围的蔓延。抗疫英雄们在关键时刻有担当、有魄力,站得出来、冲得上去,在危急关头有定力、有能力,临危不乱,大力弘扬"精准防控、精心救治"的科学精神,让世人再次感受到,风雨来袭时,英雄是最重要的保障、最可靠的依托。抗疫英雄们秉持人类命运共同体理念,既对本国人民生命安全和身体健康负责,也对全球公共卫生事业尽责,为保护中国人民和全世界人民的生命健康做出了重大贡献。其先进事迹是新时代人民英雄主义、集体英雄主义的鲜明体现,其所折射出的以爱国主义为核心的民族精神是社会主义核心价值体系和价值观的基本内容,其所展现的英雄精神让人民英雄主义、集体英雄主义的光芒再次照耀伟大的中国,既为抗击新冠病毒这个全球公敌做出了榜样,也为人类英雄文化的不断丰富贡献了中国范例和楷模。

弘扬新时代抗疫英雄精神必须反对历史虚无主义和文化虚无主义。历史虚无主义和文化虚无主义是虚无主义思潮的两种不同表现形式,它们是当代中国客观存在的社会思潮之主要表现。历史虚无主义聚焦历史,是以"虚无化"真实历史、"真实化"虚假历史为基本特征,以所谓"重新评价历史"为名,借否定和歪曲中国共产党历史和中华人民共和国历史,进而否定党的根本领导地位、马克思主义在意识形态领域的指导地位、社会主义道路和人民民主专政的错误思潮。文化虚无主义则聚焦文化,是以彻底否定民族文化传统、主张全盘西化为基本特征,以矮化中华优秀传统文化,质疑革命文化,消解社会主义先进文化为手段,妄图达到动摇中华文化立场、销蚀社会主义核心价值观、兜售西方价值观的目的的错误思潮。①

　　党的十八大以来,以习近平同志为核心的党中央基于对意识形态领域斗争形势的清醒判断和科学把握,站在党和国家全局的战略高度,围绕意识形态工作作出一系列重要论述,包括历史和文化虚无主义在内的各类错误思潮得到有效遏制。然而不能忽视的是,意识形态领域的斗争具有长期性、艰巨性和复杂性等特点,影响意识形态安全的各类错误思潮在短时期内很难完全销声匿迹。尤其是2020年初以来,一场前所未有的新冠肺炎疫情席卷全球,对世界经济和发展态势产生了重大影响,对全球格局和国际秩序造成了巨大冲击,对全球治理体系提出了新的要求,疫情前就已出现的民粹主义和自由主义思潮等问题,疫情后进一步加剧,客观上也加速了"百年未有之大变局"的世界历史进程。世界局势更趋复杂多变,国内外意识形态领域的斗争形势更为艰巨复杂,中西方在意识形态领域的较量也更加尖锐激烈。在此背景下,历史虚无主义和文化虚无主义沉渣泛起并相互勾连,其传播呈现出一些新形态和新特点,其中虚无化、娱乐化和丑陋化英雄人物就是一个不容忽视的趋向。

　　英雄人物是国家和民族的脊梁,英雄精神是爱国主义和集体主义的集中体现,英雄文化是国家和民族奋发向上的重要精神力量。纵观中国

---

　　① 参见孙丽珍、李泽泉:《文化虚无主义的表现、本质及治理》,《红旗文稿》,2018年第9期。

革命、建设和改革的各个历史时期,每一点成就都不是随随便便取得的,而是靠一代又一代英雄先烈挺身而出、浴血奋战换来的。回望中华民族从站起来、富起来到强起来的历史征程,每一阶段的跨越都不是随随便便实现的,正是因为有许许多多无怨无悔、倾情奉献的仁人志士精忠报国、无私奉献,中国精神才得以弘扬,中国奇迹才得以取得,民族独立和国家富强才得以实现。崇尚英雄,学习英雄,捍卫英雄,本应是全社会自觉坚持的良知和价值共识,应是人们自觉坚持的责任和义务,然而一些居心叵测的人却放弃对历史真相和英雄人物的承认和尊重,打着"戏说""解构"和"还原历史真相"的旗号,根据自己的主观臆想和个人偏好,罔顾历史事实,对英雄人物随意武断地发表各种不负责任的虚假言论。他们或以偏概全,无限放大英雄人物的缺点;或以假乱真,肆意诋毁英雄人物的事迹;或娱乐至上,为迎合人们的猎奇心态而娱乐化英雄;或颠倒黑白,污蔑爱国爱党的英雄却洗白叛党叛国的反动分子,这种"虚无英雄"的丑恶行径是一种典型的历史虚无主义和文化虚无主义,其目的是通过否定英雄人物事迹的真实性、品质的高尚性、信念的坚定性和观念的科学性,否定社会主义核心价值观,进而割断全党全社会共同奋斗的思想基础,削弱民族凝聚力和向心力,弱化民族和国家认同,消解政治和文化认同,进而以历史和文化的虚无实现对制度和道路的虚无。

"今天,中国正在发生日新月异的变化,我们比历史上任何时期都更加接近实现中华民族伟大复兴的目标。实现我们的目标,需要英雄,需要英雄精神。"[1]习近平总书记曾强调,中华民族是崇尚英雄、成就英雄、英雄辈出的民族,和平年代同样需要英雄情怀。[2]在这次抗击新冠

[1] 习近平:《在颁发"中国人民抗日战争胜利70周年"纪念章仪式上的讲话》,《人民日报》,2015年9月3日。
[2] 参见《习近平春节前夕赴江西看望慰问广大干部群众 祝全国各族人民健康快乐吉祥 祝改革发展人民生活蒸蒸日上》,《人民日报》,2016年2月4日。

肺炎疫情人民战争、总体战、阻击战中，无论是大爱无疆、肝胆相照的最美逆行者，还是舍生忘死、义无反顾的生命守护者，抑或是守望相助、众志成城的社会担当者，平凡的人们在平凡的岗位上成就了不平凡的事，他们当之无愧是新时代真正的英雄，是新时代最可爱的人。每一个为党为国挥洒汗水辛勤劳动的奋斗者都是英雄，对一切为党、为国家、为人民做出奉献和牺牲的英雄人物，我们都要学习他们的品质，发扬他们的精神，从他们身上汲取奋发前进的力量。新形势新挑战下，我们更要学习英雄精神。对一切"虚无英雄"的历史虚无主义和文化虚无主义行径予以坚决批判和反制，做到习近平总书记所强调的，"对中华民族的英雄，要心怀崇敬，浓墨重彩记录英雄、塑造英雄，让英雄在文艺作品中得到传扬，引导人民树立正确的历史观、民族观、国家观、文化观，绝不做亵渎祖先、亵渎经典、亵渎英雄的事情"①。

天地英雄气，千秋尚凛然。英雄事迹不容历史虚无主义和文化虚无主义"虚无"，英雄之名不容历史虚无者和文化虚无者们亵渎。崇尚英雄、捍卫英雄、学习英雄、关爱英雄，既是对历史和良知的尊重，又是对正义和道德的坚持，也是对信仰和未来的守望。让崇尚英雄、捍卫英雄化为价值共识，让学习英雄、关爱英雄变为行动自觉，长此以往，英雄史诗必将代代相传，历史虚无主义和文化虚无主义自身终将被"虚无"。

第三节　在新征程上争做英雄

面对新冠肺炎疫情这场新中国成立以来传播速度最快、感染范围最广、防控难度最大的突发公共卫生事件，抗疫英雄们舍小我为大我，

---

① 《习近平讲故事："英雄是民族最闪亮的坐标"》，《人民日报·海外版》，2019年6月20日。

乐于奉献、敢于担当,积极投身于抗击疫情的行动中。我们讴歌英雄,赞美英雄,我们也需要英雄,更需要人人都能够争做英雄。值此百年未有之大变局之际,新冠肺炎疫情带来更大的不确定性,实现中华民族伟大复兴的中国梦将面临更为复杂的形势。全国各族人民要在中国共产党的领导下,学习抗疫英雄的精神品质,紧跟抗疫英雄的前进步伐,在学习英雄、争做英雄中开启全面建设社会主义现代化国家新征程,不断推进新时代中国特色社会主义事业。

一、建设现代化强国需要英雄

每一个时代都有各自不同的时代课题,需要并召唤不同的时代英雄。在党的领导下,经过百年奋斗,中华民族迎来了从站起来、富起来到强起来的伟大飞跃,来到一个新的历史起点。习近平总书记强调:"今天,中国正在发生日新月异的变化,我们比历史上任何时期都更加接近实现中华民族伟大复兴的目标。实现我们的目标,需要英雄,需要英雄精神。我们要铭记一切为中华民族和中国人民做出贡献的英雄们,崇尚英雄,捍卫英雄,学习英雄,关爱英雄,勠力同心为实现'两个一百年'奋斗目标、实现中华民族伟大复兴的中国梦而努力奋斗!"[1]向第二个百年奋斗目标进军、建设社会主义现代化强国,迫切需要英雄,需要英雄精神。

(一)解决新时代中国社会主要矛盾需要英雄作表率

党的十九大对新时代我国社会主要矛盾作出了新的重要论断:我国社会主要矛盾已经转化为人民日益增长的美好生活需要和不平衡不充分的发展之间的矛盾。经过长期努力,我国社会生产力总体水平已

---

[1]《习近平在纪念中国人民抗日战争暨世界反法西斯战争胜利70周年系列活动上的讲话》,人民出版社,2015年,第19页。

经大幅度提升,已经解决了温饱问题,实现了总体小康,全面建成小康社会取得伟大历史性成就。同时,发展不平衡不充分的问题更加突出,成为满足人民日益增长的美好生活需要的主要制约因素,成为新时代坚持和发展中国特色社会主义要着力解决的主要问题。随着整体物质文化水平的提高,人们不仅原有的需求升级了,而且产生了新的更广泛的生活需求,期盼有更好的教育、更稳定的工作、更满意的收入、更可靠的社会保障、更高水平的医疗卫生服务、更舒适的居住条件、更优美的环境,期盼着孩子们能成长得更好、工作得更好、生活得更好。相对于人们对美好生活的向往,我们还有许多亟须努力、亟待改进的地方。

中国能够在比较短的时间内取得疫情防控的重大战略成果,有赖于大量抗疫英雄的无私奉献、全力以赴。从医生到护士,从社区民警到基层网格员,从建筑工人到货车司机,从快递小哥到青年志愿者,从居委会大妈到农村村支书……在战胜疫情这个共同的目标下,他们尽心竭力,以实际行动呵护着人民群众的生命安全和身体健康。正是由于他们的坚守与奉献,中国才能够迅速克服重重困难,取得疫情防控阻击战的重大战略成果。

新时代,人民对美好生活的需要包含更广,内容更加多姿多彩,对经济、政治、文化、社会、生态等各个方面都提出新的要求。为了满足这些全方位、多层次的需求,不仅需要我们破除一切制约生产力发展的障碍,更需要我们树立新发展理念,实现共同富裕。而这一切有赖于我们统筹推进"五位一体"总体布局、协调推进"四个全面"战略布局,有赖于社会的全面进步,需要全社会各个地方、各个行业、各个领域产生大批埋头实干、艰苦奋斗的劳动英雄,在实践中发挥模范带头作用,带动广大人民群众齐心协力,共同推动经济社会协调发展。

(二)培育和践行社会主义核心价值观需要英雄作标杆

党的十八大以来,中国共产党站在新时代党和国家事业发展全局的高度,强调意识形态工作是一项极端重要的工作,作出一系列重大决策,实施一系列重大举措,推动宣传思想工作取得历史性成就和历史性变革,马克思主义在意识形态领域的指导地位更加巩固。同时,国内伴随经济社会变革而出现的多样化社会思潮、多元价值观念依然颇有市场,国外资本主义意识形态渗透不断强化,它们共同形成对主导意识形态的冲击。

此次疫情不仅是对公共卫生治理体系和治理能力的一次大考,也是对意识形态安全的一次大考。无论是中国疫情发生之初,还是中国人民尽心竭力共同抗疫的时候,不少西方媒体和舆论带着傲慢和偏见,发表了歧视性、挑衅性言论,一些西方国家借机挑起对中国制度的攻击,国内少数人则故意抹黑中国的抗疫举措,对党和政府为确保人民群众生命安全和身体健康所做的各种努力视而不见,却趁机大肆宣扬西方的意识形态和价值观念。面对西方有的国家有意"甩锅"而国内有人歪曲中国疫情防控工作的行为,张伯礼院士义正词严地批评他们没有爱国情怀,抨击他们扭曲的价值观。张伯礼院士不仅用高超的医术医治生理病毒,还以大无畏的气概医治精神病毒。以张伯礼院士为代表的抗疫英雄,他们的身上生动地体现着中华民族精神和社会主义核心价值观,他们的英雄事迹是面向社会开展社会主义核心价值观教育的最好素材。

增强文化影响力、建设中华民族共有的精神家园,是建设社会主义现代化强国的应有之义,在这一过程中发挥社会主义核心价值观的精神导向作用、树立中国特色社会主义文化自信显得尤为重要。尤其面对多元文化和多元价值观念的冲击,"培育和弘扬核心价值观,有效整合社会意识,是社会系统得以正常运转、社会秩序得以有效维护的重要途径,也是国家治理体系和治理能力的重要方面"①。新时代,继续巩固马克思主义在意识形态领域的根本指导地位,巩固全党全国各族人民团结奋斗的共同思想基础,需要学习广大抗疫英雄在关键时刻勇于担当使命,需要大力彰显新时代人民英雄的精神品格,需要大量培育和践行社会主义核心价值观的先行者,鼓励并呼唤更多的英雄引领时代风尚。

(三)构建人类卫生健康共同体需要倡导英雄文化

随着经济全球化和信息技术的迅猛发展,各国之间互相合作、互相依存的程度越来越强,国与国之间的命运从未像今天这样紧密相连、休戚与共,人类仿佛生活在同一个地球村,形成了你中有我、我中有你的命运共同体。人类在社会发展进步的过程中,需要共同面对、合作应对的挑战和问题也越来越多。习近平总书记指出:"没有哪个国家能够独自应对人类面临的各种挑战,也没有哪个国家能够退回到自我封闭的孤岛。"②党的十八大以来,习近平总书记一再倡导构建人类命运共同体,努力推动世界各国开展全球合作,齐心协力共同应对挑战。

这次疫情在全世界范围内的流行,再次说明病毒没有国界,疫病不分种族,再次说明人类是一个休戚与共的命运共同体。各国人民只有携起手来,守望相助,才能共同应对这样的重大突发事件。2020年3月,习近平主席就法国发生新冠肺炎疫情向马克龙总统致电慰问时首次提出"打造人类卫生健康共同体"的理念。5月18日,在第73届世界卫生大会视频会议开幕式上,习近平主席发表了《团结合作战胜疫情共同构建人类卫生健康共同体》的致辞,对该理念进行系统阐释。中国秉持构建人类命运共同体、卫生健康共同体理念,既对本国人民生命安全和身体健康负责,也对全球公共卫生事业尽责,不仅在较短的时间内

① 《习近平谈治国理政》(第一卷),外文出版社,2018年,第163页。
② 习近平:《决胜全面建成小康社会 夺取新时代中国特色社会主义伟大胜利——在中国共产党第十九次全国代表大会上的报告》,人民出版社,2017年,第58页。

扭转国内疫情局势,而且始终本着公开、透明、负责任的态度,及时与世卫组织及相关国家保持密切联系,尽己所能为有需要的国家提供大量支持和帮助。广大医护人员以生命呵护生命的壮举为全世界的抗疫提供了中国答案,中国的严密防控,更是以巨大的自我牺牲为其他国家的疫情防控赢得了宝贵的窗口期。

无论是医护人员个体还是我们国家,在这种特殊背景之下,他们的英雄表现源于中国人民、中华民族勇于担当、以天下为己任的优良传统,源于马克思主义尊重人民群众主体地位、强调集体利益的集体主义英雄文化。中国作为一个负责任的大国,将继续推进疫情防控国际合作,同世界各国分享疫情防控的中国经验、中国智慧,向应对疫情能力薄弱的国家和地区提供帮助,同各国一道促进全球公共卫生事业发展,推动构建人类卫生健康共同体,并在其中担负起更重要的国际责任。习近平总书记倡导打造人类卫生健康共同体,中国集体主义的英雄文化是中国文化、中国力量的重要组成部分,其中体现出来的精神特质,能够在这一过程中提供重要的精神动力和精神支撑。

二、应对风险考验需要英雄

人民群众是历史的创造者,是推动历史发展的决定力量,其中的英雄人物往往在一个特定历史时期内对社会发展有着突出影响、发挥重要作用。沧海横流,方显英雄本色。越是在艰苦困难之际,越需要英雄人物发挥作用。列宁指出:"历史早已证明,伟大的革命在其斗争过程中会造就伟大的人物,使过去看来不可能发挥的才能发挥出来。"[1]党的十九大关于中国社会发展有一个重要判断:未来的发展还需要付出更为艰巨、更为艰苦的努力,党要团结带领人民有效应对重大挑战、抵御

---

[1]《列宁选集》(第三卷),人民出版社,2012年,第712页。

重大风险、克服重大阻力、解决重大矛盾,必须进行具有许多新的历史特点的伟大斗争。应对前行途中的风险考验,需要发挥英雄人物的重要作用,以只争朝夕、奋发有为的奋斗姿态和越是艰险越向前的斗争精神,带动和影响更多的人奋勇前进。

（一）防范化解重大风险需要学习抗疫英雄的胆略本领

新时代坚持和发展中国特色社会主义,总的形势是好的,我国发展仍然处于重要战略机遇期。但是,外部环境的深刻变化和我国改革发展稳定面临的新情况新问题新挑战,使得我们在经济、科技、社会、外部环境、意识形态等领域仍然面临着重大风险,必须始终保持高度警惕。防范化解重大风险,是三大攻坚战之首,是实现"两个一百年"奋斗目标必须"啃"下的"硬骨头"。

习近平总书记强调:"防范化解重大风险,需要有充沛顽强的斗争精神。领导干部要敢于担当、敢于斗争,保持斗争精神、增强斗争本领,年轻干部要到重大斗争中去真刀真枪干。"①新冠肺炎疫情期间,暴露出我们在公共卫生领域存在着一些短板和不足,而此次疫情防控也可看作是我们化解特定领域重大风险的一次重要实践。疫情防控中各行各业涌现出了许多可歌可泣的抗疫英雄,他们自身的专业知识和科学素养是对抗疫情的强大武器,他们身上体现出来的敢于担当、积极奉献的精神品质,是打赢疫情防控人民战争、总体战、阻击战的重要法宝。尤其广大党员冲锋在前、以身示范,各级党组织加强自身建设,为抗击疫情提供重要的政治保障。

在全面建设社会主义现代化国家的新征程中,面对各种风险考验,既要保持足够的战略定力,坚定不移地全面深化改革,推动我国经济社

---

① 中共中央党史和文献研究院、中央"不忘初心、牢记使命"主题教育领导小组办公室编:《习近平关于"不忘初心、牢记使命"论述摘编》,党建读物出版社、中央文献出版社,2019年,第225页。

会沿着正确方向前进,又要未雨绸缪、精准研判,妥善应对可能的风险挑战。未来防范化解各领域重大风险,以党的自我革命推动新时代伟大的社会革命,需要学习抗疫英雄们在生死关头不畏牺牲、敢于斗争的革命胆略和面对困难精准施策、善于斗争的科学方略,以掌握防范风险的先手和应对、化解风险挑战的高招,打好防范和抵御风险的有准备之战,打好化险为夷、转危为机的战略主动战。

(二)迎接新挑战需要汲取抗疫英雄的精神力量

没有强大的精神力量,就难以凝聚人心、壮大力量,就会削弱克服困难的勇气和动力。经过一代又一代社会主义建设者的努力,我们比历史上任何时期都更加接近实现中华民族伟大复兴的目标。但正所谓"船到中流浪更急、人到半山路更陡",新时代坚持和发展中国特色社会主义是一场伟大社会革命,我们目前面临的改革发展稳定任务之重前所未有,矛盾风险挑战之多、治国理政考验之大前所未有,涉及内政外交,涵盖经济、政治、社会、文化、军事、外交等多个方面。对此,习近平总书记强调,要积极主动迎接挑战,发扬斗争精神,努力化危为机。

面对困难挑战,当然是要从生产力着手,继续推动经济社会的快速发展,继续增强综合国力,这是我们不断推进新时代中国特色社会主义事业的硬实力、硬保障。"同困难作斗争,是物质的角力,也是精神的对垒。"[1]发扬顽强的斗争精神,培养直面问题、勇于担当、善于斗争的意识,则为有效应对重大风险考验提供坚强的精神支撑。面临各种越来越复杂的风险考验,面对各种难以想象的惊涛骇浪,没有强大的精神动力,就难以凝聚人心、汇集力量,就会削弱克服困难的勇气和信心。中国人民和中华民族在伟大的抗疫斗争中,所形成的生命至上、举国同心、舍生忘死、尊重科学、命运与共的伟大抗疫精神,是中国精神的生动

---

[1] 习近平:《在全国抗击新冠肺炎疫情表彰大会上的讲话》,人民出版社,2020年,第16页。

诠释,丰富了民族精神和时代精神的内涵。面对纷繁复杂的国内外形势,面对艰巨繁重的改革发展稳定任务,"我们要在全社会大力弘扬伟大抗疫精神,使之转化为全面建设社会主义现代化国家、实现中华民族伟大复兴的强大力量"①。

新冠肺炎疫情防控,不仅是人类与病毒之间的斗争,也能够看到不同意识形态、不同社会制度、不同价值观念之间的冲突与斗争。在不同的价值观念之下,有人看到的是光明和人性的光辉,有人看到的却是恐慌和人们的眼泪。面对有些人故意夸大疫情,甚至歪曲事实真相,抹黑党领导人民在疫情防控中的种种努力,以张伯礼院士为代表的抗疫英雄,结合自己的亲身经历对此类言行进行了有力批判,与错误的价值观念展开针锋相对的斗争,并结合中国疫情防控中的真实案例说明了其中体现出来的制度优势,号召广大青少年增强文化自信。弘扬抗疫精神、倡导英雄文化,回答的就是以什么样的精神状态和奋斗姿态去面对风险考验。立足新时代、迎接新挑战、开启新征程,就要学习英雄人物所体现出来的敢于担当、积极进取的精神品质,一方面敢于斗争、善于斗争,克服前进道路上的重重困难,另一方面则通过批判错误的思想言论起到校正导向、振奋人心的作用,为实现中华民族伟大复兴中国梦凝聚力量。

(三)应对外部环境变化需要迎难而上的时代英雄

习近平总书记曾多次强调当今世界正处于百年未有之大变局。当前,国际格局和国际体系正在发生深刻调整,全球治理体系正在发生深刻变革,国际力量对比正在发生近代以来最具革命性的变化。中国正日益走近世界舞台的中央,引起西方大国的焦虑与警惕。之前发生的中美经贸摩擦,已经证明像美国这样的西方大国,对中国的发展态度复杂。

---

① 习近平:《在全国抗击新冠肺炎疫情表彰大会上的讲话》,人民出版社,2020年,第16页。

国际疫情仍在持续蔓延,不稳定不确定因素显著增多,后疫情时代中国将面临更为复杂严峻的外部环境。一方面,世界经济下行风险加剧,疫情过后很多国家会重新评估本国的产业结构、经济政策,保护主义抬头的潜在风险不断增长,影响中国对外经济发展。另一方面,个别西方国家在疫情防控中应对不当,造成重大损失后急于甩锅,借新冠病毒污名化中国,肆意制造"政治病毒",希望借疫情持续打压中国。因此,今后一个时期,我们将面对较多逆风逆水的外部环境。习近平总书记强调,我们要"做好较长时间应对外部环境变化的思想准备和工作准备"①。

应对这种严峻复杂的局面,既需要大无畏的英雄气概,又需要足够的政治智慧。在疫情防控过程中,中国已经充分展现出负责任大国的国际担当,不仅及时向世界通报疫情发展情况及疫情防控的科研进展,而且在国际疫情持续蔓延之际,通过派遣医疗专家团队,提供检测试剂、口罩、防护服等方式进行援助,为全球战"疫"贡献中国力量。后疫情时代,我们既要保持足够的战略定力,继续向国际社会展示合作发展的意愿,继续以实际行动践行人类命运共同体理念,同时也要敢于斗争,有所作为,以大无畏的英雄气概迎难而上,积极参与全球治理,发挥更大的国际影响力。

三、崇尚英雄凝聚奋进力量

一个崇尚英雄的国家才会诞生英雄,一个捍卫英雄的国家才会英雄辈出。习近平总书记在2018年全国宣传思想工作会议上号召:"要广泛开展先进模范学习宣传活动,营造崇尚英雄、学习英雄、捍卫英雄、

---

① 习近平:《在全国抗击新冠肺炎疫情表彰大会上的讲话》,人民出版社,2020年,第26页。

关爱英雄的浓厚氛围。"①

（一）宣传抗疫英雄事迹 弘扬伟大抗疫精神

在疫情防控中，无数英雄人物挺身而出，主动扛起战"疫"的重要责任。他们在和平年代面临生死考验之时，不计报酬、无论生死，舍小家为大家，以生命守护希望。他们继承了千百年来优秀中华儿女为国为民勠力奋斗的优秀品质，是我们民族的脊梁，是中国精神的时代化身。在全面建设社会主义现代化国家的征程中，要加强对抗疫英雄的宣传表彰，让他们成为引人向前、催人奋进的精神坐标，通过他们的英雄事迹汇聚起激励我们实现中华民族伟大复兴的磅礴力量，用他们身上所承载的抗疫精神营造奋发向上的社会氛围。

要讲好抗疫故事，宣传英雄事迹。新冠肺炎疫情影响到每个人的日常生活与工作，每个人都亲身参与其中。在疫情防控期间涌现出来的无数恪尽职守、默默奉献、舍生忘死、冲锋陷阵的人与事，都发生在大家的身边，为大家所熟识。这些抗疫英雄们既平凡又高尚。说其平凡，是因为他们是如你我一样的普通人，并不是生来就是英雄，平日里过着平淡的生活、真实的日子；说其高尚，是因为他们在抗疫的战场上敢于迎险而行，在需要的时候爆发出非凡的能量，用血肉之躯筑起了疫情防控的铜墙铁壁。讲述好这些可歌可泣的凡人壮举，讲述好中国人民疫情防控的生动实践，可以全景式地展示中国抗疫的众志成城和英勇奋战，起到强信心、暖人心、聚民心的作用，极大地鼓舞士气、振奋精神、凝心聚力、团结向前，彰显中国人民团结一致、共克时艰的英雄壮举。

要弘扬抗疫精神，倡导英雄文化。抗疫英雄们对整个社会的影响，不仅仅是抢救生命、抗击疫情，他们身上的宝贵精神品质也是整个社会

---

① 《习近平在全国宣传思想工作会议上强调 举旗帜聚民心育新人兴文化展形象 更好完成新形势下宣传思想工作使命任务》，《人民日报》，2018 年 8 月 23 日。

弥足珍贵的精神财富。不仅要宣传他们的英雄事迹，更要宣传他们所承载的伟大抗疫精神，宣传他们身上的家国情怀，宣传他们的责任与担当，宣传他们不怕牺牲、勇于奉献的精神。当新冠肺炎疫情直接影响着人民的生命安全和身体健康时，面对生与死的考验，千千万万个医务工作者、公安干警、媒体记者等，怀着对父母妻儿的牵挂毅然决然走上抗疫最前线，展现了新时代英雄的中国人民心中有大爱、行为有担当的精神风采。加强对这种精神品质的弘扬与倡导，有利于抵制历史虚无主义、文化虚无主义，有利于凝聚推动中华民族奋勇前行的精神财富，有利于营造团结一致、奋发有为的社会氛围。

（二）切实关爱抗疫英雄 有效落实英雄待遇

面对突如其来的疫情，抗疫英雄用他们的血肉之躯呵护我们的生命安全，他们是当之无愧的时代英雄，是我们这个时代"最可爱的人"。但抗疫英雄并非脱离现实生活、不食人间烟火的特殊存在，他们也有各自的烦恼与生活中的难题。我们要尊崇英雄，将他们作为我们学习的标杆，但并不是要将英雄当作纯粹的偶像供奉起来，更不是要将他们视为无所不能的存在。英雄也有现实的烦恼需要解决。医务工作者冒着极大风险奋战在抗疫第一线时，心中并非全无牵挂，每个抗疫英雄的背后承载的都是一个家庭的挂念。我们尊崇英雄，对他们的英雄行为当然要肯定要颂扬，尽可能给他们提供各种支援和帮助。尤其当疫情这种特殊的社会状态结束后，当社会逐步恢复常态，一切都归于平静的时候，我们还能够牢记今天对他们的颂扬与褒奖，还能够真正地关爱他们，才更能体现我们对英雄的真实态度。对抗疫英雄最大的尊重，就是要将他们当作有血有肉、活生生的个体，去理解他们在现实中的苦恼，了解他们的现实诉求。唯其如此，才能更加深刻地体会到他们的光荣与伟大。

英雄就应该有英雄的待遇。为了加强对抗疫一线工作人员的保护和关心,中央应对新冠肺炎疫情工作领导小组印发《关于全面落实进一步保护关心爱护医务人员若干措施的通知》《关于全面落实疫情防控一线城乡社区工作者关心关爱措施的通知》等文件,提出了具体措施以奖励抗疫英雄,解决他们的实际困难。国家卫健委等三部门表彰全国卫生健康系统新冠肺炎疫情防控工作先进集体和先进个人,全国各地也纷纷采取相应办法,奖励、表彰抗疫一线的先进工作者。当各地援鄂医疗队结束任务返回家乡的时候,各地纷纷以最高礼遇迎接他们。这既是人们对他们英雄壮举的感恩和褒扬,同时也是时代对抗疫英雄伟大抗疫精神的召唤,诠释着对人民英雄的崇敬,以吸引更多的人以他们为榜样和楷模,努力成为新时代的英雄。

(三)完善尊崇英雄的制度建设 提供争做英雄的丰沃土壤

推进新时代中国特色社会主义伟大事业、实现中华民族伟大复兴中国梦,需要大量有理想、有担当、有本领的时代英雄。从来没有什么生而勇敢,英雄只是在关键时刻选择了无畏,选择了迎难而上。要形成大家自觉向英雄学习、争做时代英雄的良好社会氛围,就必须从根本上继续完善相关的制度建设,逐步建立起尊重英雄、表彰英雄、关爱英雄的体制机制,为英雄人物的产生提供良好的制度土壤。

近年来,我们已经在尊崇英雄、捍卫英雄的制度建设方面有了长足进步。除了评选"最美奋斗者"、表彰劳动模范和先进工作者等常规工作外,还设立了烈士纪念日,使纪念烈士成为一种法律规定的国家仪式,在隆重的仪式中突出铭记历史、尊崇英雄的主题;颁布实施《中华人民共和国英雄烈士保护法》,对英雄烈士的事迹和精神的保护从此有法可依;颁发"中国人民抗日战争胜利70周年"纪念章,宣示中国人民铭记历史、缅怀先烈、珍爱和平、开创未来的坚定决心;建立健全党和国家功勋荣誉表彰制度,并于2019年在庆祝中华人民共和国成立70周年之际,举行国家勋章和国家荣誉称号颁奖仪式,将国家最高荣耀授予为党和人民事业建立卓越功勋、做出突出贡献的杰出人士……凡此等等,在切实保护英雄、培育尊崇英雄的社会氛围等方面起到了积极作用。

如何评价英雄、如何对待英雄,体现了一个时代的温度,也体现一个社会的风尚。在推进国家治理体系和治理能力现代化的进程中,完善尊崇英雄的法律法规,以制度建设的方式在最基本的层面规定整个社会对待英雄的基本态度,以规范的方式推动全社会形成尊崇英雄、弘扬英雄精神的良好氛围,既能够充分展现党和国家捍卫英雄、褒奖英雄、尊崇英雄的坚定决心,引起全社会的广泛共识和行动自觉,又能够逐步形成培育英雄的丰沃土壤,鼓励更多的人争当英雄,争做英雄精神的传承者。

四、争做英雄走好新时代长征路

习近平总书记指出:"中华民族是崇尚英雄、成就英雄、英雄辈出的民族,和平年代同样需要英雄情怀。对一切为党、为国家、为人民做出奉献和牺牲的英雄模范人物,我们都要发扬他们的精神,从他们身上汲取奋发的力量,共同为推进中国特色社会主义伟大事业、实现中华民族伟大复兴的中国梦而顽强奋斗、艰苦奋斗、不懈奋斗。"[1]时势造英雄,英雄无愧时势。在民族走向复兴、国家由大向强的关键期,继续走好新时代的长征路,就要捍卫先辈英雄、尊崇英雄品质、争做英雄人物,就要擎起民族复兴的伟大旗帜,保持清醒、坚定前行,完成时代交给我们的使命。

(一)争做坚定理想信念的时代英雄

中国共产党在成立之初就确立了共产主义的理想信念,明确了为中国人民谋幸福、为中华民族谋复兴的初心和使命。理想信念坚定是

---

[1]《习近平春节前夕赴江西看望慰问广大干部群众 祝全国各族人民健康快乐吉祥 祝改革发展人民生活蒸蒸日上》,《人民日报》,2016年2月4日。

中国共产党人的政治优势，初心和使命是激励中国共产党人不断前进的根本动力，它们是中国共产党成立100年来，领导中国人民不断取得革命、建设和改革胜利的胜利之"钥"。没有理想信念，或者理想信念不坚定，精神上就会缺"钙"，就会得"软骨病"，面对前行途中的困难就会悲观失望，面对无处不在的诱惑就会偏离方向。习近平总书记强调："中华民族伟大复兴，绝不是轻轻松松、敲锣打鼓就能实现的。"①新时代坚持和发展中国特色社会主义，将会遭遇各种困难和挑战，只有做到理想信念坚定，才能够确保我们的事业始终保持正确的方向；只有始终不忘初心、牢记使命，才能够坚定不移地朝着预定的目标前进。

在推进中国特色社会主义伟大事业中争做时代英雄，首先就要坚定理想信念，做到不忘初心、牢记使命。就是要坚持马克思主义理论指导，深入学习贯彻习近平新时代中国特色社会主义思想；坚信共产主义的远大理想，将其作为自身的精神追求和安身立命的根本；坚持中国特色社会主义的共同理想，为广大人民群众对美好生活的向往而奋斗；增强"四个意识"，做到"两个维护"，做习近平新时代中国特色社会主义思想的坚定信仰者、忠实实践者；在各种纷繁芜杂的干扰面前，在各式各样的困难面前，始终保持应有的战略定力，坚定中国特色社会主义道路自信、理论自信、制度自信、文化自信，并自觉投身于新时代坚持和发展中国特色社会主义的各项事业中。

（二）争做胸有家国情怀的英雄

爱国主义是中华民族的民族心、民族魂，是近代以来始终推动中国进步发展的重要动因。从"外争主权、内惩国贼"的五四爱国青年到发动工人罢工、农民抗争的工农运动领袖，从愿为保卫国土流尽最后一滴血

---

① 习近平：《决胜全面建成小康社会　夺取新时代中国特色社会主义伟大胜利——在中国共产党第十九次全国代表大会上的报告》，人民出版社，2017年，第15页。

的抗日英雄到社会主义建设时期的英雄模范人物,从开启改革开放新时期大幕的改革先行者到新时代的追梦人,从抗洪抢险、抗震救灾的勇士到此次的抗疫英雄,爱国精神激励着一代又一代有识之士,他们把祖国的利益放在最高位置,为民族振兴而不懈奋斗。爱国是本分,也是职责,是心之所系、情之所归。实现中华民族伟大复兴的中国梦,是当代中国爱国主义的鲜明主题。中国特色社会主义进入新时代,要始终高举爱国主义旗帜,引导人们坚持中国道路、弘扬中国精神、凝聚中国力量,为实现中华民族伟大复兴的中国梦提供精神支柱和强大精神动力。

在推进中国特色社会主义伟大事业中争做时代英雄,就要胸有家国情怀,发扬爱国主义精神。就是要坚持爱国与爱党、爱社会主义的高度统一,坚定不移跟党走,奋力建功新时代;继续推进中国共产党领导的中国特色社会主义伟大事业,以坚定的信念、真挚的情感把新时代中国特色社会主义一以贯之进行下去;始终维护国家利益,在国家和民族需要的时候敢于挺身而出,不惜奉献自己的一切;坚定对伟大祖国、中华民族、中华文化、中国共产党、中国特色社会主义的认同,敢于同危害国家利益的行为作坚决斗争;立强国之志,践报国之行,做新时代爱国主义奋斗者。

(三)争做奉献社会的时代英雄

马克思主义强调,人民是历史的创造者,群众是真正的英雄。必须坚持人民主体地位,树立群众观点,把人民对美好生活的向往作为奋斗目标。中华民族的有识之士一向有着"先天下之忧而忧,后天下之乐而乐"的优良传统,每每到重要的历史关头,总不乏各路英雄豪杰挺身而出,保护着广大人民的利益,推动社会进步。新冠肺炎疫情防控中,不少抗疫英雄以为人民服务、为社会奉献为荣,舍小家为大家,不顾个人安危投入到一线战"疫"中去。尤其许多"90"后甚至"00"后的青少年,在疫情来临之际主动请缨,以为人民服务的实际行动践行了自己的使命担当,证明了自己无愧于时代新人的称号。习近平总书记提出:"中国梦归根到底是人民的梦,必须紧紧依靠人民来实现,必须不断为人民造福。"①只有将个人追求与国家前途、民族命运、人民幸福联系在一起,才能自觉自愿地把自己的一生奉献于利国利民的事业。

在推进中国特色社会主义伟大事业中争做时代英雄,就是要树立为人民服务、为社会奉献的人生观,主动将个人梦融入中国梦之中。就是要主动将个人的追求与国家社会的需要紧密结合起来,将个人之小我投入到社会大我之中,在推动国家发展、社会进步中获得个人更大的发展,实现社会价值的同时最大限度地实现个人价值;把自己的目标与人民的向往、民族的梦想紧密相连,在追逐梦想的过程中为中国梦的实现贡献力量。

(四)争做艰苦奋斗的时代英雄

空谈误国,实干兴邦。毛泽东曾经指出:"艰苦奋斗是我们的政治本色。"②邓小平曾告诫全党:"世界上的事情都是干出来的,不干,半点马克思主义也没有。"③习近平总书记多次强调:"人世间的一切幸福都需要靠辛勤的劳动来创造。"④疫情防控中10天建成"火神山"医院、12天竣工"雷神山"医院,那是数万名建设者夜以继日辛勤工作的结果。能够在异常困难的条件下创造这样的中国速度、中国奇迹,有赖于从设计师到建筑工人无私奉献的品格和平日里练就的过硬本领。习近平总书记强调:"中国特色社会主义不是从天上掉下来的,是党和人民历尽千辛万苦、付出巨大代价取得的根本成就。"⑤新时代,我们要接过历史

---

① 《习近平谈治国理政》(第一卷),外文出版社,2018年,第40页。

② 《毛泽东文集》(第七卷),人民出版社,1999年,第162页。

③ 中共中央文献研究室编:《改革开放三十年重要文献选编》(下册),中央文献出版社,2008年,第1688页。

④ 《习近平谈治国理政》(第一卷),外文出版社,2018年,第4页。

⑤ 《习近平谈治国理政》(第二卷),外文出版社,2017年,第36页。

的接力棒,继续为实现中华民族伟大复兴奋发图强,做创造美好生活的奋斗者。

在推进中国特色社会主义伟大事业中争做时代英雄,就要立足本职、苦干实干,在平凡的工作岗位上创造英雄事迹。新时代知识更新加快,科技飞速发展,既为大家的成长提供了广阔舞台,也对广大劳动者和建设者的能力素质提出了更高要求。争做实干英雄,就要勤于学习、勇于实践,不断提高内在素质,锤炼过硬本领。任何美好的理想都不可能唾手可得,实现中华民族伟大复兴的中国梦,需要我们始终保持艰苦奋斗的前进姿态,在推进中国特色社会主义伟大事业的新长征路上奋勇搏击。

第七章　疫情里看未来

当今世界正在经历百年未有之大变局，当代中国正处于近代以来最好的发展时期。面对新冠肺炎疫情的大考，以习近平同志为核心的党中央高度重视，坚持人民至上、生命至上，把人民生命安全和身体健康放在第一位。习近平总书记亲自指挥、亲自部署，领导全党全国各族人民迅速打响疫情防控的人民战争、总体战、阻击战。经过艰苦卓绝的努力，疫情防控取得重大战略成果，经济增长率先实现由负转正，统筹疫情防控和经济社会发展工作取得重大成果，充分彰显了中国共产党领导和中国特色社会主义制度的显著优势。

新冠肺炎疫情全球大流行使百年未有之大变局加速变化，国际经济、科技、文化、安全、政治等格局都在发生深刻调整，世界进入动荡变革期。中国已进入高质量发展阶段,发展具有多方面优势和条件,同时发展不平衡不充分问题仍然突出。中国发展仍然处于重要战略机遇期。中国克服新冠肺炎疫情的影响,脱贫攻坚任务如期完成,"十三五"圆满收官,"十四五"全面擘画,全面建成小康社会取得伟大历史性成就,开启全面建设社会主义现代化国家新征程。中国将坚持和完善中国特色社会主义制度,站在历史正确的一边,顺应经济全球化潮流,积极参与引领全球治理体系改革,为应对全球共同挑战提供中国智慧和中国方案。维护和践行多边主义,推动构建人类命运共同体,共同创造人类更加美好的未来。

第一节　中华民族伟大复兴的前进步伐势不可当

突如其来的新冠肺炎疫情虽然给中国经济社会发展带来严峻挑战,但这丝毫不能阻挡中华民族伟大复兴的发展进程。回顾一路走来的奋斗历程,我们可以清晰地看到,不管遭遇什么样的艰难险阻,不管面临什么样的风险挑战,中华民族从来都没有被困难吓倒,总是能够在逆境和险境中攻坚克难、化险为夷。在新时代实现民族复兴的伟大征程中,只要我们保持在困难面前的英雄豪气、啃硬骨头挑重担的勇气、逢山开路遇水架桥的锐气,创新竞进、奋发有为,就一定能够克服前进道路上的各种风险挑战,保持中国经济社会良好发展势头,不断从胜利走向新的胜利。

一、中国经济长期向好发展的趋势不会改变

（一）中国统筹推进疫情防控和经济社会发展,将疫情影响降到最低

不可否认,不期而至的新冠肺炎疫情打乱了中国经济社会发展的正常步伐,对经济生活构成了较大冲击,增加了经济运行的不确定性。这主要表现在:一是疫情对服务业构成较大冲击。新冠肺炎疫情发生正值2020年春运期间,受此影响,全国铁路、公路、水运、民航累计发送旅客14.76亿人次,同2019年春运期间的29.8亿人次相比下降一半。与此同时,餐饮住宿、市场购物、旅游文化等聚集性、接触式行业受冲击较大。二是疫情使投资活动放缓。疫情冲击下,工业、基础设施、房地产等领域投资不同程度放缓、延后。三是疫情使对外贸易出现萎缩。由于疫情在海外蔓延和持续大流行,全球跨境投资、货物贸易和人员往

来大幅度减少，中国对外贸易受到一定影响。

虽然疫情给中国发展带来了严峻考验，但疫情对中国经济的冲击是短期的、总体上是可控的。

一方面，疫情对经济发展的影响是暂时性的而非长期性的。疫情发生后，在以习近平同志为核心的党中央的坚强统一领导下，我们在较短时间内就取得了全国抗疫斗争重大战略成果。国内疫情在短期内得到有效控制，为推动企事业单位复工复产、恢复社会生产生活秩序创造了有利条件。经济社会的发展数据也证明了这一点，2020年虽然一季度国内生产总值同比出现较大幅度下滑，但二季度国内生产总值便转负为正，经济运行持续企稳向好，中国成为全球唯一实现经济正增长的主要经济体。对于中国经济的这一良好表现，希腊学者、中国问题专家佩拉·卡尔帕索塔基评论指出："中国统筹疫情防控和经济社会发展工作取得的显著成效，给国际社会留下深刻印象。中国加快构建新发展格局，大力提振国内市场需求，扩大对外开放，促进产业转型升级，为未来中国经济发展提供强劲动力。"[1]国际货币基金组织最新报告预测，中国将是全球唯一一个有望实现自2020年起连续三年正增长的主要经济体。[2]事实雄辩地证明，新冠肺炎疫情并没有也不可能从根本上影响中国的发展势头，从长期来看，中国仍然具有强劲充足的内生动力和无可比拟的发展潜力。

另一方面，疫情对经济发展的影响是局部性的而非整体性的。疫情虽然对经济发展构成了冲击，但是这种冲击并非全局性的、整体性的，而是局部性的。从时间上看，疫情影响更多地集中体现在2020年第一季度；从空间上看，疫情影响更多集中在湖北地区；从经济结构上

---

① 杨迅等：《"有力提振全球经济复苏的信心"——国际社会积极评价中国最新经济数据》，《人民日报》，2021年1月22日。

② 参见徐胥：《国际机构何以对中国经济投下"信任票"》，《经济日报》，2021年1月30日。

看,疫情影响更多体现在服务业上。因此,对于疫情影响,我们应该用全面、辩证、长远的眼光看待,对于未来发展,我们应该始终充满信心。正如习近平总书记所指出的:"中国经济是一片大海,而不是一个小池塘。大海有风平浪静之时,也有风狂雨骤之时。没有风狂雨骤,那就不是大海了。狂风骤雨可以掀翻小池塘,但不能掀翻大海。经历了无数次狂风骤雨,大海依旧在那儿! 经历了5000多年的艰难困苦,中国依旧在这儿! 面向未来,中国将永远在这儿!"①

同时,我们仍然应当清醒地看到,当前国际国内经济形势异常严峻复杂,中国发展面临的挑战前所未有。

从国际看,境外疫情仍在持续扩散蔓延,我们不得不"面对世界经济深度衰退、国际贸易和投资大幅萎缩、国际金融市场动荡、国际交往受限、经济全球化遭遇逆流、一些国家保护主义和单边主义盛行、地缘政治风险上升等不利局面"②;从国内看,巩固疫情防控成果、防止疫情输入和反弹的任务依然繁重,各类企业特别是小微企业和个体工商户生产经营困难不少,就业压力加大,经济发展中一些长期积累的结构性、体制性和周期性问题与疫情带来的阶段性冲击叠加。

因此,我们必须牢牢坚持统筹推进疫情防控和经济社会发展工作的战略部署,建立疫情防控和经济社会发展工作中长期协调机制,在常态化疫情防控中进一步加大宏观政策对冲力度,全力确保各项决策部署落地生根,稳住经济基本盘,促进经济平稳运行和社会大局稳定。

(二)中国具有保持经济长期向好发展的充足条件和现实基础

新冠肺炎疫情作为突发公共卫生事件,不可避免地使经济发展出现暂时波动,但这样一个偶然事件和短期因素并没有从根本上改变中

---

① 《习近平谈治国理政》(第三卷),外文出版社,2020年,第206页。
② 习近平:《坚持用全面辩证长远眼光分析经济形势　努力在危机中育新机于变局中开新局》,《人民日报》,2020年5月24日。

国经济发展长期向好的基本面。"一国经济发展的基本面是由该国主要因素决定的经济运行的基本状况及其长期趋势，具有稳定性、内在性和长期性等特征。"①中国经济长期向好的基本面，主要由中国的制度优势和体制条件、基本国情和发展基础、内在潜力和发展动能、宏观政策和调控机制等因素共同决定，是长期起作用的基本格局和态势。综合来看，我们完全拥有保持经济长期向好发展的充足条件和现实基础，这是我们稳定预期，保持信心和底气的关键所在和重要原因。

从制度优势与体制条件看。党的十九届四中全会通过的《中共中央关于坚持和完善中国特色社会主义制度 推进国家治理体系和治理能力现代化若干重大问题的决定》从十三个方面概括了中国特色社会主义制度和国家治理体系的显著优势。正是依靠这些优势，党带领人民创造了世所罕见的经济快速发展奇迹；同样是依靠这些优势，我们在抗击疫情中向全世界展现了中国力量、中国速度和中国效率。未来发展，中国特色社会主义制度和国家治理体系的显著优势仍然是我们劈浪前行、行稳致远的重要保障。

从基本国情和发展基础看。其一，中国发展有超大体量的经济规模和物质条件支撑。作为稳居世界第二位的超大规模经济体，中国拥有大规模要素供给、大规模市场容量、大规模生产能力，并且随着国内统一市场建设、完善营商环境取得积极进展，规模经济优势更加巩固。其二，中国发展有超大规模的市场空间和消费需求支撑。中国人口超过14亿，人均国内生产总值超过1万美元，中等收入群体超过4亿。这样庞大的人口规模特别是中等收入群体，必然会带来不断扩大的市场空间和持续旺盛的消费需求。其三，中国发展有完备的产业体系和配套能力支撑。中国是全世界唯一拥有联合国产业分类中所列全部工业

① 黄泰岩：《科学认识中国经济发展基本面》，《红旗文稿》，2020年第8期。

门类的国家。产业门类齐全,基础设施完善,配套能力强大,这些突出优势使得中国经济发展拥有更加稳健的支撑底盘和依靠支柱。

从内在潜力和发展动能看。就内在潜力而言,目前中国新型工业化、信息化、城镇化、农业现代化进程正处在深入推进阶段,与西方发达经济体相比,我们的发展水平与实现程度仍然存在一定差距,发展空间很大,蕴含着强劲发展的动力与潜力。就发展动能而言,党的十八大以来,我们坚持以供给侧结构性改革为主线推动全面深化改革,不断强化创新驱动,新动能新产业快速成长,产业结构持续优化升级,科技创新能力逐步增强,这些有利因素都为中国经济高质量发展提供了持续动力和强大能量。

从宏观政策和调控机制看。"日益成熟的宏观调控体系和充足的宏观政策空间,能够有力地抵御疫情的短期冲击。"①与西方国家在宏观调控方面主要依托财政政策和货币政策,而且大部分时候以货币政策为主相比,我们在宏观调控中除了财政政策和货币政策以外,还有产业政策、区域政策、收入政策等,政策维度更多。中国宏观政策空间更大,每一项政策工具都有较强的纵深度。

(三)全面用好重要战略机遇期,充分释放中国发展的巨大潜力和强大动能

改革开放40多年来,中国之所以能够取得世所罕见的发展成就,一个非常重要的原因就是我们紧紧抓住和充分利用了重要战略机遇期。当前,虽然世界格局和国际环境正在发生深刻复杂变化,中国发展所面临的机遇和挑战都有新的发展变化。但是需要看到,这些发展变化并不意味着中国发展的现实条件与时代环境发生了根本变化,中国

①刘伟、黄泰岩、黄群慧、张雁:《新冠肺炎疫情掀不翻中国经济这片大海——经济学家谈如何全面、辩证、长远地看待我国经济发展》,《光明日报》,2020年3月10日。

仍然处于一个大有希望、大有作为的历史时期。正如党的十九届五中全会通过的《中共中央关于制定国民经济和社会发展第十四个五年规划和二〇三五年远景目标的建议》所指出的,当前和今后一个时期,我国发展仍然处于重要战略机遇期。

有学者指出:"战略机遇期的出现固然在于主客观有利因素的共同作用,但判断、抓住和利用好战略机遇期的关键在于自身,而非完全由客观条件所决定。"[①]因此,在新时代全面用好中国发展的重要战略机遇期,必须坚持改革开放、创新驱动,在主动作为、积极进取中进一步充分释放中国发展的巨大潜力和强大动能。

一方面,要坚定不移全面深化改革,进一步扩大对外开放,加快形成以国内大循环为主体、国内国际双循环相互促进的新发展格局,为实现高质量发展创造良好条件和外部环境。

经过改革开放40多年的发展,全面建成小康社会顺利实现,中国进入新发展阶段,当前的需求结构、人口结构、生产条件、资源环境和社会心理已与改革开放初期截然不同,经济发展的内在动力和外部环境正在发生重大变化,迫切需要进一步转变发展方式、优化经济结构、转换增长动力,推动经济高质量发展,这是摆在我们面前的一项重大战略任务。而要实现和完成这项重大战略任务,进一步全面深化改革,进一步扩大对外开放的水平和力度,仍是我们在重要战略机遇期实现突破的重要方法和根本路径。尤其是在新冠肺炎疫情全球大流行使世界百年未有之大变局加速变化的历史背景下,迫切需要我们在进一步推进改革开放的过程中加快形成以国内大循环为主体、国内国际双循环相互促进的新发展格局。"这个新发展格局是根据我国发展阶段、环境、条

---

① 韩爱勇:《新时代中国发展的重要战略机遇期问题》,《理论视野》,2018年第8期。

件变化提出来的,是重塑我国国际合作和竞争新优势的战略抉择。"①

另一方面,抓住新一轮科技革命和产业变革孕育兴起的历史机遇和战略机遇,坚定不移实施创新驱动发展战略,让创新成为推动高质量发展的新引擎。

从人类历史上看,科学技术的每一次重大突破都带来了世界性的产业革命,而产业革命又进一步推动了人类社会的全面变革。"进入21世纪以来,全球科技创新进入空前密集活跃的时期,新一轮科技革命和产业变革正在重构全球创新版图、重塑全球经济结构。"②可以说,我们现在正处在世界新一轮科技革命和产业变革同中国转变发展方式的历史性交汇期,面临着千载难逢的历史机遇。因此,必须深刻转变思想观念和思维方式,紧紧把握和抓住这一难得的历史机遇,深入实施创新驱动发展战略,完善国家创新体系,加快关键核心技术自主创新,努力使创新真正成为驱动中国发展的新引擎。

二、中国将成为综合国力和国际影响力领先的国家

(一)中国紧扣社会主要矛盾变化,不断创造美好幸福生活

突如其来的疫情不仅对中国经济社会发展造成较大冲击,而且给决胜全面建成小康社会带来了"加试题"。但是疫情并未从根本上影响我们所要实现的第一个百年奋斗目标,在党中央坚强领导下,经过全国人民共同努力,全面建成小康社会取得伟大历史性成就,脱贫攻坚战取得了全面胜利。

在如期全面建成小康社会的基础上,党将紧扣新时代社会主要矛盾变化,带领人民不断创造美好幸福生活,努力提升人民群众的获得

---

① 习近平:《在经济社会领域专家座谈会上的讲话》,《人民日报》,2020年8月25日。
②《习近平谈治国理政》(第三卷),外文出版社,2020年,第245页。

感、幸福感、安全感。党的十九大报告指出,中国特色社会主义进入新时代,中国社会主要矛盾已经转化为人民日益增长的美好生活需要和不平衡不充分的发展之间的矛盾。人民美好生活需要日益广泛,不仅对物质文化生活提出了更高的要求,而且在民主、法治、公平、正义、安全、环境等方面的要求日益增长。

中国社会主要矛盾的变化是关系全局的历史性变化,它指明了解决当代中国发展问题的根本着力点,为推动党和国家事业发展提供了科学准确的认识前提。这就要求我们必须紧扣这一社会主要矛盾变化提出新思路、新战略、新举措,统筹推进经济建设、政治建设、文化建设、社会建设、生态文明建设,在继续推动发展的基础上,着力解决好发展不平衡不充分问题,大力提升发展质量和效益,更好满足人民群众日益增长的需要,更好地推动人的全面发展、社会全面进步、全体人民共同富裕。

(二)中国建设社会主义文化强国,不断提升国家文化软实力

任何一个国家或者民族要实现发展和强大,不仅要实现经济总量、科技力量和军事实力等硬实力的发展和强大,而且要实现价值理念、思想观念等文化软实力的发展和强大。习近平总书记强调指出:"文化是一个国家、一个民族的灵魂。文化兴国运兴,文化强民族强。没有高度的文化自信,没有文化的繁荣兴盛,就没有中华民族伟大复兴。"①在全面建设社会主义现代化国家新征程中,我们要牢牢坚持中国特色社会主义文化发展道路,不断激发全民族文化创新创造活力,不断提升和增强国家文化软实力,努力使我们国家和整个民族在思想、精神和文化上更加强大起来。

一方面,不断推动中华优秀传统文化创造性转化、创新性发展。中

---

① 《习近平谈治国理政》(第三卷),外文出版社,2020年,第32页。

华优秀传统文化是中华民族的"根"和"魂",是最深厚的文化软实力。"推进中国传统文化'双创',既是中国文化存续发展的前提,也是当代国人确立中国文化自信的需要。"①因应时代发展和社会变革,我们必须坚持继承和发展、扬弃和创新相统一的原则,不断赋予中华优秀传统文化以新时代内涵和现代表现形式,使其当代价值得以充分弘扬与彰显,成为现代"源头活水",为今人所取、为发展所用。

另一方面,发展中国特色社会主义文化,不断壮大和发扬中国特色社会主义文化优势。中国特色社会主义文化是全体人民共有的精神家园,是激发我们不断创造美好生活的信心和底气。壮大和发扬中国特色社会主义文化优势,必须坚持以马克思主义为指导,承续民族传统、根植伟大实践、秉持开放包容,不断提升中国特色社会主义文化的凝聚力和引领力,不断发展中国特色社会主义文化的创造力和生产力,不断增强中国特色社会主义文化的软实力与影响力。

(三)实现中国梦是中华民族团结奋斗的最大公约数,汇集起源源不断的强大力量

国泰而民安,民富而国强,是千百年来中华民族为之奋斗的理想和追求。为实现这一理想和追求,中华民族和中国人民进行了艰苦努力和不懈奋斗,成就了辉煌灿烂的文化与耀眼夺目的文明,为世界发展和进步做出了不可磨灭的历史贡献。

然而进入近代以来,由于封建统治阶级的腐朽没落和西方列强的入侵掠夺,中华民族和中国人民遭受战乱频繁、山河破碎、民不聊生的深重苦难。为了救国家于危难、挽民众于水火,一批又一批仁人志士和英雄儿女奋起抗争、前仆后继,进行了可歌可泣的斗争,尝试各式各样

---

① 董德福、朱小颖、吴俐:《转化创新中国传统文化的典范——习近平优秀传统文化发展思想与实践论析》,《江苏大学学报》(社会科学版),2019年第5期。

的努力,但均告失败。正是在这样的历史背景下,中国共产党应运而生,义无反顾地肩负起实现中华民族伟大复兴的历史使命。在中国共产党领导下,经过艰辛探索和不懈奋斗,尤其是在改革开放的有力推动下,人民生活水平显著改善和提高、国家综合实力显著增强、国际地位显著提升。今天,我们比历史上任何时期都更接近中华民族伟大复兴的目标,比历史上任何时期都更有信心、有能力实现这个目标。

围绕新时代实现中华民族伟大复兴的历史使命,党的十九大对新时代推进中国特色社会主义现代化建设作出了顶层设计和战略安排,我们将在全面建成小康社会的基础上,分两步走,在21世纪中叶建成社会主义现代化强国。这一顶层设计和战略安排充分展现了实现中国梦的光明前景与辉煌未来。

"中国梦的本质是国家富强、民族振兴、人民幸福。"[1]实现中华民族伟大复兴的中国梦,视野广阔、内涵深邃、意旨宏远,是一个具有强大号召力和感召力的奋斗目标。这一梦想把国家、民族、人民的利益紧紧地联系在一起,将国家的追求、民族的向往与人民的期盼融汇为一个整体。有学者指出:"中国梦,是为实现中华民族复兴而凝聚力量、达成共识、赢得认同的最有效的方式。"[2]实现中华民族伟大复兴的中国梦,顺应了社会发展趋势和时代发展潮流,回应了人民过上美好生活的期盼和追求,展现了中国屹立于世界民族之林的盛世气象,成为中华民族团结奋斗的最大公约数和最大同心圆,必将汇集起实现这一伟大梦想的必胜信心和磅礴力量。

---

① 《习近平谈治国理政》(第一卷),外文出版社,2018年,第56页。
② 韩庆祥、张艳涛:《论"四个伟大"》,北京联合出版公司,2018年,第69页。

（四）中国梦是奉献世界的梦，中国发展为世界各国提供更大合作空间和发展机遇

中国共产党不仅是为中国人民谋幸福的政党，而且是为人类进步事业而奋斗的政党。为人民谋幸福、为民族谋复兴、为世界谋大同，是中国共产党永远不变的初心和使命。在中国共产党领导下，14亿中国人用自己的勤劳和智慧创造出美好幸福的生活，不仅是对自己负责，也为世界做出了重大贡献。中华民族伟大复兴的中国梦，不仅仅只满足于"独善其身"，而是要在"兼济天下"中发展自己，从而为世界和平与发展做出应有的贡献。

中国梦为人类文化多样性贡献了中国文明。由于资本主义自身不可克服的矛盾，治理低效、贫富分化、精神虚无等一系列问题层出不穷，西方文明中心论已然破产。当前，随着中国的发展，世界的目光越来越聚焦于中华文明可能给世界带来的希望，许多专家、学者和政治家对中华文化和中国智慧抱有期待和赞许。新加坡国立大学前校长陈祝全教授就指出："21世纪需要新思维，中国文化有着深厚的历史底蕴，随着中国的发展和中国在思想领域研究的深入，可以为中国文化在全球的影响扩大做出贡献，并与西方文化寻求某种平衡。"[1]不言而喻，随着中华民族伟大复兴进程的不断推进，中华文明的优越性就会不断得到彰显，这不仅意味着中国为维护人类文化多样性做出了重要贡献，而且意味着中国为人类文明奉献了宝贵的精神财富。

中国梦为解决人类问题贡献了中国方案。新中国成立70多年来尤其是改革开放40多年来，为了实现中华民族伟大复兴，中国共产党带领中国人民独立自主地开辟了一条中国特色社会主义发展道路。这条道路是实现中国现代化的必由之路，它不仅对中国发展有巨大意义，

---

[1] 李舫：《外国学者眼中的中国文化》，《人民日报》，2011年10月14日。

而且对世界发展有巨大意义。英国学者马丁·雅克就曾预言,中国将提供西方模式的替代品,包括完全不同的政治传统、后殖民时代的发展中国家发展路径、高度成熟的治国方略和儒家传统。[1]英国剑桥大学教授彼得·诺兰也指出,中国开创了世界发展的"第三条道路",这条道路可以作为对美国主导的全球自由市场原教旨主义冲动的一种替代选择,将促进全球的生存和可持续发展。[2]

中国梦为推进世界发展贡献了中国力量。作为世界上最大的发展中国家,中国通过自己的努力实现国家富强、民族振兴、人民幸福的梦想,本身就具有世界意义,就是对人类的巨大贡献。中国的发展为维护世界和平与发展贡献了力量,使世界上反对霸权主义和强权政治的力量进一步增长。在实现中华民族伟大复兴的历史进程中,随着中国国力不断增强,中国将进一步发挥负责任大国的作用,在力所能及的范围内承担更多的国际责任和义务,为人类和平与发展的崇高事业奉献更多的力量、做出更大的贡献。

三、在战胜各种风险挑战中赢得发展主动

（一）疫情表明,实现中华民族伟大复兴前景光明,但是风险挑战不容忽视

通过此次疫情,我们可以看到,中国发展进步的势头不可阻挡,中华民族伟大复兴的中国梦前景光明、前途广阔,我们有绝对的信心和能力实现这个目标。但是我们也清楚地知道,"历史的道路不是涅瓦大街上的人行道"。在实现中华民族复兴的伟大征程中,我们仍然有可能会

---

[1] 参见刘明明、刘琪:《国外左翼学者眼中的中国道路》,《中国社会科学报》,2020年12月31日。

[2] 参见谭扬芳、贾江华:《中国特色道路昭示光明未来——国外学者论"中国发展模式"》,《红旗文稿》,2012年第14期。

遇到各种可以预见和难以预见的风险挑战,因而必须高度重视,时刻作好防范和化解各种风险挑战的考验和准备,防止中华民族伟大复兴历史进程迟滞或被打断。

防范国家主权和国土安全领域可能出现的重大风险挑战。维护国家主权和领土完整是推动国家发展进步、实现民族复兴的根本保证。当前,国家主权和国土安全领域面临的风险挑战严峻复杂,必须保持高度警惕。一方面,要高度警惕和坚决反对一切分裂祖国、破坏民族团结及社会和谐稳定的行为;另一方面,要高度警惕一切外部敌对势力对中国主权和国土安全构成的威胁,坚决反对任何外部势力借口台湾问题、香港事务等插手、干涉中国内政,坚决捍卫国家的独立、主权和领土完整。

防范政治领域可能出现的重大风险挑战。一方面,要防范改革进程中可能出现的停顿或者倒退的风险。改革开放是当代中国不断发展进步的活力之源。在新时代推进中华民族伟大复兴的进程,仍然需要不断深化改革开放。然而需要注意和把握的是,不管改革开放如何推进,方向和目标不能偏。"无论改什么、改到哪一步,坚持党对改革的集中统一领导不能变,完善和发展中国特色社会主义制度、推进国家治理体系和治理能力现代化的总目标不能变,坚持以人民为中心的改革价值取向不能变。"[1]在这方面,我们必须牢牢坚持,绝对不能犯方向性错误。另一方面,防范国家政权领域可能出现的"颜色革命"风险。必须坚决抵制"西方宪政""三权分立""司法独立""多党政治""全盘西化"等主张,坚决防范和抵御"颜色革命",坚决避免颠覆性错误和历史性错误的发生。

防范经济领域可能出现的重大风险挑战。发展是解决中国一切问

---

[1] 习近平:《全面贯彻党的十九大精神,坚定不移将改革推向深入》,《人民日报》,2017年11月21日。

题的关键,经济上繁荣发展是实现民族复兴的基础。因此,必须不断增强防范和抵御经济领域风险挑战的能力,保持中国经济长期向好发展,为实现中华民族伟大复兴奠定坚实基础。当前,防范经济领域的重大风险挑战主要是维护金融安全,坚决不发生系统性金融风险。

防范文化科技领域可能出现的重大风险挑战。在文化领域,我们除了要防范西方在意识形态领域对我国实施西化、分化战略之外,还要坚决抵御对国内影响力较大的新自由主义、历史虚无主义、"普世价值"等社会思潮对马克思主义指导地位构成的威胁,牢牢掌握意识形态领域的领导权、管理权、话语权。在科技领域,要不断加强事关国家安全和经济社会发展全局的重大科技创新和发展,强化国家战略科技力量建设。另外,随着大数据、人工智能等新兴信息技术的发展,网络安全方面面临的风险挑战也在与日俱增,必须引起我们的高度重视。

防范社会、自然领域可能出现的重大风险挑战。社会自然领域的重大风险挑战涵盖范围广泛、内容庞杂,而且都与人民群众的生产生活密切相关,直接关系到人民群众的切身利益和获得感、幸福感、安全感,对经济社会正常运行也会构成重大干扰和影响。因此,对于这一领域的风险挑战我们必须保持高度警惕,绝对不能有丝毫松懈。

防范党的建设领域可能出现的重大风险挑战。中国特色社会主义最本质的特征是中国共产党领导,中国特色社会主义制度的最大优势是中国共产党领导。只要始终把党建设得更加坚强有力,实现中华民族伟大复兴的中国梦就有根本保障,中国特色社会主义事业就能永远立于不败之地。然而党的建设并不是一劳永逸、一蹴而就的。随着社会的不断发展和形势的不断变化,党的建设可能会出现不适应实践、跟不上时代的情况,进而在不断的积累和集聚中形成重大风险挑战。在新时代党的建设新的伟大工程中,要坚持问题导向,勇于和敢于进行自我革命,始终以永远在路上的执着和韧劲推进全面从严治党向纵深发展。

（二）坚持底线思维，增强忧患意识，切实统筹好发展和安全两件大事

习近平总书记强调指出："面对波谲云诡的国际形势、复杂敏感的周边环境、艰巨繁重的改革发展稳定任务，我们必须始终保持高度警惕，既要高度警惕'黑天鹅'事件，也要防范'灰犀牛'事件；既要有防范风险的先手，也要有应对和化解风险挑战的高招；既要打好防范和抵御风险的有准备之战，也要打好化险为夷、转危为机的战略主动战。"①这是我们应对前进道路上各种风险挑战必须坚持的基本原则和必须把握的根本要求，对于我们实现中华民族伟大复兴的中国梦具有重要和深远的指导意义。

防范和化解前进道路上的风险挑战，必须始终坚持底线思维，不断增强忧患意识。中国共产党始终是一个具有牢固底线思维和强烈忧患意识的政党，成立百年来，正是因为有了这样的思维和意识，我们党才能带领人民在充满风险和挑战的前进道路上披荆斩棘、破浪前行。也是正因如此，我们才能够成功有效地应对此次疫情。但是本次疫情也再次警醒我们，在经济社会平稳发展过程中，底线思维一刻都不能丢、忧患意识一刻也不能少。当前，世界正在经历百年未有之大变局，全球经济增长动能严重不足，国际范围内保护主义倾向日益抬头，包括重大传染性疾病和气候变化等在内的非传统安全威胁因素滋生蔓延，中国发展面临着诸多的不确定因素。这表明实现中华民族伟大复兴绝不是轻轻松松、敲锣打鼓就能完成的。我们必须进一步增强忧患意识，始终保持安而不忘危、存而不忘亡、治而不忘乱的清醒状态和警惕心态，勇于和敢于站到时代的风口浪尖上去前瞻、洞察和化解一切重大挑战、重大风险、重大阻力和重大矛盾。

---

① 《习近平谈治国理政》（第三卷），外文出版社，2020年，第219~220页。

防范和化解前进道路上的风险挑战，必须坚持总体国家安全观，统筹安全和发展两件大事，打好战略主动战，赢得发展主动权。统筹发展和安全两件大事，是坚持和贯彻总体国家安全观的一个重大原则，也是推动国家安全工作的必然要求。发展与安全犹如鸟之双翼，车之双轮，是并列一体、不可分割、同步推进的。发展是安全的基础，没有发展就没有安全，不发展就是最大的不安全。安全是发展的条件，如果没有稳定的国内环境与和平的国际环境，安全就得不到保证，发展也就无从谈起。在新时代，我们要努力打造更高水平的安全中国、平安中国，必须牢牢坚持和贯彻总体国家安全观，不断完善国家安全工作体系，着力加强国家安全能力建设，切实维护好国家主权、安全、发展利益。

（三）进一步坚定信仰信念信心，克服一切艰难险阻，努力把梦想变为现实

新中国成立70多年来，党团结带领全国人民战洪水、防"非典"、抗地震、化危机、应变局，成功应对一系列重大风险挑战，展现了中国共产党人不畏艰险、百折不挠的英雄气概，彰显了中华民族自强不息、奋斗不止的民族品格。在新时代的伟大征程中，我们要进一步坚定信仰信念信心，克服一切艰难险阻，努力把梦想变为现实。习近平总书记强调指出："信仰、信念、信心，任何时候都至关重要。小到一个人、一个集体，大到一个政党、一个民族、一个国家，只要有信仰、信念、信心，就会愈挫愈奋、愈战愈勇，否则就会不战自败、不打自垮。无论过去、现在还是将来，对马克思主义的信仰，对中国特色社会主义的信念，对实现中华民族伟大复兴中国梦的信心，都是指引和支撑中国人民站起来、富起来、强起来的强大精神力量。"[①]

进一步坚定马克思主义信仰，在高举旗帜中实现民族复兴。信仰，

---

① 习近平：《在庆祝改革开放40周年大会上的讲话》，人民出版社，2018年，第42-43页。

如同照亮航船乘风破浪的不熄灯塔,恰似引领行人勇往直前的不倒旗帜。信仰一旦坚定就犹如坚不可摧的堡垒。正是有了对马克思主义的坚定信仰,才让一代代中国共产党人在任何艰难险阻面前都毫不畏惧、毫不退缩,用鲜血、生命印证了自己对信仰的坚贞和忠诚,从而铸就了不朽的精神丰碑。在新时代实现中华民族伟大复兴的征程中,我们仍然会面临这样那样的风险挑战,甚至会遇到难以想象的惊涛骇浪。但是只要我们坚定对马克思主义的信仰,就有了战胜一切艰难险阻的信心和力量。在新时代进一步坚定马克思主义信仰,就是要坚定不移地高举马克思主义的伟大旗帜,坚持不懈地用习近平新时代中国特色社会主义思想武装头脑,真正掌握其中蕴含的马克思主义立场观点方法,笃守共产党人的理想追求,践行为民造福的根本宗旨,勇挑成就梦想的责任担当。

进一步坚定中国特色社会主义信念,在推进伟大事业中实现民族复兴。改革开放40多年来的实践雄辩地证明,中国特色社会主义是发展中国、稳定中国的必由之路,是当代中国发展进步的根本方向。只有继续坚持和发展中国特色社会主义,努力将中国特色社会主义伟大事业不断推向前进,实现国家富强、民族振兴、人民幸福才有现实性和可能性,中华民族伟大复兴的中国梦才能真正实现。在实现民族复兴的前进道路上,进一步坚定对中国特色社会主义的信念,就必须坚定中国特色社会主义道路自信、理论自信、制度自信、文化自信,不为任何风险所惧,不为任何干扰所惑,统筹推进"五位一体"总体布局,协调推进"四个全面"战略布局,更有定力、更有自信、更有智慧地坚持和发展新时代中国特色社会主义伟大事业,确保中华民族伟大复兴的巨轮始终沿着正确航向破浪前行。

进一步坚定实现中华民族伟大复兴中国梦的信心,克服一切艰难险阻,努力把梦想变为现实。百年来,党之所以能够战胜一切困难和挑战不断走向胜利和辉煌,信仰、信念和信心发挥了至关重要的作用。无论困难和任务再艰巨、风险和挑战再严峻，都必须排除一切困难去努力完成和实现党的初心与使命。正是这一从未改变的信仰、信念和信心，坚如磐石地支撑和激励着中国共产党砥砺前行、奋勇前进。当前，我们正处在实现中华民族伟大复兴关键时期，既面临着种种可以预见和难以预见的风险挑战，也面临着难得的历史机遇和有利条件。应对挑战、抓住机遇，关键是坚定实现中华民族伟大复兴的中国梦的信心。对此，我们绝不能有半点骄傲自满、故步自封，也绝不能有丝毫犹豫不决、徘徊彷徨。我们要化信心为动力、化力量为行动，勇于和敢于克服一切艰难险阻，把理想和事业融入到实现中华民族伟大复兴的中国梦的壮阔征程中，努力用智慧和双手把梦想一步步变为现实，从而创造出无愧于时代、无愧于人民、无愧于历史的新业绩。

第二节　中国特色社会主义道路将越走越宽广

在没有先例可循的情况下，中国共产党领导中国人民成功开辟了中国特色社会主义道路，取得了举世瞩目的发展成就。习近平总书记在党的十九大报告中指出，中国特色社会主义进入新时代，"意味着中国特色社会主义道路、理论、制度、文化不断发展，拓展了发展中国家走向现代化的途径，给世界上那些既希望加快发展又希望保持自身独立性的国家和民族提供了全新选择，为解决人类问题贡献了中国智慧和中国方案"①。

---

① 习近平:《决胜全面建成小康社会 夺取新时代中国特色社会主义伟大胜利——在中国共产党第十九次全国代表大会上的报告》,人民出版社,2017年,第10页。

一、中国坚定不移走自己的路

社会主义具有高于和优于资本主义的本质规定性。中国特色社会主义是科学社会主义理论逻辑和中国社会发展历史逻辑的辩证统一，是当代中国大踏步赶上时代、引领时代发展的康庄大道。

（一）抗击疫情充分体现中国特色社会主义的优越性

面对新冠肺炎疫情，全国上下同心，在疫情防控中展现出中国力量、中国精神、中国效率，为世界防疫树立了典范，制度优势得到充分体现。英国48家集团俱乐部主席、中国改革友谊奖章获得者斯蒂芬·佩里，在接受新华社记者专访时表示，中国用较短时间就有效遏制住了新冠肺炎疫情的扩散，关键在于中国共产党的领导和中国特色社会主义制度优势。

中国力量在应对新冠肺炎疫情的过程中得到空前凝聚。在以习近平同志为核心的党中央集中统一领导下，全国动员、全民参与、全国一盘棋，形成了新中国成立以来规模最大的一次医疗力量调遣，构筑起最严密的防控体系。从口罩日产能数以亿计的物资保障，到全国65万个城乡社区防控全覆盖的组织动员，再到中国共产党480多万个基层组织，广泛动员群众、组织群众、凝聚群众、服务群众，筑起一座座抗击疫情的坚强堡垒。全方位的人力组织战、物资保障战、科技突击战、资源运动战，形成了抗击疫情的强大合力。中国—世界卫生组织新冠肺炎联合专家考察组外方组长、加拿大流行病学家布鲁斯·艾尔沃德（Bruce Aylward）认为，中国采取的疫情防控措施可能是有史以来最具雄心、最敏锐和最严格的，这些措施有效控制了疫情。

中国精神在应对新冠肺炎疫情的过程中得到集中展示。"同困难作斗争,是物质的角力,也是精神的对垒。"①19个省份以对口支援、以省包市的方式支援湖北省除武汉市以外16个地市。从年逾古稀的院士专家,到"90后""00后"的年轻医护人员,面对疫情义无反顾、坚定前行。社区工作者、公安民警、海关关员、基层干部、下沉社区干部不辞辛苦、日夜值守,为保护人民生命安全牺牲奉献。快递小哥、环卫工人、道路运输从业人员、新闻工作者、志愿者等各行各业工作者不惧风雨、敬业坚守。生命至上、人民至上的价值观充分彰显,爱国奉献、共克时艰的理念更加深入人心。据美国消费者新闻与商业频道(CNBC)网站报道,新加坡民调机构Blackbox Research及市场调查机构Toluna,于2020年5月公布了一项针对全球23个经济体抗疫表现所做的民调结果。来自23个经济体的约12500名受访者参与了此次调查。结果显示,85%的中国受访者认为,经历过此次疫情之后自己的国家会变得更强,而有同样想法的美国人只有41%。

中国效率在应对新冠肺炎疫情过程中得到生动体现。各医疗队从接受指令到2小时内组建完成,24小时内抵达,抵达后迅速开展救治。仅用10天建成有1000张病床的火神山医院,仅用12天建成有1600张病床的雷神山医院,仅用10多天时间将武汉一批体育场馆、会展中心等改造成16家方舱医院,确保轻症患者应收尽收、应治尽治。以创纪录的速度完成病毒分离、基因测序,多个新冠病毒疫苗火速进入临床试验。用10天时间完成武汉全市千万人的核酸检测。这一切充分展现了中国人民战胜突发灾难的中国效率,为全球携手战胜疫情注入了强大信心。美国库恩基金会主席罗伯特·劳伦斯·库恩认为,历史学家未来很可能会把中国抗击疫情的过程,视为世界范围内遏制新疾病传播的典范。

---

① 习近平:《在全国抗击新冠肺炎疫情表彰大会上的讲话》,《人民日报》,2020年9月9日。

（二）应对新冠疫情暴露资本主义制度的缺陷

在中国为全球控制疫情赢得时间的情况下，发达国家仍然没有及时处置疫情，受到多方批评，资本主义制度弊端明显。

普林斯顿大学社会学系教授保罗·斯塔尔（Paul Starr）在《美国展望》杂志发表文章提出，美国应对新冠肺炎疫情的表现堪称令人吃惊的无能（astonishingly inept）。

反应迟钝。2020年1月3日，中国已经向美国通报了疫情信息；1月23日，武汉开始"封城"。保罗·斯塔尔认为，美国本来有机会作准备，把这场大流行带来的损失控制在低水平，但是因为特朗普的迟钝领导（Donald Trump's obtuse leadership），美国新冠肺炎疫情死亡人数反而高居世界首位。《华盛顿邮报》现任副总编辑、曾揭露"水门事件"的美国记者鲍勃·伍德沃德（Bob Woodward），在2020年9月出版的新书《愤怒》（Rage）中披露，特朗普早在2020年2月就已经知道新冠肺炎疫情的致命性，但是却一直淡化疫情、欺瞒美国民众。

处置不力。在美国新冠肺炎确诊人数和死亡人数远超其他国家的情况下，特朗普竟然提出："如果我们不进行检测，就不会有确诊病例。"在确诊人数和死亡人数不断增加的情况下，美国政府却要求民众"忍受病毒"（live with it）。对于抗疫物资，美国联邦政府和州政府缺乏有效的沟通协调，出现一些州为了得到物资不得不竞价的现象。由于美国政府应对不足，大萧条时期的一些场景在21世纪的美国重现，很多生产者不得不将牛奶倒掉，将田里的蔬菜毁掉。而另一个场面却是食品银行等公益组织门外排起领取救济食品的长队。美国自己防控疫情不力，就急忙"甩锅"中国。特朗普、蓬佩奥等多次抹黑中国，进一步损害了美国形象。2020年7月19日，美国当天新增新冠肺炎确诊病例84033例，而同日中国累计确诊新冠肺炎患者83682例，美国一天的新增病例数超过中国累计病例数！

失去公正。新冠肺炎疫情在美国暴发后,富人、社会地位高的人优先得到检测。面对记者就此提出的问题,特朗普说:"这就是人生。"在"赌城"拉斯维加斯,一些无家可归者在疫情中失去容身之处,一度被安排在露天停车场过夜。来自印第安纳州的共和党众议员特里·霍林斯沃思语出惊人,他表示,如果在经济崩溃和身家性命之间作选择,美国政府的立场是丢掉后者。2020年3月,美国国会批准了总额高达2.2万亿美元的经济救助法案。媒体调查发现,和普通人得到的1200美元补贴相比,救助法案居然让很多富豪悄然获利。据《福布斯》杂志报道,根据救助法案中的一个税收减免政策,43000名年收入在100万美元以上的纳税人每人平均可以获得170万美元的刺激基金。据美联社报道,40名与特朗普有关系的说客,帮助客户获得了超过100亿美元的联邦新冠救助金。面向小企业的薪酬保护项目(Paycheck Protection Program)在实际执行当中,有数千万美元被大企业获取。列宁指出:只要资本主义还是资本主义,过剩的资本就不会用来提高本国民众的生活水平(因为这样会降低资本家的利润)。"①美国长期存在种族歧视问题,疫情期间明尼阿波利斯市黑人男子乔治·弗洛伊德遭遇警察暴力执法而死,成为又一典型事例,由此引发的反种族歧视声浪再度集中爆发,美国陷入"抗疫"与"抗议"交织的境地。

(三)中国疫情防控成果有力回击各种对华错误言论

继成功应对国际金融危机之后,中国又率先控制住疫情。事实再次表明,"中国崩溃论"已崩溃,"历史终结论"已终结。

早在2001年,美籍华人章家敦出版《中国即将崩溃》一书,认为5年内中国就将崩溃。一些国外学者也附和他的说法。2015年以来,"中国崩溃论"再度被提起,当年3月6日,美国乔治·华盛顿大学教授沈大伟

---

① 《列宁专题文集·论资本主义》,人民出版社,2009年,第151页。

在《华尔街日报》发表《即将到来的中国崩溃》一文是其重要标志。一些学者特别是曾经肯定中国发展的学者也参与其中。事实已经表明,中国并没有在加入世界贸易组织之后出现经济崩溃或者政治崩溃,反而保持较快增长,已经跃升为世界第二大经济体。中国着力推动高质量发展,仍然是世界经济增长的主要动力源。突如其来的新冠肺炎疫情,虽然给中国发展带来影响,但是中国长期向好的基本面没有变,中国成为疫情发生以来第一个恢复增长的主要经济体。那些借疫情鼓吹中国崩溃的论调已经被证明是错误的。

"历史终结论"主要出自日裔美籍学者弗朗西斯·福山。福山认为,资本主义制度不存在根本性的内在矛盾,也许是"人类意识形态发展的终点"和"最后一种统治形式",这构成了"历史的终结"。此后,福山在《美国处在十字路口》等著述中指出过美国制度和政策等方面的不足,也肯定过"中国模式"。在美国应对新冠肺炎疫情不力的情况下,福山提出处置疫情效果与一个国家的社会制度没有直接联系,但是他依然没有改变对自由民主制的坚信,也没有从根本上否定过"历史终结论",反映的是其内心深处不愿意否定资本主义制度。

然而理论和现实都否定了"历史终结论"。在苏东剧变,冷战结束后,福山的著作一度热卖。但在1993年,世界著名思想家德里达就指出,福山阐述"历史的终结"的著作被抢购,背后是为了隐瞒一个事实,那就是西方世界从"没有像现在这样危急、脆弱、危机四伏,甚至在某些方面处于灾难之中",而"面临死亡的威胁"[1]。他进而提出了资本主义社会存在的十个方面的"祸害"。2008年,由美国次贷危机引发的国际金融危机,宣告"历史终结论"在实际中的破产。世界经济论坛主席施

---

① [法]雅克·德里达:《马克思的幽灵:债务国家、哀悼活动和新国际》,何一译,中国人民大学出版社,2016年,第69页。

瓦布认为,国际金融危机以来资本主义的恶劣表现,使人们感到资本主义病得很重,不再适合当今世界,"过时的资本主义把世界逼入危机,世界需要新模式去解决人类面临的新挑战","仅凭对资本主义进行修缮,也无法克服目前的危机"。①这次新冠肺炎疫情更加暴露了资本主义制度的弊端,美国民众在表达不满时,就举出了写有"资本主义才是病毒"(capitalism is the virus)的标语牌。

二、中国特色社会主义制度将更加巩固

习近平总书记明确指出,制度优势是一个国家的最大优势,制度竞争是国家间最根本的竞争。新中国成立70多年来,中华民族之所以能迎来从站起来、富起来到强起来的伟大飞跃,最根本的是因为党领导人民建立和完善了中国特色社会主义制度,形成和发展了党的领导及经济、政治、文化、社会、生态文明、军事、外事等各方面制度,不断加强和完善国家治理。在全国抗击新冠肺炎疫情表彰大会上的讲话中,习近平总书记明确指出:"抗疫斗争伟大实践再次证明,中国特色社会主义制度所具有的显著优势,是抵御风险挑战、提高国家治理效能的根本保证。"②

(一)坚持中国特色社会主义制度

在中国共产党的领导下,中国人民和中华民族找到了实现民族独立、人民解放和国家富强、人民幸福的正确道路。新民主主义革命时期,党团结带领人民在根据地创建人民政权,探索建立新民主主义经济、政治、文化制度,为新中国建立人民当家作主的新型国家制度积累了宝贵经验。夺取政权后,党团结带领人民制定《共同纲领》、1954年宪

① 徐崇温:《国际金融危机证伪了"历史终结论"》,《毛泽东邓小平理论研究》,2012年第9期。
② 习近平:《在全国抗击新冠肺炎疫情表彰大会上的讲话》,《人民日报》,2020年9月9日。

法,确定了国体、政体、国家结构形式,建立了国家政权组织体系。党进而团结带领人民完成社会主义改造,确立了社会主义基本制度,成功实现了中国历史上最深刻最伟大的社会变革,为当代中国一切发展进步奠定了根本政治前提和制度基础。改革开放以来,党团结带领人民开创了中国特色社会主义,不断完善中国特色社会主义制度和国家治理体系,使当代中国焕发出前所未有的生机活力。进入新时代,党统筹推进"五位一体"总体布局、协调推进"四个全面"战略布局,推进中国特色社会主义制度更加完善、国家治理体系和治理能力现代化水平明显提高,为党和国家事业发生历史性变革提供了有力保障。

新中国成立70多年来,党领导人民创造了世所罕见的两大奇迹。一是经济快速发展奇迹。我国大踏步发展,用几十年时间走完了发达国家几百年走过的工业化进程,跃升为世界第二大经济体,综合国力显著提升,人民生活显著改善,中华民族以崭新姿态屹立于世界的东方。二是社会长期稳定奇迹。我国长期保持社会和谐稳定、人民安居乐业,成为国际社会公认的最有安全感的国家之一。在人类文明发展史上,除了中国特色社会主义制度和国家治理体系外,没有任何一种国家制度和国家治理体系能够在这样短的历史时期内创造出我国取得的经济快速发展、社会长期稳定这样的奇迹。抗击新冠肺炎疫情斗争再次证明,"我国社会主义制度具有非凡的组织动员能力、统筹协调能力、贯彻执行能力,能够充分发挥集中力量办大事、办难事、办急事的独特优势"①。

我国国家制度和国家治理体系之所以具有多方面的显著优势,很重要的一点就在于党在长期实践探索中,坚持把马克思主义基本原理同中国具体实际相结合,把开拓正确道路、发展科学理论、建设有效制度有机统一起来,用中国化的马克思主义、发展着的马克思主义指导国

---

① 习近平:《在全国抗击新冠肺炎疫情表彰大会上的讲话》,《人民日报》,2020年9月9日。

家制度和国家治理体系建设,不断深化对共产党执政规律、社会主义建设规律、人类社会发展规律的认识,及时把成功的实践经验转化为制度成果,使我国国家制度和国家治理体系既体现了科学社会主义基本原则,又具有鲜明的中国特色、民族特色、时代特色。

(二)补足疫情防控暴露的制度短板

我国经受住了此次疫情的考验,同时也暴露了制度的短板。我国将及时总结疫情防控成功经验,堵漏洞、强弱项,完善重大疫情防控体制机制,健全国家公共卫生应急管理体系。

预防是最经济最有效的健康策略。疾病预防控制体系是保护人民健康、保障公共卫生安全、维护经济社会稳定的重要保障。立足更精准更有效地防,在理顺体制机制、明确功能定位、提升专业能力等方面加大改革力度。建立稳定的公共卫生事业投入机制,改善疾病预防控制基础条件。优化完善疾病预防控制机构职能设置,建立上下联动的分工协作机制。加强国家级疾病预防控制机构能力建设,强化其技术、能力、人才储备。健全疾控机构和城乡社区联动工作机制,加强疾控人才队伍建设。

疫情监测预警贵在及时、准确。把增强早期监测预警能力作为健全公共卫生体系当务之急,完善传染病疫情和突发公共卫生事件监测系统,改进不明原因疾病和异常健康事件监测机制,提高评估监测敏感性和准确性。健全多渠道监测预警机制,提高实时分析、集中研判的能力。加强实验室检测网络建设,提升传染病检测能力。建立公共卫生机构和医疗机构协同监测机制,发挥基层哨点作用,做到早发现、早报告、早处置。健全突发公共卫生事件应对预案体系,深入开展卫生应急知识宣教。

统筹应急状态下医疗卫生机构动员响应、区域联动、人员调集,建立健全分级、分层、分流的重大疫情救治机制。全面加强公立医院传染病救治能力建设,完善综合医院传染病防治设施建设标准,提升应急医疗救治储备能力,完善城乡三级医疗服务网络。中西医结合、中西药并用,加强古典医籍精华的梳理和挖掘,建设一批科研支撑平台,促进中药新药研发和产业发展。

科学技术是人类同疾病斗争的锐利武器,人类战胜大灾大疫离不开科学发展和技术创新。要加大卫生健康领域科技投入,集中力量开展核心技术攻关,发挥新型举国体制的优势。要深化科研人才发展体制机制改革,完善战略科学家和创新型科技人才发现、培养、激励机制,吸引更多优秀人才进入科研队伍,为他们脱颖而出创造条件。

爱国卫生运动是党把群众路线运用于卫生防病工作的成功实践。要总结新冠肺炎疫情防控斗争经验,丰富爱国卫生工作内涵,创新方式方法,推动从环境卫生治理向全面社会健康管理转变,解决好关系人民健康的全局性、长期性问题。全面改善人居环境,加强公共卫生环境基础设施建设,推进城乡环境卫生整治,推进卫生城镇创建。倡导文明健康绿色环保的生活方式,推广文明健康生活习惯。把全生命周期健康管理理念贯穿城市规划、建设、管理全过程各环节。

有针对性地推进传染病防治法、突发公共卫生事件应对法等法律修改和制定工作,从保护人民健康、保障国家安全、维护国家长治久安的高度,把生物安全纳入国家安全体系,系统规划国家生物安全风险防控和治理体系建设,全面提高国家生物安全治理能力。尽快推动出台生物安全法,加快构建国家生物安全法律法规体系、制度保障体系。健全权责明确、程序规范、执行有力的疫情防控执法机制,进一步从法律上完善重大新发突发传染病防控措施。普及公共卫生安全和疫情防控法律法规。

（三）不断构建系统完备、科学规范、运行有效的制度体系,推进国

家治理体系和治理能力现代化

1992年,邓小平在南方谈话中提出:"恐怕再有三十年的时间,我们才会在各方面形成一整套更加成熟、更加定型的制度。"①我国社会主义实践的前半程已经走过,其主要历史任务是建立社会主义基本制度并进行改革;后半程的主要历史任务是完善和发展中国特色社会主义制度。2014年,在省部级主要领导干部学习贯彻十八届三中全会精神全面深化改革专题研讨班上,习近平总书记指出,从形成更加成熟更加定型的制度看,我国社会主义实践的前半程已经走过了,后半程的主要历史任务就是完善和发展中国特色社会主义制度,形成一整套更完备、更稳定、更管用的制度体系。

中国特色社会主义进入新时代,我国发展处于新的历史方位,我国社会主要矛盾已经转化为人民日益增长的美好生活需要和不平衡不充分的发展之间的矛盾,我国国家治理面临许多新任务新要求,必然要求中国特色社会主义制度和国家治理体系更加完善、不断发展。既要坚持好、巩固好经过长期实践检验的我国国家制度和国家治理体系,又要完善好、发展好我国国家制度和国家治理体系,不断把我国制度优势更好转化为国家治理效能。

邓小平曾经指出:"我们的党和人民浴血奋斗多年,建立了社会主义制度。尽管这个制度还不完善,又遭受了破坏,但是无论如何,社会主义制度总比弱肉强食、损人利己的资本主义制度好得多。我们的制度将一天天完善起来,它将吸收我们可以从世界各国吸收的进步因素,成为世界上最好的制度。这是资本主义所绝对不可能做到的。"②

---

① 《邓小平文选》(第三卷),人民出版社,1993年,第372页。
② 《邓小平文选》(第二卷),人民出版社,1994年,第337页。

三、科学社会主义焕发生机活力

马克思和恩格斯创立了科学社会主义,为人类实现理想社会提供了有力的思想武器,明确了领导力量和依靠力量。科学社会主义自诞生以来,经历了成功,也出现过曲折。科学社会主义改变了中国人民和中华民族的前途命运,引领着中华民族走向伟大复兴。中国特色社会主义进入新时代,历史性成就引人瞩目,科学社会主义持续展现出真理的旺盛生命力。

(一)中国道路为广大发展中国家实现现代化提供全新选择

目前,实现现代化的国家有两类。一类是第一次世界大战之前实现现代化的国家,主要指西方发达资本主义国家。它们依靠殖民主义、霸权主义,依靠军事手段进行了长达几百年的掠夺,为实现现代化积累了各种物质和制度基础。另一类是第二次世界大战后极少数新兴国家利用战后国际形势,一跃而成为现代化国家。这些国家实现现代化付出的代价就是经济体系被纳入西方国家的经济体系中,其发展的依附性在增加。这些国家虽然进入现代化国家的行列,但不是独立的现代化,而是依附性的现代化。其代价是巨大的,特别是一些国家还丧失了部分主权。①

西方发达国家较早实现了现代化,但这些国家现代化的途径并不是唯一的范本。中国特色社会主义超越了以往现代化的模式,既没有依靠殖民掠夺,也没有简单依附。习近平总书记在庆祝改革开放40周年大会上的讲话中指出:"40年的实践充分证明,中国发展为广大发展中国家走向现代化提供了成功经验、展现了光明前景,是促进世界和平

---

① 参见辛向阳:《五个终结:新时代中国特色社会主义的国际意义》,《科学社会主义》,2018年第1期。

与发展的强大力量,是中华民族对人类文明进步作出的重大贡献。"①作为最大的发展中国家,中国发展取得的巨大成就表明,现代化不是单选题,在西方现代化途径之外,完全可以独立自主地探索出新的道路。英国著名学者马丁·雅克多次提到,认为现代化只有一种类型即西式现代化的观点是大错特错的,中国有与西方完全不同的历史,中国形成了与西方现代化不同的现代化之路,这应该得到尊重和承认。

当代中国马克思主义丰富了现代化理论。当代中国马克思主义提出,现代化应该是人与自然和谐共生的现代化。人与自然是生命共同体,人类必须尊重自然、顺应自然、保护自然。人类只有遵循自然规律,才能有效防止在开发利用自然上走弯路。树立和践行"绿水青山就是金山银山"的理念,"既要创造更多物质财富和精神财富以满足人民日益增长的美好生活需要,也要提供更多优质生态产品以满足人民日益增长的优美生态环境需要"②。当代中国马克思主义提出,要推进国家治理体系和治理能力现代化。国家治理体系和治理能力,是一个国家的制度和制度执行能力的集中体现。国家治理体系是在我们党领导下管理国家的制度体系,包括经济、政治、文化、社会、生态文明和党的建设等各领域体制机制、法律法规安排,也就是一整套紧密相联、相互协调的国家制度。国家治理能力则是运用国家制度管理各方面事务的能力,包括改革发展稳定、内政外交国防、治党治国治军等各个方面。国家治理体系和治理能力是一个相辅相成的有机整体。

(二)中国道路使科学社会主义的旗帜高高飘扬

20世纪80年代末90年代初发生的苏联解体、东欧剧变,一些人误认为这标志着马克思主义的失败和消失。针对这种情况,邓小平在南

---

① 习近平:《在庆祝改革开放40周年大会上的讲话》,《人民日报》,2018年12月19日。
②《习近平谈治国理政》(第三卷),外文出版社,2020年,第39页。

方谈话中指出："一些国家出现严重曲折，社会主义好像被削弱了，但人民经受锻炼，从中吸收教训，将促使社会主义向着更加健康的方向发展。"①

中国共产党把坚持马克思主义和发展马克思主义有机统一，从中国实际出发，不断探索，接续奋斗，开辟了中国特色社会主义道路，形成了中国特色社会主义理论体系，确立了中国特色社会主义制度，发展了中国特色社会主义文化。特别是党的十八大以来，以习近平同志为核心的党中央统筹推进"五位一体"总体布局，协调推进"四个全面"战略布局，党和国家事业取得历史性成就、发生历史性变革。经过长期努力，中国特色社会主义进入了新时代，中华民族迎来了从站起来、富起来到强起来的伟大飞跃。

中国道路的成功，使社会主义制度在占世界五分之一人口的中国坚持并不断巩固，使世界更加理性客观地看待社会主义、共产主义。曾经在美国《时代》杂志任职的乔舒亚·库珀·雷默发表了《北京共识》的长篇文章，引起广泛关注。他在取代"华盛顿共识"的意义上谈论"北京共识"，在一定程度上反映了国际社会认识的变化。

前罗马尼亚共青团中央第一书记、现布加勒斯特工商会执行局委员托马·伊万认为，"中国奇迹"不是一句套话，而是随时随地可以在金融、商业、文化、旅游业中，在公路、铁路、航空、河运和海运等现代化基础设施中，在卫生机构、各级教育、科学和技术中，以及在中国人民创造和创新的每一天的成就中得到证明。"没有人能够否认，一些在连贯一致的经验中积累起来的原理，可以为后来一系列具有原则性和绝对性价值的确定性观点提供证明，对此感兴趣的一些亚洲或其他大陆的国

---

① 《邓小平文选》（第三卷），人民出版社，1993年，第383页。

家可以根据本国具体情况进行一定的创造性运用。"①

中国道路解答了经济文化落后国家如何建设社会主义,怎样巩固和发展社会主义的这个世界社会主义发展中的难题,深化了对共产党执政规律、社会主义建设规律、人类社会发展规律的认识,坚持并发展了马克思主义。

21世纪,世界上最精彩的故事已经并将继续发生在中国,世界上最伟大的实践样本已经并将继续是中国样本。在中华民族走向伟大复兴的新时代背景下,当代中国马克思主义——习近平新时代中国特色社会主义思想成为21世纪马克思主义的主体形态,这是历史的大趋势和理论的大逻辑,必将进一步推动世界社会主义走向振兴,为解决人类面临的共同难题提供中国方案。②

习近平总书记强调:"随着中国特色社会主义不断发展,我们的制度必将越来越成熟,我国社会主义制度的优越性必将进一步显现,我们的道路必将越走越宽广。"③中国特色社会主义取得的令人瞩目的成就,必然使世界上正视和相信马克思主义和社会主义的人越来越多,使世界范围内两种意识形态、两种社会制度的历史演进及其较量,发生有利于马克思主义、社会主义的深刻转变。"科学社会主义在中国的成功,对马克思主义、科学社会主义的意义,对世界社会主义的意义,是十分重大的。"④

(三)坚定不移走中国特色社会主义道路

习近平总书记指出,要尊重各国人民自主选择发展道路的权利。中

①《中国特色社会主义的世界意义——访前罗马尼亚共青团中央第一书记托马·伊万》,《马克思主义研究》,2019年第11期。
② 参见何毅亭:《习近平新时代中国特色社会主义思想是21世纪马克思主义》,《学习时报》,2020年6月15日。
③《十八大以来重要文献选编》(上),中央文献出版社,2014年,第111页。
④《习近平谈治国理政》(第三卷),外文出版社,2020年,第70页。

国发展的最大启示,就是一个国家走什么样的发展道路,既要借鉴别国经验,更要立足本国实际,依据自己的历史传承、文化传统、经济社会发展水平,由这个国家的人民来决定。世界上没有放之四海而皆准的发展道路和发展模式,也没有一成不变的发展道路和发展模式。各国可以相互学习借鉴发展经验,但现代化不等于西方化,不能生搬硬套,更不能一家说了算。中国不"输入"外国模式,也不"输出"中国模式,不会要求别国"复制"中国的做法。

习近平总书记反复强调,方向决定道路,道路决定命运。无论搞革命、搞建设、搞改革,道路问题都是最根本的问题。中国的发展,关键在于中国人民在中国共产党的领导下,走出了一条适合中国国情的发展道路。中国立足自身国情和实践,从中华文明中汲取智慧,博采东西方各家之长,坚守但不僵化,借鉴但不照搬,在不断探索中形成了自己的发展道路。

1988年10月,邓小平提出:"中国要用本世纪末期的二十年,再加上下个世纪的五十年,共七十年的时间,努力向世界证明社会主义优于资本主义。我们要用发展生产力和科学技术的实践,用精神文明、物质文明建设的实践,证明社会主义制度优于资本主义制度,让发达的资本主义国家的人民认识到,社会主义确实比资本主义好。"①中国道路的成功实践正在不断展现社会主义的优越性。

当代中国的伟大社会变革,不是简单延续我国历史文化的母版,不是简单套用马克思主义经典作家设想的模板,不是其他国家社会主义实践的再版,也不是国外现代化发展的翻版。我们将坚定不移地走中国特色社会主义道路,既不走封闭僵化的老路,也不走改旗易帜的邪路。中国的改革开放取得举世瞩目的成就,根本原因是走出了正确的

---

① 《邓小平年谱(一九七五——一九九七)》(下),中央文献出版社,2004年,第1255页。

道路。现在最关键的是坚定不移地走这条道路、与时俱进地拓展这条道路。"中国特色社会主义道路,开拓于中国人民共同奋斗,扎根于中华大地,是给中国人民带来幸福安宁的正确道路。无论遇到什么风浪,在坚持中国特色社会主义道路这个根本问题上都要一以贯之。"①坚持这条道路,就一定能够实现"两个一百年"的奋斗目标,实现中华民族伟大复兴的中国梦。"只要我们咬定青山不放松,沿着中国特色社会主义道路奋勇前进,我们的国家必将日益繁荣昌盛,必将日益走近世界舞台中央,必将日益为人类作出新的更大贡献。"②

第三节　向构建人类命运共同体目标不断迈进

当今世界,每个民族、每个国家的前途命运都紧紧联系在一起。习近平总书记指出:"没有哪个国家能够独自应对人类面临的各种挑战,也没有哪个国家能够退回到自我封闭的孤岛。"③新冠肺炎疫情的出现,不应该成为国家、地区之间合作的终点,而应该成为进一步合作的新起点。各国对新冠肺炎疫情的应对再次证明,人类应该齐心协力,构建人类命运共同体,把世界各国人民对美好生活的向往变成现实。

一、全球化在曲折中深入发展

新冠肺炎疫情冲击了全球供应链、产业链、价值链,使饱受2008年金融危机影响的世界经济再次陷入困境。在这种情况下,个别国家没

---

① 习近平:《在纪念中国人民抗日战争暨世界反法西斯战争胜利75周年座谈会上的讲话》,《人民日报》,2020年9月4日。
②《习近平谈治国理政》(第三卷),外文出版社,2020年,第421-422页。
③ 同上,第46页。

有与国际社会加强合作、共克时艰,反而继续实行单边主义、保护主义,破坏国家间经济、科技等方面的交往,加深经济全球化的逆流。这既阻碍了全球抗击疫情的进展,也延缓了世界经济走出疫情影响的步伐。全球化是否就此终结?世界经济怎样发展?习近平总书记明确指出:"从长远看,经济全球化仍是历史潮流,各国分工合作、互利共赢是长期趋势。"①

(一)世界经济遭受新冠肺炎疫情和"逆全球化"的双重打击

新冠肺炎疫情给世界经济带来二战以来最严重的一次打击。世界银行发布的2020年第6期《全球经济展望》报告认为,新冠肺炎疫情大流行所带来的快速巨大冲击,以及防控措施所造成的经济停摆,将使全球经济在2020年萎缩5.2%,这是二战以来最为严重的经济衰退,也是1870年以来出现人均产出下降经济体数量最多的一年。世界最大经济体美国受到疫情冲击的表现更具代表性。截至目前,美国股市历史上一共发生了五次熔断,其中四次发生在新冠肺炎疫情期间。2020年4月21日,纽约商品交易所5月交货的轻质原油期货价格大幅度下跌,收于每桶-37.63美元,出现历史首次负油价。

如果说新冠肺炎疫情影响供给和需求、拖累全球经济,是这场突发公共卫生事件客观上带来的影响,那么有的国家近年来一直在搞、疫情发生后有增无减仍然在搞的"去全球化""逆全球化",则是有意为之,是对世界经济的蓄意破坏。这方面,美国表现得尤其明显。

新冠肺炎疫情在武汉暴发后,美国高官竟然声称,疫情可以促进产业回归美国,之后又声称由美国政府出资帮助美国企业从中国搬回美国。在疫情面前,美国想到的不是合作,而是拆台。疫情发生以来,美国继续2018年开始的对中国的打压。一是诬蔑中国没有履行作为世

---

① 习近平:《在企业家座谈会上的讲话》,《人民日报》,2020年7月22日。

界贸易组织成员应尽的义务。2020年3月6日，美国贸易代表办公室发布2019年度《中国履行世界贸易组织承诺情况报告》，无端指责中国没有达到世界贸易组织成员期待的实行开放和市场导向的政策。二是以美国国家安全为借口打压中国企业。美国商务部工业和安全局已经多次以安全的名义，对多家中国企业和实体实施所谓的制裁。时任美国总统特朗普要求美国财政部等多个政府部门组成工作组，研究中国上市公司可能给美国投资者带来的风险。三是限制美国技术出口和对外交流。美国商务部于2020年4月公布了新的出口管制条例，条例包括扩大军用许可控制、废止民用许可豁免、废止对额外允许再出口的许可证豁免等内容，均针对的是中国、俄罗斯、委内瑞拉等国家。美国政府胁迫字节跳动公司在规定时限内，要么把抖音海外版（TikTok）卖给美国公司，要么必须关闭；禁止任何美国个人和企业，与腾讯公司进行涉及微信的任何交易。

美国不断制造与其他国家的经贸摩擦。美国早就提出，将根据对法国数字服务税DST301调查的结果，对法国加征关税。2020年7月，美国贸易代表办公室宣布，拟对价值约13亿美元的法国输美商品加征25%的关税。而在之前的6月，该办公室还宣布，对欧盟、英国、奥地利、捷克、意大利、西班牙、土耳其、巴西、印度和印度尼西亚10个贸易伙伴的数字服务税发起"301调查"。

无论是针对中国还是其他国家，美国的种种行为都是特朗普任美国总统时一直强调的"美国优先"的体现，认为在经贸活动中别国都占了美国便宜、美国吃了亏，一定要找回"平衡"。当地时间2020年9月2日，蓬佩奥在接受美国媒体采访时，竟然称中美建交以来"中国在剥削美国"。美国将自身发展中出现的问题强加在别国头上，挥舞制裁的大棒，从主张和推动全球化的国家变成了阻断全球化、走在"逆全球化"道路上的国家，既伤了他国，也害了自己。

（二）全球化不会终结而将调整升级

经济全球化是社会生产力发展的客观要求和科技进步的必然结果，不是哪些人、哪些国家人为制造出来的。经济全球化促成了贸易大繁荣、投资大便利、人员大流动、技术大发展，各国人民均从中受益，为世界经济发展做出了重要贡献。

有些人之所以主张"去全球化"，一个重要原因是把世界乱象归咎于经济全球化。但是仔细分析后不难发现，困扰世界的很多问题，并不是经济全球化造成的。比如，过去几年来，源自中东、北非的难民潮牵动全球，数以百万计的民众颠沛流离，甚至不少年幼的孩子在途中葬身大海。出现这个问题的原因，是战乱、冲突和地区动荡。再比如，由美国次贷危机引发的、给世界经济带来长期困境的国际金融危机，是金融资本过度逐利、金融监管严重缺失的结果。把困扰世界的问题简单归咎于经济全球化，既不符合事实，也无助于问题解决。

经济全球化确实存在不足。包容性差，发展不平衡，这些问题尤为突出。世界基尼系数已超过公认的0.6这一"危险线"。全球产业结构调整，也给不同产业和群体带来了冲击。新冠肺炎这种易于在人与人之间传播的传染病大流行，尽管不是由全球化本身造成的，但确实因全球化在一定程度上扩大了传染范围，加快了传染速度。

但不能就此把经济全球化一棍子打死，而要适应和引导好经济全球化，消解经济全球化的负面影响，让它更好惠及每个国家、每个民族。想人为切断各国经济的资金流、技术流、产品流、产业流、人员流，让世界经济的大海退回到一个一个孤立的小湖泊、小河流是不可能的，也是不符合历史潮流的。

各国和各国人民应该共同享受发展成果。每个国家在谋求自身发展的同时，应积极促进其他各国共同发展。世界长期发展不可能建立在一批国家越来越富裕而另一批国家却长期贫穷落后的基础之上。只有各国共同发展了，世界才能更好发展。那种以邻为壑、转嫁危机、损人利己的做法既不道德，也难以持久。面对形势的发展变化，经济全球化在形式和内容上面临新的调整，理念上应该更加注重开放包容，方向上应该更加注重普惠平衡，效应上应该更加注重公正共赢。

"经济全球化是历史潮流。长江、尼罗河、亚马孙河、多瑙河昼夜不息、奔腾向前，尽管会出现一些回头浪，尽管会遇到很多险滩暗礁，但大江大河奔腾向前的势头是谁也阻挡不了的。"①受新冠肺炎疫情的影响，全球化发展放缓属于正常现象，经过调整之后，全球化会继续推进，这是全球化的"系统更新""系统升级"，而不是"卸载系统"。各国应该坚持人类优先的理念，以更加开放的心态和举措，共同把全球市场的"蛋糕"做大、把全球共享的机制做实、把全球合作的方式做活，共同把经济全球化动力搞得越大越好、阻力搞得越小越好。坚持"拉手"而不是"松手"，坚持"拆墙"而不是"筑墙"，坚决反对保护主义、单边主义，不断削减贸易壁垒，推动全球产业链、供应链更加完善，共同培育市场需求。

（三）中国主动而为推动全球化健康发展

中国为稳定全球供应链、消除疫情对世界经济的影响做贡献。2020年1月至4月，中欧班列开行数量和发送货物量同比分别增长24%和27%，累计运送抗疫物资66万件，为维持国际产业链和供应链畅通、保障抗疫物资运输发挥了重要作用。中国政府积极支持联合国在华设立联合国全球人道主义应急枢纽，为国际社会提供全球抗疫应急响应。为在经贸领域共同抗击疫情，中国与东盟发布经贸部长联合声明，承诺保持市场开放，消除不必要的贸易限制措施；与新加坡及文莱、老挝、缅甸、阿联酋、智利、乌拉圭、加拿大、新西兰、澳大利亚、瑙鲁等国经贸部

---

① 《习近平谈治国理政》（第三卷），外文出版社，2020年，第209页。

门共同发表部长联合声明,提出确保贸易继续畅通无阻,以支持全球供应链继续运行、保持完整。2020年7月17日,中国商务部和智利外交部共同发表联合声明,决心通过紧密合作,更好地实施自贸协定。7月20日,中国-柬埔寨自由贸易协定谈判完成。这一谈判自2020年初开始,到完成谈判历时仅半年多。以如此快的速度完成谈判,是中、柬两国在新冠肺炎疫情下守望相助、共克时艰的又一实际行动。

中国的发展是世界的机遇,中国是经济全球化的受益者,更是贡献者。中国已经切实履行加入世界贸易组织的承诺,中国货物降税承诺、服务贸易领域开放承诺全部履行完毕,进口配额、进口许可证和特定招标等非关税措施全部取消,社会主义市场经济体制和法律体系不断完善,为多边贸易体制有效运转做出了积极贡献。中国经济快速增长,为全球经济稳定和增长提供了持续强大的推动力。中国同一大批国家的联动发展使全球经济发展更加平衡,中国减贫事业的巨大成就使全球经济增长更加包容。中国改革开放持续推进,为开放型世界经济发展提供了重要动力。中国人民张开双臂欢迎各国人民搭乘中国发展的"快车""便车"。

开放带来进步,封闭导致落后。中国对外开放,不是要一家唱独角戏,而是要欢迎各方共同参与;不是要谋求势力范围,而是要支持各国共同发展;不是要营造自己的后花园,而是要建设各国共享的百花园。2021年1月29日,中国商务部在2020年商务工作及运行情况新闻发布会上公布,中国已经同171个国家和国际组织签署205份共建"一带一路"合作文件,"一带一路"的"朋友圈"正在不断扩大。一系列重大项目落地开花,带动了各国经济发展,创造了大量就业机会。"一带一路"倡议来自中国,但成效惠及世界。

世界贸易扩大,各国都受益;世界市场缩小,对各国都没有好处。引导经济全球化健康发展,需要加强协调、完善治理,推动建设一个开放、包容、普惠、平衡、共赢的经济全球化,既要做大"蛋糕",更要分好"蛋糕",着力解决公平公正问题。一遇到风浪就退回到港湾中去,那是永远不能到达彼岸的。搞保护主义如同把自己关进黑屋子,看似躲过了风吹雨打,但也隔绝了阳光和空气。

二、全球治理体系朝向更加公正合理方向发展

新冠肺炎疫情的发生再次警示世人,人类面临的重大跨国性和全球性挑战正在日益增多。世界不断发展变化,唯有与时俱进,才能适应这种变化。推动全球治理体系朝着更加公正合理有效的方向发展,符合世界各国的普遍需求。

(一)新冠肺炎疫情加重国际经济和社会秩序受破坏的程度

特朗普任美国总统时,曾经把美国描述成国际秩序的"受害者",提出全球治理会威胁独立国家的主权,以所谓的"主权""爱国"为由,通过"退群""制裁"等多种方式影响国际秩序。

2017年以来,美国频繁"退群"惊呆世界。特朗普上任伊始,就立刻退出《跨太平洋伙伴关系协定》。随后,美国又退出联合国教科文组织、联合国人权理事会、万国邮政联盟等重要国际机构,退出《巴黎协定》《中导条约》《武器贸易条约》《开放太空条约》等重要国际协定。2020年4月,以世界卫生组织"偏袒中国"等为借口,美国暂停向世界卫生组织缴纳会费。7月,美国通知联合国秘书长,美国将于2021年7月6日起正式退出世界卫生组织。在国际社会急需合作抗击疫情的时候,美国在自身未能有效应对的情况下,"甩锅"中国和世界卫生组织。

对于目前尚未退出的重要的"群",美国也使出多种招数制造麻烦。对于世界贸易组织,自2017年以来,美国以所谓上诉机构"越权裁决""审理超期""法官超期服役"等为由,将上诉机构裁决与遴选挂钩,频频动用一票否决权,单方面反对启动新法官遴选程序,致使在任法官人数

一再缩减,最终上诉机构因法官人数不足陷入瘫痪。2019年12月11日,世界贸易组织上诉机构正式"停摆"。对于联合国,美国除了退出上述联合国机构外,特朗普在联合国大会发言时,还抱怨美国承担了过重的费用,美国要削减相应的支出。对于二十国集团,这本是2008年国际金融危机之后促进世界经济复苏的重要机构,美国却开始淡化其作用。抗击疫情期间,美国竟然提出召开扩大版的七国集团峰会,实质是想借此把中国排除在国际重要事务的共同处理之外。

制裁和打压其他国家,对于美国来说是家常便饭。2020年7月21日,美国众议院通过了国防授权法修正案,延长对参与"北溪-2"天然气管道建设公司的制裁。该制裁直接影响的企业就超过120家,并使欧洲需要付出额外的支出购买天然气。对此,德国总理默克尔表示,美国的长臂管辖不符合德国法律,德国不接受。

最为严重的是美国不断挑衅中国。特朗普、蓬佩奥等当时的美国政府高官,悍然使用"中国病毒"等严重歧视性言论。除了挑起前述经贸领域的摩擦之外,美国高官公开挑拨离间中国共产党和中国人民的关系,否定中国共产党的领导,否定社会主义、共产主义。加大科技领域对华打击的同时,美国继续在涉疆、涉藏、涉港、涉台等方面干涉中国内政,破坏中国领土完整。新闻传播领域,2020年2月以来,美国政府相继将新华社、中国国际电视台(CGTN)、中国国际广播电台、中国中央电视台、中国新闻社、《中国日报》《人民日报》等媒体,列入美国《外国使团法》的管理范围。2020年7月21日,美国突然要求中方72小时内关闭驻休斯敦总领馆。此举在外交史上是前所未有的,严重违反国际法和国际关系基本准则。当地时间7月23日,美国国务卿蓬佩奥又公然宣称美国对华接触"失败",不能再继续"与中国盲目接触的旧模式",还企图联合其他国家一起施压中国。其内容充斥着意识形态偏见和冷战思维。具有讽刺意味、形成鲜明对比的是,蓬佩奥发表这些言论的地方,正是开启中美关系正常化进程的美方"破冰者"尼克松的故居。

(二)世界多极化和国际关系民主化的大势难以逆转

全球治理体系变革源于国际力量对比变化。新兴市场国家和一大批发展中国家快速发展,国际影响力不断增强,是近代以来国际力量对比中最具革命性的变化。国际货币基金组织最新数据显示,按购买力平价计算,新兴市场国家和发展中国家经济总量2008年已经超过发达国家,到2018年占世界经济比重达到59%。数百年来,国际秩序从列强通过战争、殖民、划分势力范围等方式争夺利益和霸权,逐步向各国以制度规则协调关系和利益的方式演进。世界上的事情越来越需要各国共同商量着办,建立国际机制、遵守国际规则、追求国际正义成为多数国家的共识。

随着全球性挑战增多,加强全球治理、推进全球治理体制变革已是大势所趋。这不仅事关应对各种全球性挑战,而且事关给国际秩序和国际体系定规则、定方向;不仅事关对发展制高点的争夺,而且事关各国在国际秩序和国际体系长远制度性安排中的地位和作用。改革和完善现行国际体系,不意味着另起炉灶,而是要推动它朝着更加公正合理的方向发展。

发达国家和发展中国家的历史责任、发展阶段、应对能力都不同,共同但有区别的责任原则不仅没有过时,而且应该得到遵守。如果抱着功利主义的思维,希望多占点便宜、少承担点责任,最终将会损人不利己。美国就是一个例子。2019年11月1日,世界贸易组织就"中国诉美国特定反倾销措施案"(DS471)作出报复水平仲裁裁决。仲裁员裁定,美国未纠正违反世界贸易组织规则的对华反倾销措施,对中国造成利益损失和减损水平为每年35.79亿美元。据此,中国可向争端解决机构申请贸易报复授权,报复水平为每年不超过35.79亿美元。

各国安全紧密相关,没有哪个国家可以独善其身,也没有哪个国家可以包打天下。抛弃过时的冷战思维,树立共同、综合、合作、可持续的新安全观是当务之急。不能身体已进入21世纪,脑袋还停留在过去,停留在殖民扩张的旧时代里,停留在冷战思维、零和博弈的老框框内。各国都应该坚持联合国宪章宗旨和原则,坚持多边主义,通过对话协商解决分歧和争端,寻求而不是破坏共识,化解而不是制造矛盾。

(三)中国致力推动形成更加公正合理的国际政治经济新秩序

全球治理体系是由全球共建共享的,不可能由哪一个国家独自掌握。中国是现行国际体系的参与者、建设者、贡献者,一直维护以联合国为核心、以联合国宪章宗旨和原则为基础的国际秩序和国际体系。

中华文明历来崇尚"以和邦国""和而不同""以和为贵"。中国将始终不渝走和平发展道路。无论中国发展到什么程度,"都不会威胁谁,都不会颠覆现行国际体系,都不会谋求建立势力范围。中国始终是世界和平的建设者、全球发展的贡献者、国际秩序的维护者"[1]。

中国外交政策的宗旨就是维护世界和平、促进共同发展,为国内深化改革、实现"两个一百年"奋斗目标营造良好外部环境。1954年6月28日和29日,中印、中缅分别发表联合声明,确认和平共处五项原则将在相互关系以及各自国家同亚洲及世界其他国家的关系中予以适用。这是国际关系史上的重大创举,为推动建立公正合理的新型国际关系做出了历史性贡献。和平共处五项原则不仅在中国、印度、缅甸生根发芽、深入人心,而且走向亚洲、走向世界,已经成为国际关系基本准则和国际法基本原则。70多年来,中国没有主动挑起过任何一场战争和冲突,没有侵占过别国一寸土地。改革开放以来,中国主动裁减军队员额400余万名,积极参与国际军控、裁军和防扩散进程,反对军备竞赛,维

---

① 《习近平谈治国理政》(第三卷),外文出版社,2020年,第194页。

护全球战略平衡与稳定。中国已成为联合国第二大维和预算摊款国和经常性预算会费国,是安理会常任理事国维和行动第一大出兵国。

世上本没有"修昔底德陷阱",中国不认同"国强必霸"的陈旧逻辑。中国坚持走和平发展道路,既积极争取和平的国际环境发展自己,又以自身发展促进世界和平;既让中国更好利用世界的机遇,又让世界更好分享中国的机遇,促进中国和世界各国良性互动、互利共赢。

中国倡导的新机制新倡议,不是为了另起炉灶,更不是为了针对谁,而是对现有国际机制的有益补充和完善,目标是实现合作共赢、共同发展。中国同90多个国家和区域组织建立了不同形式的伙伴关系,未来还将进一步联结遍布全球的"朋友圈"。中国是联合国创始成员国,是第一个在联合国宪章上签字的国家。中国将坚定维护以联合国为核心的国际体系,坚定维护以联合国宪章宗旨和原则为基石的国际关系基本准则,坚定维护联合国权威和地位,坚定维护联合国在国际事务中的核心作用。

中国积极搭建政治、经济、安全、人文等领域多边对话和合作平台。创办"一带一路"国际合作高峰论坛、中国国际进口博览会、虹桥国际经济论坛、亚洲文明对话大会、世界互联网大会等多个全球和区域性多边平台,推动多边合作日益深入。发起成立亚洲基础设施投资银行、新开发银行等国际金融合作机构,为全球包容性发展贡献越来越大的力量。

三、在合作交流中构建人类命运共同体

习近平总书记明确指出:"世界上的问题错综复杂,解决问题的出路是维护和践行多边主义,推动构建人类命运共同体。"[①]面对百年未有

---

① 习近平:《让多边主义的火炬照亮人类前行之路——在世界经济论坛"达沃斯议程"对话会上的特别致辞》,《人民日报》,2021年1月26日。

之大变局，人类社会必须摒弃"丛林法则"，秉持合作共赢理念，尊重世界文明多样性，开辟出合作共赢、共建共享的发展新道路，实现各国人民对繁荣美好世界的共同梦想。

（一）团结合作是国际社会战胜疫情最有力武器

在中国疫情防控形势最艰难的时候，国际社会给予了中国和中国人民宝贵的支持和帮助。中华民族是懂得感恩、投桃报李的民族，中国主动向有关国家和国际组织提供力所能及的帮助，彰显了一个负责任大国的担当。

习近平主席亲自推动开展国际合作。疫情发生以来，习近平主席同外国领导人及国际组织负责人会晤、通话80多次，通过视频形式出席重要外交活动22场。介绍中国抗疫努力和成效，分享防控和救治经验，阐明中国对其他国家遭受的疫情和困难感同身受，将积极提供力所能及的帮助；呼吁各方树立人类命运共同体意识，加强合作，支持国际组织发挥作用，携手应对疫情挑战；加强全球公共卫生治理对话合作，推动构建人类卫生健康共同体。

同国际社会分享疫情信息和抗疫经验。中国及时向国际社会通报疫情信息，交流防控经验，为全球防疫提供了基础性支持。中国第一时间向世界卫生组织、有关国家和地区组织主动通报疫情信息，分享新冠病毒全基因组序列信息和新冠病毒核酸检测引物探针序列信息，定期向世界卫生组织和有关国家通报疫情信息。中国与东盟、欧盟、非盟、亚太经合组织、加共体、上海合作组织等国际和地区组织，以及韩国、日本、俄罗斯、美国、德国等国家，开展70多次疫情防控交流活动。

向国际社会提供人道主义援助。在自身疫情防控仍然面临巨大压力的情况下，中国迅速展开行动，力所能及地为国际社会提供援助。向世界卫生组织提供两批共5000万美元现汇援助，积极协助世界卫生组织在华采购个人防护用品和建立物资储备库，积极协助世界卫生组织"团结应对基金"在中国筹资,参与世界卫生组织发起的"全球合作加速开发、生产、公平获取新冠肺炎防控新工具"倡议。中国积极开展对外医疗援助,指导长期派驻在56个国家的援外医疗队协助驻在国开展疫情防控工作,加入"新冠肺炎疫苗实施计划"。地方政府、企业和民间机构、个人通过各种渠道,向150多个国家、地区和国际组织捐赠抗疫物资。

有序开展防疫物资出口。中国在满足国内疫情防控需要的基础上,想方设法为各国采购防疫物资提供力所能及的支持和便利,打通需求对接、货源组织、物流运输、出口通关等方面堵点,畅通出口环节,有序开展防疫物资出口。采取有力措施严控质量、规范秩序,发布防疫用品国外市场准入信息指南,保质保量向国际社会提供抗击疫情急需的防疫物资,有力支持了相关国家疫情防控。

开展国际科研交流合作。加强同世界卫生组织沟通交流,同有关国家在溯源、药物、疫苗、检测等方面开展科研交流与合作,共享科研数据信息,共同研究防控和救治策略。科技部、国家卫生健康委、中国科协、中华医学会联合搭建"新型冠状病毒肺炎科研成果学术交流平台",供全球科研人员发布成果、参与研讨。国家中医药管理局联合上合组织睦邻友好合作委员会,召开中国中西医结合专家组同上海合作组织国家医院新冠肺炎视频诊断会议。中国科学院发布"2019新型冠状病毒资源库",建成"新型冠状病毒国家科技资源服务系统""新型冠状病毒肺炎科研文献共享平台"。建立国际合作专家库,同有关国家开展疫苗研发、药品研发等合作。

(二)人类日益成为命运共同体

宇宙只有一个地球,人类共有一个家园。各国相互联系、相互依存的程度空前加深,人类生活在同一个地球村里,生活在历史和现实交汇的同一个时空里,各国利益交融、兴衰相伴、安危与共,越来越成为你中有我、我中有你的命运共同体。共同发展成为持续发展的重要基础,符合各国人民长远利益和根本利益。

人类也正处在一个挑战层出不穷、风险日益增多的时代。世界经济增长乏力,金融危机阴云不散,发展鸿沟日益突出,兵戎相见时有发生,冷战思维和强权政治阴魂不散,恐怖主义、难民危机、重大传染性疾病、气候变化等非传统安全威胁持续蔓延。2020年3月12日,习近平主席应约同联合国秘书长古特雷斯通电话时指出:"新冠肺炎疫情的发生再次表明,人类是一个休戚与共的命运共同体。在经济全球化时代,这样的重大突发事件不会是最后一次,各种传统安全和非传统安全问题还会不断带来新的考验。"[①]

世界各国人民前途命运越来越紧密地联系在一起。面对这种局势,人类有两种选择。一种是人们为了争权夺利恶性竞争甚至兵戎相见,这很可能带来灾难性危机。另一种是人们顺应时代发展潮流,齐心协力应对挑战,开展全球性协作,这就将为构建人类命运共同体创造有利条件。我们要抓住历史机遇,作出正确选择,共同开创人类更加光明的未来。

今天的人类比以往任何时候都更有条件朝和平与发展目标迈进,更应该努力构建以合作共赢为核心的新型国际关系。大时代需要大格局,大格局需要大智慧。大家一起发展才是真发展,可持续发展才是好发展。应该把本国利益同各国共同利益结合起来,努力扩大各方共同利益汇合点,树立双赢、多赢、共赢新理念,携手应对全球性问题,共同呵护人类赖以生存的地球家园。

构建人类命运共同体思想,内涵丰富,体系完整。政治上,倡导相

---

① 《习近平关于统筹疫情防控和经济社会发展重要论述选编》,中央文献出版社,2020年,第122页。

互尊重、平等协商,坚决摒弃冷战思维和强权政治,走对话而不对抗、结伴而不结盟的国与国交往新路;安全上,倡导坚持以对话解决争端、以协商化解分歧,统筹应对传统和非传统安全威胁,反对一切形式的恐怖主义;经济上,倡导同舟共济,促进贸易和投资自由化便利化,推动经济全球化朝着更加开放、包容、普惠、平衡、共赢的方向发展;文化上,倡导尊重世界文明多样性,以文明交流超越文明隔阂、以文明互鉴超越文明冲突、以文明共存超越文明优越;生态上,倡导坚持环境友好,合作应对气候变化,保护好人类赖以生存的地球家园。

推动构建人类命运共同体,不是倡导每个国家必须遵循统一的价值标准,不是推进一种或少数文明的单方主张,也不是谋求在全球范围内建设统一的行为体,更不是一种制度替代另一种制度、一种文明替代另一种文明,而是主张不同社会制度、不同意识形态、不同历史文明、不同发展水平的国家,在国际活动中目标一致、利益共生、权利共享、责任共担,促进人类社会整体发展。构建人类命运共同体不可能一蹴而就,应锲而不舍进行努力,不能因现实复杂而放弃梦想。

(三)求同存异建设更加美好的地球家园

人类文明多样性是世界的基本特征,也是人类进步的源泉。全球有200多个国家和地区、2500多个民族、70多亿人口,搞清一色是不可能的。这种差异不应该成为交流的障碍,更不能成为对抗的理由。不同文明、制度、道路的多样性及交流互鉴可以为人类社会进步提供强大动力。应该拥抱世界的丰富多样,努力做到求同存异、取长补短,谋求和谐共处、合作共赢。

特朗普任美国总统时,曾经在联合国大会上强调各国有自己独特的文化和历史,有这种差异性存在,各国就要各自顾好自己的"主权",不能推行全球治理。仅就其对不同文明的态度来看,明显只突出"异",各国"鸡犬相闻",但却"老死不相往来"。这种只存异、不求同的观念是不可取的。

丰富多彩的人类文明都有自己存在的价值。本国本民族要珍惜和维护自己的思想文化,也要承认和尊重别国别民族的思想文化。强调承认和尊重本国本民族的文明成果,不是搞自我封闭,更不是搞唯我独尊。对人类社会创造的各种文明,我们都应该采取学习借鉴的态度。

人类历史就是一幅不同文明相互交流、互鉴、融合的宏伟画卷。"万物并育而不相害,道并行而不相悖。"各种人类文明在价值上是平等的,都各有千秋,也各有不足。文明没有高低、优劣之分。各种文明本没有冲突,只是要有欣赏所有文明之美的眼睛。我们既要让本国文明充满勃勃生机,又要为他国文明发展创造条件,让世界文明百花园群芳竞艳。"历史呼唤着人类文明同放异彩,不同文明应该和谐共生、相得益彰,共同为人类发展提供精神力量。"①我们应该以海纳百川的宽广胸怀打破文化交往的壁垒,以兼收并蓄的态度汲取其他文明的养分,我们要尊重文明多样性,推动不同文明交流对话、和平共处、和谐共生。

在中国共产党的领导下,中国人民不断探索,走出了一条适合当代中国国情的道路,丰富了人类文明。但是美国政府出台的文件和高官的发言,却指责中国没有按美国的设想去做、没有达到美国想要的状态,显然还是冷战思维、霸权主义在作祟。文明交流互鉴不应该以独尊某一种文明或者贬损某一种文明为前提。在文明问题上,生搬硬套、削足适履不仅是不可能的,而且是十分有害的。一切文明成果都值得尊重,一切文明成果都要珍惜。

"新冠肺炎疫情以一种特殊形式告诫世人,人类是荣辱与共的命运共同体,重大危机面前没有任何一个国家可以独善其身,团结合作

---

① 《习近平谈治国理政》(第三卷),外文出版社,2020年,第434页。

才是人间正道。"①国际社会应该坚持合作共赢、共同发展，尊重世界文明多样性，以文明交流超越文明隔阂、以文明互鉴超越文明冲突，坚持多边主义、走团结合作之路，推动构建人类命运共同体，共同缔造人类美好未来。

---

① 习近平：《在全国抗击新冠肺炎疫情表彰大会上的讲话》，《人民日报》，2020年9月9日。

▶▶ 结　语

马克思提出，共产党人既不容许别人恫吓自己，也不容许自己离开正确的道路，共产党人的命运将同人类复兴所系的阶级紧密联系在一起。

中国共产党团结带领中国人民创造了世所罕见的经济快速发展奇迹和社会长期稳定奇迹，中国道路越来越显示出光明的发展前景，中华民族比历史上任何时候都更接近民族复兴的伟大目标。

面对突如其来的新冠肺炎疫情，以习近平同志为核心的党中央团结带领14亿中国人民共克时艰，中国疫情防控取得重大战略成果，在疫情防控和经济恢复上都走在世界前列。中国克服了新冠肺炎疫情带来的影响，胜利开启全面建设社会主义现代化国家新征程。

中国抗疫斗争伟大实践证明：

习近平总书记亲自指挥、统揽全局、果断决策，是我国疫情防控取得重大战略成果的关键。我们必须不断增强维护习近平总书记党中央的核心、全党的核心的思想自觉、政治自觉、行动自觉，做到情感上衷心爱戴核心、思想上高度认同核心、政治上绝对维护核心、组织上自觉服从核心、行动上紧紧跟随核心。

"中国共产党所具有的无比坚强的领导力，是风雨来袭时中国人民最可靠的主心骨。"[①]中国共产党领导是中国特色社会主义最本质特征和最大优势，始终坚持党的领导是"中国之治"的奥秘所在。坚持和加强党的领导，才能引领和保障中国特色社会主义巍巍巨轮行稳致远。

国之兴衰系于制。疫情防控取得的重大战略成果，彰显了中国特色社会主义制度具有的"非凡的组织动员能力、统筹协调能力、贯彻执行能力，能够充分发挥集中力量办大事、办难事、办急事的独特优势"[②]。坚持

---

①② 习近平：《在全国抗击新冠肺炎疫情表彰大会上的讲话》，《人民日报》，2020年9月9日。

和完善支撑中国特色社会主义制度的根本制度、基本制度、重要制度，着力固根基、扬优势、补短板、强弱项，构建系统完备、科学规范、运行有效的制度体系，善于运用制度力量应对风险挑战冲击，我们就一定能够经受住任何考验。

文化兴则国运兴，文化强则民族强。一个民族要实现复兴，既需要强大的物质力量，也需要强大的精神力量。在抗击新冠肺炎疫情这场艰苦卓绝的历史大考中铸就的伟大抗疫精神，是"中国精神的生动诠释，丰富了民族精神和时代精神的内涵"[①]。将伟大抗疫精神转化为全面建设社会主义现代化国家、实现中华民族伟大复兴的强大力量，坚定文化自信，坚持守正创新，一定能够不断铸就中华文化新辉煌。

"江山就是人民，人民就是江山。"[②]人民是党领导和执政的力量源泉，是决定党和国家前途命运的根本力量。坚持人民至上、生命至上，紧紧依靠人民、一切为了人民，是我国疫情防控取得重大战略成果的宝贵经验。必须始终把人民放在心中最高位置、把人民对美好生活的向往作为奋斗目标，推动改革发展成果更多更公平惠及全体人民，推动共同富裕取得更为明显的实质性进展，"把14亿中国人民凝聚成推动中华民族伟大复兴的磅礴力量"[③]。

"中华民族是英雄辈出的民族，新时代是成就英雄的时代。"[④]正是千千万万平凡普通而又伟大的英雄，汇聚成抗击疫情的伟力，构筑起抗击疫情的防线。奋进新征程，我们必须心有榜样，见贤思齐，树立正确的历史观、民族观、国家观、文化观，崇尚英雄、学习英雄、关爱英雄，共同谱写中华民族伟大复兴的壮丽篇章。

---

① 习近平：《在全国抗击新冠肺炎疫情表彰大会上的讲话》，《人民日报》，2020年9月9日。

②③ 习近平：《江山就是人民 人民就是江山——习近平总书记关于以人民为中心重要论述综述》，《人民日报》，2021年6月28日。

④ 习近平：《论中国共产党历史》，中央文献出版社，2021年，第72页。

　　中国抗疫斗争伟大实践取得的重大战略成果,再一次充分说明了中国共产党为什么能,马克思主义为什么行,中国特色社会主义为什么好。

　　看过往,我们无比自豪;看未来,我们充满信心。

　　习近平总书记指出:"要胸怀两个大局,一个是中华民族伟大复兴的战略全局,一个是世界百年未有之大变局,这是我们谋划工作的基本出发点。"①新冠肺炎疫情全球大流行使百年未有之大变局加速变化,保护主义、单边主义上升,世界经济低迷,世界进入动荡变革期。今后一个时期,中国难免会面对更多逆风逆水的外部环境。国内发展环境也经历着深刻变化。中国已进入高质量发展阶段,社会主要矛盾已经转化为人民日益增长的美好生活需要同不平衡不充分的发展之间的矛盾,人民对美好生活的要求不断提高。经受住新冠肺炎疫情的大考,我们增强了战略定力,更加坚定了自信。中国继续发展具有多方面优势和条件。同时,中国发展不平衡不充分问题仍然突出。进入新发展阶段,中国国内外环境的深刻变化既带来一系列新机遇,也带来一系列新挑战。

　　"进入新发展阶段,是中华民族伟大复兴历史进程的大跨越。"②志不求易者成,事不避难者进。着眼未来,我们将准确识变、科学应变、主动求变,因势而谋、应势而动、顺势而为,统筹中华民族伟大复兴战略全局和世界百年未有之大变局,勇于开顶风船,善于在危机中育新机、于变局中开新局,增强底线思维,提高防范化解风险能力,有效应对各种不稳定性不确定性,努力实现更高质量、更有效率、更加公平、更可持续、更为安全的发展。立足新发展阶段,贯彻新发展理念,构建新发展格局,推动高质量发展,始终把最广大人民根本利益放在心上,坚定不

---

①《习近平谈治国理政》(第三卷),外文出版社,2020年,第77页。

②习近平:《论中国共产党历史》,中央文献出版社,2021年,第302页。

移增进民生福祉。站在历史正确的一边,顺应时代潮流,既集中力量办好自己的事,也推动建设开放型世界经济,共同应对地区争端和恐怖主义、气候变化、网络安全、生物安全等全球性问题,"让多边主义的火炬照亮人类前行之路"[①],推动构建人类命运共同体,共同创造人类更加美好的未来。

我们坚信,中国梦与世界各国人民的美好梦想是相通的,中华民族伟大复兴将为世界历史的发展做出新的更大贡献!

[①] 习近平:《让多边主义的火炬照亮人类前行之路——在世界经济论坛"达沃斯议程"对话会上的特别致辞》,《人民日报》,2021年1月26日。

后　记

适逢党的百年华诞,历经一年的努力,理论专著《疫情里看懂中国》终于付梓,编写组怀着激动的心情将之奉献给读者。

2020年,在新冠肺炎疫情防控取得阶段性成果之际,中共天津市委要求做好疫情防控成效背后制度优势的深层次挖掘阐释。市委宣传部设立天津市哲学社会科学规划重大委托项目,组织天津社科界专家学者成立编写组,于2020年4月20日启动编写工作。市委常委、市委宣传部部长陈浙闽先后3次主持召开专题会议,对编写工作提出要求,并审定书稿。市委宣传部常务副部长刘春雷和副部长李旭炎、袁滨渤,直接指导推动编写工作。天津市社科联专职副主席袁世军为书稿编写做了大量统筹工作,市委宣传部理论处王庆杰、薛向军、张龙飞为书稿编写做好组织和服务保障工作。其间,作为本书姊妹篇的通俗理论读物《疫情里读懂中国》,已于2020年8月、署名"金思政"先行出版发行,引起较大的社会反响。

本书由中共天津市委党校、南开大学、天津大学、天津师范大学、天津市社科联、天津社科院等单位专家牵头,开展研究和撰写工作。其中,第一章由徐中、张品彬、孙明增、田野撰写;第二章由颜晓峰、于安龙、邢卫红、由俊生、张姝艳、程斯宇撰写;第三章由佟德志、王庆杰、樊浩、岳林琳、朱炳坤撰写;第四章由寇清杰、肖光文、王元、张留财撰写;第五章由杨仁忠、董新春、沈文玮、杨晓东、刘舒撰写;第六章由张博颖、倪明胜、余一凡、李少斐撰写;第七章由靳方华、钟会兵、张达、杨昕撰写;后记由本书编写组撰写。张博颖、段志超、崔洁、张达、苗伟、余一凡对全书进行统稿审读。

本书的出版,得到了天津人民出版社王康、郑玥等同志的大力支持和帮助,在此表示衷心感谢。由于疫情及其伴生问题还在世界各国不同程度存在,后疫情时代的全球性衍生问题已同时显现,希望本书能够带来一些思考和启示,也希望以此推动理论界继续不断这方面的研究和探讨。

由于时间和我们水平所限,书中难免存在不妥之处,敬请读者指正。

编写组
2021年6月